U1069440

突发公共事件现场应急医学救援规范

主　　编　郑静晨

副 主 编　陈金宏　杨　钧

学术顾问　巴德年　邱贵兴　范维澄　刘剑君　李宗浩
费　波　李济成　黄　钢

编　　者（以姓氏笔画为序）
马　浩　王　军　王冠军　王晓枫　王辉兵
全　艳　庄紫伟　刘亚华　李晓雪　杨　宇
杨　钧　杨慧宁　张旭毅　陈　琳　陈　璐
陈金宏　周希彬　於四军　郑静晨　赵　亮
赵　喆　郝昱文　姚　玲　都永丽　徐　潇
奚晶晶　高宏凯　郭　静　董　兰　韩轶鹏
程纪群　雷联会　穆学涛　鞠双双

人民卫生出版社

图书在版编目（CIP）数据

突发公共事件现场应急医学救援规范 / 郑静晨主编
.—北京：人民卫生出版社，2018
ISBN 978－7－117－27673－3

Ⅰ.①突… Ⅱ.①郑… Ⅲ.①突发事件－急救－技术操作规程 Ⅳ.① R459.7–65

中国版本图书馆 CIP 数据核字（2018）第 253180 号

突发公共事件现场应急医学救援规范

主　　编：郑静晨
出版发行：人民卫生出版社（中继线 010-59780011）
地　　址：北京市朝阳区潘家园南里 19 号
邮　　编：100021
E - mail：pmph @ pmph.com
购书热线：010-59787592　010-59787584　010-65264830
印　　刷：北京虎彩文化传播有限公司
经　　销：新华书店
开　　本：710×1000　1/16　**印张**：21　**插页**：2
字　　数：400 千字
版　　次：2019 年 8 月第 1 版　2019 年 8 月第 1 版第 1 次印刷
标准书号：ISBN 978-7-117-27673-3
定　　价：59.00 元

主编简介

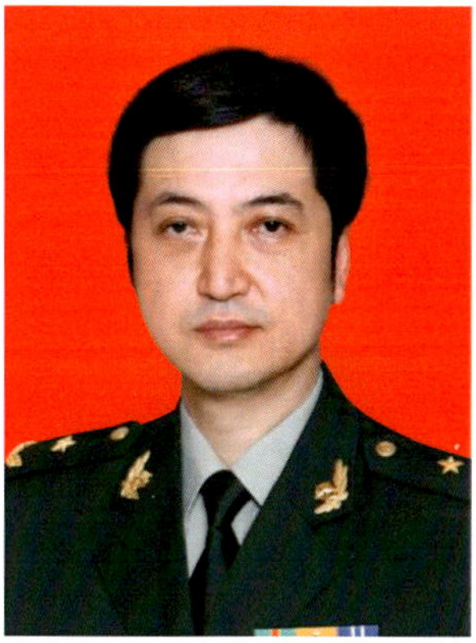

郑静晨，中国工程院院士，救援医学和工程管理专家，我国灾害救援医学的主要开拓者之一，主持构建了灾害救援医学工程体系，研发了现场医院快速部署系统，专家远程医疗支持系统，以及复杂灾害环境下五大技术体系，实现了技术、装备创新和集成；建立了灾害救援医学工程管理模式和运行机制。郑静晨院士和他带领的研究团队先后荣立"集体一等功""全军优秀科技创新群体"、国家科技进步一等奖 1 次、二等奖 2 次，"何梁何利科技进步奖""光华工程科技奖""吴阶平医学奖"。2001 年，郑静晨院士参与组建了我国第一支中国国际救援队，先后组织或参加了印尼、海地、汶川、玉树等 30 批次国内外重大灾害救援行动。2009 年和 2014 年中国国际救援队连续两届通过联合国"国际重型救援队"考核验收，标志着我国步入世界救援强国之列，被我国政府称赞为"国家队伍、国家使命、国家形象、国家品牌"，为祖国和部队赢得了荣誉，被中央军委和国务院授予一等功。

前　言

突发公共事件的应急救援是保障人民生命财产安全，维护社会和谐稳定，经济平稳发展的重要举措，是政府执政能力和行政水平的有效体现之一。我国每年因自然灾害、事故灾害、社会安全、公共卫生事件等突发公共事件造成的人员伤亡逾百万，贯彻落实习近平总书记的工作指示："加强伤员救治工作，千方百计减少死亡率和致残率"，始终是突发公共事件应急救援任务的重中之重。

地震救援黄金72小时早已深入人心，但同在灾后黄金救援时间内，快速、高效、规范的专业医学救援和无序、自发的业余救援的结果可能是生与死，健全与残疾的差别。因此针对灾后两周内的紧急阶段，依据重大伤亡事件现场的环境特点和实战要求，制定一部《突发公共事件现场应急医学救援规范》，是提高国家卫生应急预案的针对性和可操作性的迫切需要，是国家各级专业救援队伍规范培训和能力提升的迫切需要，是提高民间救援队和志愿者专业水平、救治效果的迫切需要。

依据卫生健康委员会业务要求，这部规范的制定任务异常艰巨。制定者既不能照搬院内临床指南，也不能照搬国外救援手册，既要遵照突发公共事件应急救援的基本原则和规律，又要立足于我国的国情，现有的组织指挥体系、人员组成及装备、器材的技术状态，紧密结合国家应急医学救援队伍在突发公共事件重大伤亡现场的环境特点和实战要求，必须提炼现场最实用、最有效、最可操作的组织指挥和救治技术、方法，用来统一规范国家各级应急医学救援队伍的现场操作，才能合理、充分利用现场有限的医疗资源，最大限度减少伤病员的死亡率和伤残率。完成这项任务，必须兼备有雄厚的理论和科研功底，又要有丰富的现场救援的实战经验。

我们是中国国际救援队唯一医学救援队所在单位，是国家紧急医学救援队和中国红十字救援队所在单位，拥有国内外30批次重大救援任务的宝贵经验，锤炼和培养了一大批拥有丰富实战经验和理论知识的医学救援专家和队员，在国际上最早提出了现代救援五大技术体系：现场检伤分类技术、一体化救治技术（搜索、营救、抢救、卫生防疫和心理干预）、特殊环境下的心肺复苏技术、现场手术技术以及监护后送技术，包括了灾后医学救援从应急响应到撤收各环节的现场组织和救治技术，显著提高了重大灾害现场的抢救成功率，并在四川芦山、尼泊尔等地震救援中得到了验证和实践。联合国内11家科研院所，由武警总医院牵头承担了卫生行业科研专项《突发公共事件卫生应急救援现场关键技术、流程规范应用性研究》的攻关任务，因此肩负起制定这部规范的艰巨任务，我们义不容辞，责无旁贷！

全书共四篇，紧紧围绕现代救援五大技术体系编写，涵盖了内科、外科、妇科、儿科、眼科、皮肤科、感染病科、卫生防疫等各专科灾后常见、多发伤病的现场救治原则和技术，同时详细阐述了救援队应急响应和组织指挥系统构建的程序和方法，制定了在应急响应、组织实施、撤收各个阶段的人员、设备、物资等的组织、管理工具表，以及19个关键工作岗位的任务执行工具表，帮助救援队及时、准确地收集、通报现场及周边情报，明确岗位从属、分工和责任，科学、有序调拨有限的物资和人力资源，准确、详尽收集现场救援灾情、伤情，登记、追踪伤病员的去向和转归。

本书凝练了数十位知名专家和救援一线中青年骨干队员的汗水和智慧，得到了国家卫生健康委员会应急办公室，中国疾控中心，军委后勤保障部药品仪器检验所，军事医学科学院卫生勤务与医学情报研究所，北京协和医院，中国人民解放军总医院，北京大学第一医院，北京大学人民医院，首都医科大学附属北京友谊、朝阳、佑安、天坛、积水潭医院，北京医院，北京三博脑科医院，中国科学院心理研究所，北京师范大学心理学院，火箭军总医院，北京安定医院心理检测中心等十九家权威机构的数十位专家的反复咨询、论证，提出了科学、中肯的修改意见，在此基础上，编委会经过十余次修改完善，在人民卫生出版社的大力支持下，此书得以出版发行，再次向给予无私帮助的上述单位和专家们表示最诚挚的感谢和敬意。由于编者水平所限，本规范难免有疏漏之处，恳请读者批评指正，以协助本书再版时能够进一步完善，提高。

郑静晨

2018年5月

目　录

第一篇　主旨和内容

第二篇　应急医学救援组织指挥

第三篇　突发公共事件现场医学救治五大技术

第一篇

主旨和内容

突发公共事件是指突然发生，造成或者可能造成重大人员伤亡、财产损失、生态环境破坏和严重社会危害，危及公共安全的紧急事件，主要包括以下四类：①自然灾害；②事故灾难；③公共卫生事件；④社会安全事件。各类突发公共事件按照其性质、严重程度、可控性和影响范围等因素，一般分为四级：Ⅰ级（特别重大）、Ⅱ级（重大）、Ⅲ级（较大）和Ⅳ级（一般）。

突发公共事件现场紧急医学救援是指突发公共事件发生后，国家紧急医学救援队在其工作的的核心区域（包括搜救现场、临时医院），迅速、高效、有序地执行各项医疗卫生救援工作，最大程度地减少人员伤亡和健康危害，保障人民群众身体健康和生命安全，维护社会稳定。

1. 主旨

本规范旨在帮助和指导国家紧急医学救援队如何应对突发公共事件，有效执行灾害现场医学救援任务。

2. 内容

本规范主要包括以下内容：

⑴紧急医学救援队指挥和组织体系的构建。

⑵突发公共事件现场医学救援的主要任务。

⑶紧急医学救援队救治区域的选址和建立方法。

⑷突发公共事件现场医学救援五大技术包括：①现场检伤分类技术；②现场心肺复苏技术；③现场手术技术；④现场监护后送技术；⑤现场一体救治技术：搜索、营救、现场抢救、卫生防疫、早期心理干预。

⑸突发公共事件现场多发伤病的专科救治技术。

⑹卫生防疫。

⑺早期心理干预。

第二篇

应急医学救援组织指挥

医学救援队在执行应急医学救援任务时能迅速地建立清晰的指挥决策系统和各个岗位人员任命十分重要。本规范为建立组织指挥系统提供了一套执行工具，医学救援队主要职位任务和要求在本指南中均有描述并辅以“工作执行表”。

医学救援是一项专业性十分强的工作，对伤员一旦操作不当便可能造成二次损伤，甚至致死或致残（如脊椎损伤患者搬运不当），因此对参与医学救援的专业队员和志愿者必须加强管理，包括以下方面：

(1)事先必须确定救援队员和志愿者的资质。

(2)平时接受必要的培训和演练。

(3)参与反恐和处突行动的所有人员必须取得政府身份认证和背景审查。救援人员需要提供即时培训，培训内容包括：

1)指挥体系结构。

2)当前的形势和伤病员的情况。

3)培训对象即将承担的任务和职责。

4)问题的甄别和处理的途径。

5)救援设备性能、参数和操作方法。

6)物资供给途径。

7)所需填写的相关文件和表格。

8)任务报告的提交。

9)个人防护设备使用。

10)安全指南。

这其中完整详细地记录和建立救治伤员的信息资料十分重要，这些资料有助于患者的跟踪，治疗，转运，灾后伤情分析，医疗救援行动的绩效考核等，每个相关人员均应及时填报，本指南提供了标准的应急医学救援组织管理工具（详见附件1）:“19 伤病员跟踪记录表”“20 伤病员跟踪记录汇总表”“18 伤病员转运记录表”和“伤病员接诊单”模板，不同救援任务可根据实际情况修改使用，但至少包括以下内容：

• 姓名，住址，联系方式

• 自然情况描述（无法获取姓名身份时尤其重要）：年龄，性别，体格（营养、体重），肤色，毛发颜色、长短，身高，外观特点，衣着等

• 伤情（部位，性质，严重度等）

• 诊疗情况（检查项目，诊断，采取措施等）

• 转送地点（离开回家 / 避难所，留在救治区域，转运至其他医疗机构，死亡等）

第一章

应急响应和救援队组织指挥系统的构建

第一节　应急医学救援主要任务

1. **检伤分类**　依据受伤的严重程度对灾后伤员进行甄别鉴定，确定救治的优先顺序。

2. **医疗救治**　医学救援队员提供给灾后伤员的抢救、治疗护理等救援行动。

3. **转运后送**　包括伤员从灾害 / 事发现场搬运至救治区域，以及经过初步救治的患者向后方专科医院或大型医疗救治中心转运的过程。

4. **尸体处理**　为死亡在救治区域的遇难者设置临时停尸区域，但检伤分类时即已经发现死亡的遇难者不从现场移动尸体，就地鉴定身份保存。

5. **环境卫生的维护和防疫**

6. **心理危机干预**

7. **人道援助**　向情势危急的受灾者提供和分发人道主义援助。

第二节　应急医学救援队组织结构图

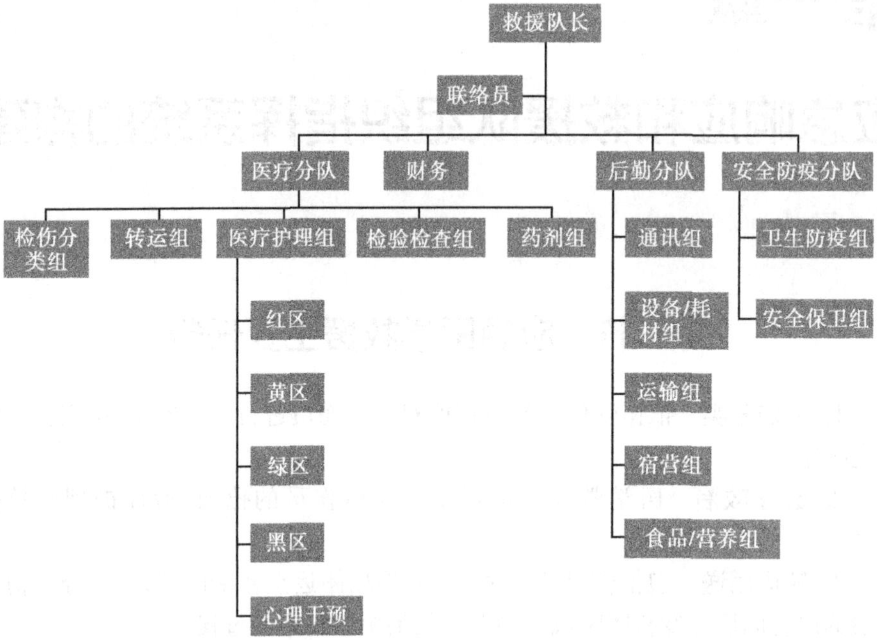

注：救援队长为救援队最高行政和业务负责人，任命各分队长并审批分支任命清单；各分队长完成所属分支所有人员任命，并向救援队长报告

第三节　应急医学救援组织管理工具包

本工具包涵盖了应急响应、组织实施、撤收各个阶段的人员、设备、物资等的组织、管理工具表格22种，详见附件1。

第四节　应急医学救援岗位任务执行工具包

本工具包涵盖了医学救援队19个关键工作岗位在应急响应、组织实施、撤收各个阶段的任务执行工具表格，详见附件2。

第五节 伤病员接诊单

伤病员接诊单

伤病员编号________________ 检伤类型:红色 黄色 绿色 黑色

姓名:____________ 性别:男、女 年龄____岁 民族:汉族、回族

其他______________

家庭住址:______________ 联系方式:______________

病史陈述者:本人、直系亲属、朋友、救援人员 其他______ 联系方式:_________

获救地点:______________ 获救时间:___年___月___日___时

到诊时间:___年___月___日___时 到手术室时间:___年___月___日___时

首次救治方法:自救、互救、专业救治:开放气道、止血、抗休克、包扎、固定、其他______

损伤方式:坠落 摔跌 埋压 撞击 烧伤 冻伤 电击 枪弹 爆炸 刺伤 切割

其他____________

损伤类型:开放性 闭合性 骨折 断肢 擦伤 挫裂伤 撕脱伤 皮疹

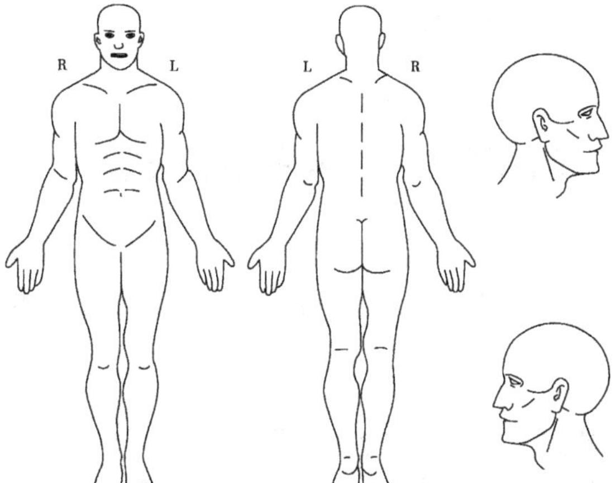

损伤部位:____________

____

损伤类型:

开放性 闭合性 骨折 断肢

擦伤 挫裂伤 撕脱伤 皮疹

其他____

并发症:

出血 休克 窒息 气胸

感染 截瘫 其他______

疼痛[0~10分]:________

主 诉:

现病史:

既往史:

过敏史:青霉素、头孢菌素、酒精、利多卡因、碘伏 其他____________

诊疗计划:

病史陈述者签名:__________ 接诊者签名:__________

第二章

救治区域的建立

医学救援队到达现场后救援人员首先要尽快选择一个救治区域，做好伤病员的救治、收容和转运后送准备，展开救治。救治区域的位置需要满足以下条件：

1. 确保救援队员和伤病员的安全

2. 最大限度的发挥救援资源的作用

(1)具备充足、理想的空间和环境，以利于救援人员和装备的展开；

(2)交通方便，伤病员能够迅速、方便的送达、疏散和转运；

(3)所在空间区域具有可扩展性。

第一节 保证救援队员和伤病员的安全

在任何情况下保证救援人员和伤病员的安全都是第一位的，因此建立救治区域首先要保证安全，依据突发公共事件的性质，造成损害的大小，以及现场的环境特点，遵循以下原则：

1. 建筑结构轻微受损

(1)救援队员对定位和解救伤员当场进行检伤分类；

(2)在附近安全区域或建筑建立救治区域；

(3)充分考虑余震、二次爆炸或连环爆炸的危险因素；

(4)听取结构专家和安全员的建议和意见。

2. 建筑结构中至重度受损

(1)救援队员对定位和解救伤员当场进行检伤分类；

(2)远离现场的安全区域建立救治区域；

(3)充分考虑余震、二次爆炸或连环爆炸的危险因素；

(4)听取结构专家和安全员的建议和意见。

3. 救治区域多建立在突发事件区域的高地和上风位置

(1)救治区域必须不受事件本身影响；

(2)不受次生灾害、废墟、残渣或泄漏的有害物质、气体影响。

4. 预先设置停尸场所

第二节 最大限度的发挥救援资源的作用

在保证救援人员和伤病员安全的前提下，应当充分考虑选择的救治区域能否最大限度的发挥救援资源的作用(图 2-2-1)，人力资源能否展开，能否满足救援设备的工作要求，能否方便满足耗材的供给，伤病员能否迅速、方便的送达、疏散和转运(图 2-2-2)等等，根据突发事件性质和现场伤亡特点，可分为以下几种情况：

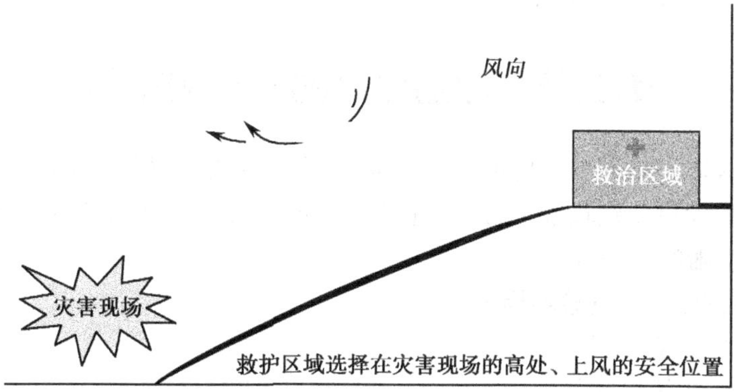

图 2-2-1 灾害现场医学救治区域选址安全地势示意图

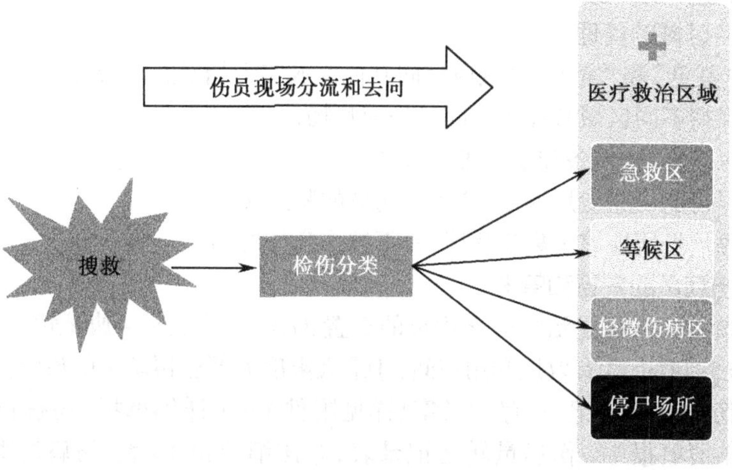

图 2-2-2 灾害现场伤员分流和去向示意图

1. 造成大量伤亡和影响范围广泛的事件

(1)分组建立多处救治点；

(2)建立的救治区域要尽可能接近现场，但又必须保持足够的安全距离；

(3)每个救治区域都要包括急救区，待诊区，轻微伤病区和停尸场所。

2. 造成小量伤亡和影响范围有限的事件

(1)救援队集中力量建立一个救治中心；

(2)建立一个救治能力更强医疗救治中心服务于周围散在临时救治点；

(3)医疗救治中心都要包括急救区，等候区，轻微伤病区和停尸场所。

3. 对救治区域有无特殊的场地和功能要求

(1)化学 / 生物污染洗消设备安置需要；

(2)特殊伤病员隔离防护的需要；

(3)直升机临时起降点的需要。

第三节 救治区域的规划和布局

救治区域必须划分不同的功能分区，各个分区需要预留出扩展空间以应对不可预见的大量伤病员涌入，设置进出的通道，尽量将行人和车辆分开，为不同区域设置清晰的标识(图 2-2-3)。

1. 不同区域的划分和标识

(1)红色："急诊区"。

(2)黄色："等候区"。

(3)绿色："轻微伤病区"。

(4)黑色："停尸场所"。

2. 各区域的管理

(1) "红色"和"黄色"区域应该同其他区域实行相对封闭管理；

(2)保持不同区域救援人员间的沟通顺畅；

(3)医疗耗材、设备和物资集中管理；

(4)尽可能设立专用通道，便于伤病员的紧急转运；

(5)停尸场所应该远离治疗区，并不被伤病员看到。

3. 伤病员的安置和管理

(1)救治区域接受治疗的伤病员的安置：①优先按照头 - 脚依序安置；②伤员间隔 0.5~1.0m；③有效地利用空间；④最大限度方便救援队员的诊疗操作。

(2)伤病员的登记、跟踪和备案(详见附件 1)：①详细填报"伤病员诊疗表格"；②详细填报 18 伤病员转运记录表；③详细填报 19 表 伤病员跟踪记录表；④详细填报 20 表 伤病员跟踪记录汇总表。

4. 建立救治区域的所需装备物资

(1)救援物资。

(2)后勤补给。

(3)分区标识。

(4)隔离警戒装置、标识。

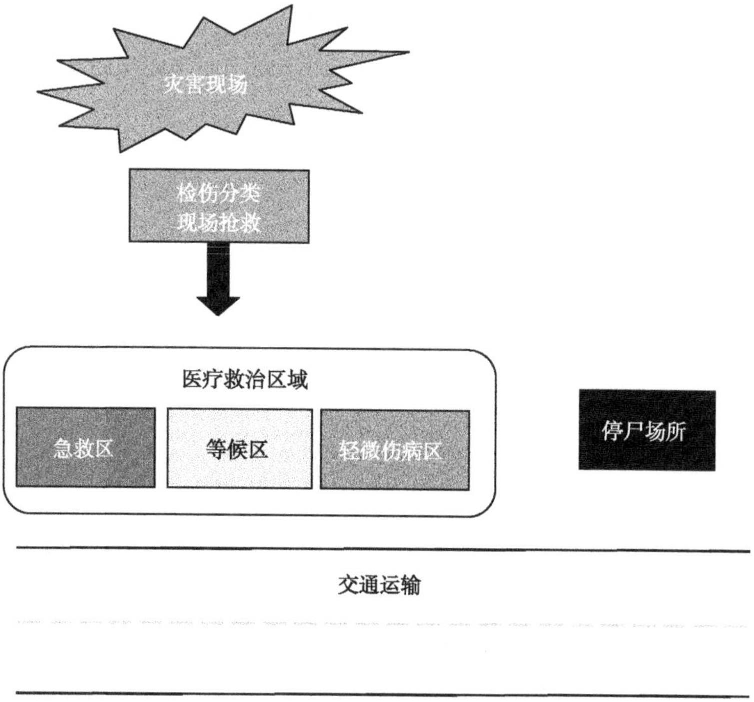

图 2-2-3 救治区域分区规划、布局示意图

第三篇

突发公共事件现场医学救治五大技术

第一章

检伤分类技术

检伤分类(triage)是一种医疗卫生资源分配决策系统,是为突发大规模伤亡事件,现场医疗资源有限,伤员救治、后送困难而设计,用于大量伤员、患者救治、转运优先顺序的分配,由第一批进入灾害现场的专业救援人员,或医疗人员执行。其核心是将有限的医疗卫生资源公平、有效地分配到每个伤员个体,救治最大多数的伤员得到整体的最大利益。

1. 适用对象 本方法适用于包括成人、儿童和老人在内的所有人群。

2. 适用情况

(1)大量的伤员远远超过救援人员的能力。

(2)大量的伤员超过了救援物资供给能力。

(3)时间紧迫。

3. 目的 合理配置有限的医疗资源,以有限的资源救治最多的人。

4. 原则

(1)救治最大多数的伤员得到整体的最大利益。

(2)发挥有限资源的最大效益。

(3)采用简单、快速、准确的评估方法(每个伤员 <1min)。

(4)把救治重点集中在有能力实施和较容易治疗的伤情。

(5)重伤员尽快后送。

(6)挽救生命优先于挽救肢体。

(7)避免灾害的播散(比如传染病、有毒化学品的播散,盲目的转运导致医疗机构过度收容和秩序混乱)。

5. 检伤分类启动程序的操作步骤和方法

具体操作包括步骤 1:进场启动;步骤 2:整体分级;步骤 3:个体检伤(图 3-1-1 和图 3-1-2)。

(1)步骤 1:进场启动。保证救援人员的安全是最重要的,进入现场前必须判断是否安全,队员是否已经配备了必要的防护措施装备;在保障幸存者安全的前提下,救援人员可以向未受伤或能够行动的轻伤者提出帮助要求,协助救援;幸存者能够为救援队提供有价值的信息,比如受困伤员的位置,附近可利用的设备、资源,现场可能存在的潜在危险等,具体包括5大要素。

要素1:安全确认(safety assessment)

- 评估次生灾害
- 灾情控制情况
- 是否需要特殊防护措施

要素2:现场预判

- 评估损失严重程度
- 确认灾害种类
- 评估伤员数量
- 预评估伤情伤类
- 划定工作范围
- 建立安全通道

要素3:情况汇报

- 报告情况
- 请求援助
- 医院响应

要素4:建立系统

- 划定区域
- 建立通道
- 划分区域

要素5:检伤分类

- 最近开始
- 儿童优先
- 救命为主

(2)步骤2:整体分级。进入现场后首先通过呼叫:"我们是救援队,请到我这里来,这里安全"——将能够移动的幸存者(未受伤或轻度受伤)引导至安全指定区域;对于不能移动的人呼叫:"我们是救援队,听到我声音的人请举手,我将为你治疗"——分辨出有意识且能够按吩咐动作的幸存者(中度受伤);无反应者(不能移动且未举手)可能为重伤或死亡。

(3)步骤3:个体检伤。从离你最近的伤员开始检伤分类操作,顺序为:首先检查评估重伤员,有生命征象——施救,无生命征象——死亡;第二为中度受伤;最后是轻伤员,特别是对于能够移动的伤员不能漏检,队员间应协调配合,操作系统、顺序，不能遗漏。

逐个检伤评估，检查每个伤员，根据伤情严重度分别标记“红色”（重伤），“黄色”（中度），“绿色”（轻伤），“黑色”（死亡）。

对标记为“红色”伤员应立即救治，采取开放气道，辅助呼吸，止血，抗休克，注射解毒剂等现场急救措施。

所有伤员均需填写伤员检伤分类登记卡。

6. 伤员的标记方法和处理原则 伤员分类标记必须醒目，建议佩戴在手腕或脚踝部，如果伤员四肢缺失，则固定于救援人员最易看到的部位。

伤员处理是一个动态操作过程，随着伤员伤情、可利用资源以及现场安全情况而对伤员进行再次检伤评估，调整分类。比如经过紧急抢救的伤员，立即再次检伤评估，根据伤情和现场情况尽快标记为“黄色”“绿色”“红色”。“黄色”“绿色”伤员伤情恶化；应立即进行救治，标记为“红色”。

现场救治和转运次序一般遵循：①“红色”；②“黄色”；③“绿色”。

(1)“红色”（重伤）：存在以下情况之一的：①不能够按吩咐做动作；②呼吸窘迫；③存在未能控制的出血；④周围血管搏动消失。属于重症伤员，标记为红色，立即抢救。

(2)“黄色”（中度）：伤情较重介于红色和绿色之间，暂时无生命危险，不需立即抢救者标记为黄色。

(3)“绿色”（轻伤）：不经治疗有自限性，或伤情能够耐受等待且不会增加死亡风险的伤员属于轻伤员，标记为绿色。

(4)“黑色”（死亡）：无呼吸，给予开放气道等抢救措施后仍无呼吸者，死亡，标记为黑色。

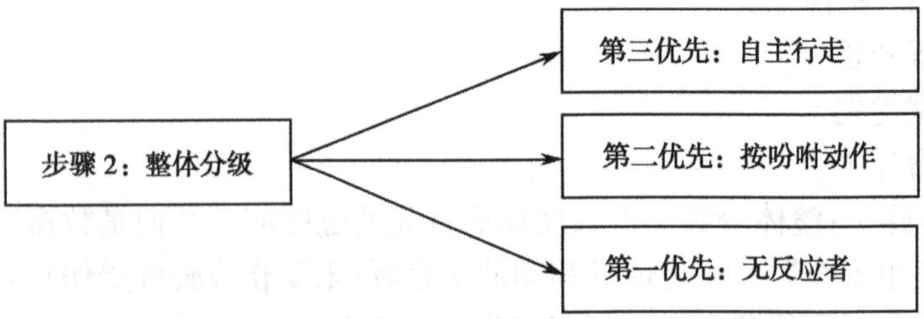

图 3-1-1 现场整体分级

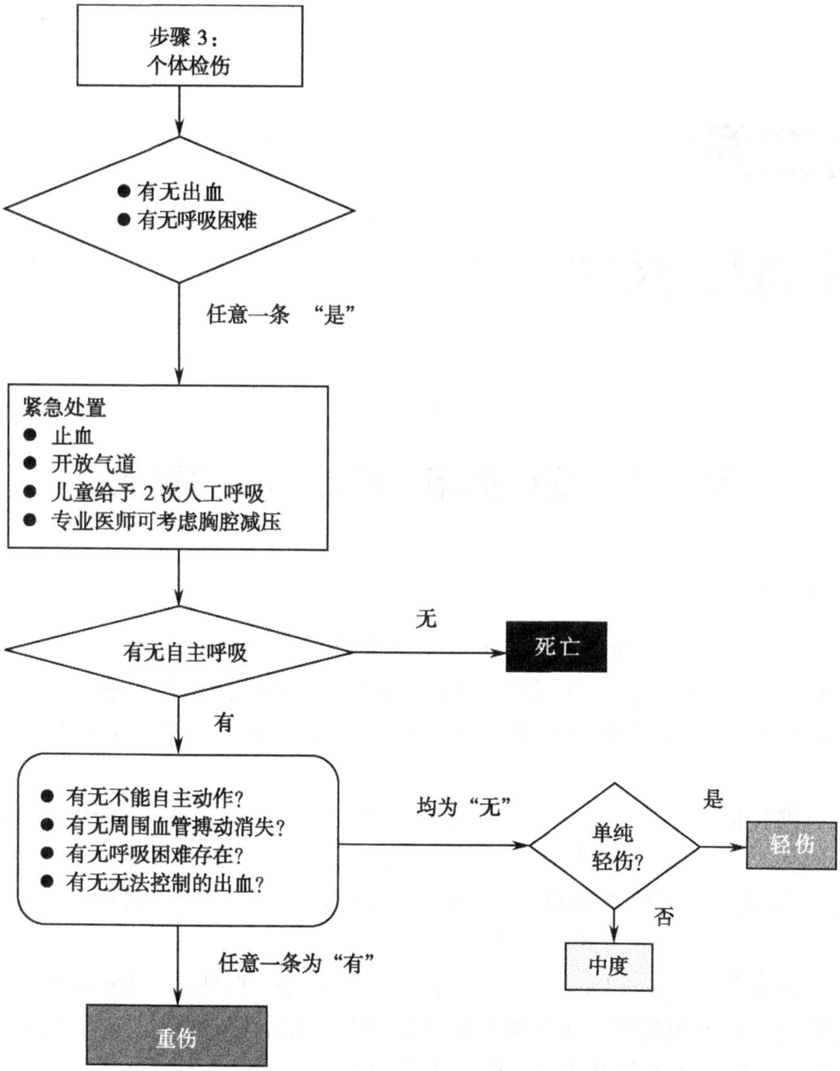

图 3-1-2　现场个体检伤法

第二章

心肺复苏技术

第一节　现场通用心肺复苏技术规范

一、概述

突发公共事件直接导致的死亡主要为创伤性心脏呼吸骤停、窒息、气道梗阻，同时突发事件会诱发灾区及非灾区人群产生心理及生理应激，进一步激发急性心血管事件，导致心源性心脏停搏发生率增高，尤以灾区患有冠心病的人群为著。

心脏停搏(cardiac arrest，CA)是指各种原因引起的、在未能预计的情况和时间内心脏突然停止搏动，从而导致有效心泵功能和有效循环突然中止，引起全身组织细胞严重缺血、缺氧和代谢障碍，如不及时抢救即可立刻失去生命。

心肺复苏(cardiopulmonary resuscitation，CPR)是对呼吸、心跳停止所采用的抢救措施。内容包括以人工呼吸等措施代替患者的自主呼吸、以心脏按压等措施形成暂时的人工循环并诱发心脏自主搏动等。

二、诊断标准

(一)主要依据

①意识突然丧失；②大动脉搏动消失。

(二)其他参考证据

1. 呼吸停止或抽搐样呼吸。
2. 心电图表现为心室颤动、心室停搏或心电－机械分离等。
3. 发绀及瞳孔固定；受其他因素影响，有时瞳孔不一定散大。

三、救治原则

灾害现场 CPR 优先适用于淹溺、低体温、电击、目击下心搏骤停等情况，但如果是在大批量创伤伤员的现场，即使因这些特殊情况出现心脏停搏伤者，也不建议行 CPR。而在任何条件下，儿童 CPR 有优先权。应依据伤情特点，及时发现致伤因素，进行个体化心肺复苏。

四、救治方法

（一）初级生命支持方法

1. 胸外按压心肺复苏方法 适用于非气道梗阻心脏停搏伤者。操作顺序：C–A–B，即：C（compression）胸外按压；A（airway）开放气道；B（breathing）人工呼吸。

2. 开放气道的心肺复苏方法 适用于因粉尘泥土窒息、淹溺、严重颅脑损伤或高位脊髓损伤等导致的呼吸停止的伤者，CPR 操作顺序为 A–B–C。

注意事项：

- 固定颈椎，对可疑颈部创伤者，固定颈椎后行双下颌上提法开放气道。
- 如果球囊面罩不足以支持通气，应在稳定伤者颈椎的同时行气管插管。
- 紧急情况下应立即行环甲膜穿刺术解除气道梗阻。

3. 腹部提压心肺复苏方法 适用于无腹部脏器损伤，伴明确的胸肋骨骨折、胸部创伤等存在胸外按压禁忌证的心脏停搏伤者，使用腹部提压仪进行腹部提压心肺复苏法。操作如下：

（1）将腹部提压仪放置脐上、肋弓下，按照指示频率及提压力度监控进行提压。

（2）向上提拉力度约 40~50kg，按压力度 20~30kg。

（3）提压频率 100 次 /min。

（4）提拉幅度至少 5cm。

（二）早期电除颤

对灾害现场非创伤性心脏停搏者尽早电除颤。

1. 体位 使伤者平卧，解开胸前衣物并移走其他异物，特别是金属类的物品。

2. 电极板的准备 电极板上均匀涂上导电糊，或垫上 4~5 层盐水浸湿的纱布。

3. 电极板的位置 一个电极板置于右锁骨内侧正下方，另一电极板放在左乳头的左下方（心尖部），两个电极的距离至少在 10cm 以上。

4. 能量选择 双向波 150~200J，单向波推荐高能量除颤 360J。

注意事项：

• 不建议连续除颤，第 1 次除颤后立即做 2min CPR，并建立静脉通道，如仍为室颤，则进行第 2 次除颤，之后立即做 2min CPR。

• 每 3~5min 静脉注射肾上腺素 1mg 并考虑气管插管。

• 如仍为室颤，进行第 3 次除颤，之后立即做 2min CPR，开始考虑使用胺碘酮或治疗可逆病因。

（三）早期有效的高级生命支持

1. 气管插管或呼吸机 气管内插管可有效地保证呼吸道通畅，并防止呕吐物误吸，必要时可以连接呼吸机予以机械通气及供氧。气管插管后通气频率 8~10 次 /min，每次通气 1s 以上，通气时不需停止胸外按压。

2. 药物治疗 在灾害现场心脏呼吸骤停中，基本的心肺复苏是最重要的，药物治疗是次要的。经过初始心肺复苏和除颤后，可考虑应用药物治疗。

(1)给药途径

1)静脉内给药：包括外周静脉和中心静脉，优先选择上半身静脉。

2)经气管给药：因气管插管比开放静脉快，故早期插管十分有利。可将必要的药物适当稀释至 10ml 左右，注入气管中，并进行两次较深的通气，注意碳酸氢钠不能气管内给药。

3)骨髓腔内给药：最常用的穿刺部位为胫骨近端。尤其适用于 1 岁以内的婴儿。

(2)常用药物

1)肾上腺素：是抢救心脏停搏的首选药，每 3~5min 静推 1mg，在至少 2min CPR 和 1 次电除颤后开始使用。

2)胺碘酮：对于序贯应用 CPR- 电除颤 -CPR- 肾上腺素治疗无效的室颤或无脉性室速患者应首选胺碘酮，初始量为 300mg 快速静推，随后电除颤 1 次，如仍未恢复，10~15min 后可再推注 150mg，如需要可以重复 6~8 次。在首个 24h 内使用维持剂量，先 1mg/min 持续 6h，之后 0.5mg/min 持续 18h。每日最大剂量不超过 2g。

3)利多卡因：如果没有胺碘酮，可以使用利多卡因。其显效快，时效短（一次静脉给药保持 15~20min），对心肌和血压影响小。初始剂量为(1~1.5) mg/kg 静推，如果室颤 / 无脉性室速持续，每 5~10min 可再给 (0.5~0.75) mg/kg 静推，直到最大量 3mg/kg。也可静脉滴注 (1~4) mg/min。

4)碳酸氢钠：仅用于代谢性酸中毒、高钾血症及长时间心肺复苏时（15min 以上）。用法：5% 碳酸氢钠 40~60ml 静滴，最好根据动脉血气分析结果决定用量。使用原则：晚用、少用、慢用。

5)呼吸兴奋剂：对呼吸心脏停搏者无益，只有在自主呼吸恢复后，为提高呼吸中枢的兴奋性才考虑使用。

6）镁剂：只用于低镁血症和尖端扭转型室性心动过速。生理盐水100ml+25% 硫酸镁 10ml 静滴。

五、转运后送指征

缩短伤员灾难现场滞留时间，若施救者决定继续实施复苏，则对其建立人工气道后的所有治疗，应考虑在转运途中实施。

第二节 低温环境下心肺复苏技术

一、概述

低温所引起的心脏停搏是在特殊环境下较常见的一种病理生理过程。低体温性心脏停搏发生后完全实现神经系统的复苏是有可能的，患者应尽快复温，有条件应转送至具有可检测复温程度的医疗中心。

二、诊断标准

因各种因素导致体温低于 35℃即称为低体温。

三、伤情评估

轻度低温：体温高于 34℃，及时保暖防止体温进一步下降。

中度低温：体温 30~34℃，有心跳，积极体外复温。

重度低温：体温低于 30℃，有心跳，体外与体内同时复温。

四、救治原则

机体低体温时按压效果差，心脏对心血管活性药物、电除颤等反应差，且药物代谢减慢。低温环境下的心肺复苏现场救治重点是防止体温继续丧失，并及时对其复温。

五、救治方法

（一）复温方法

根据现场条件采取合适的方法以恢复核心体温，方法如下：

1. 去除危险因素，远离低温环境。
2. 体外复温技术，现场易于实施，即采用毛毯包裹身体、加强制造暖空气、温水淋浴等。

3. 体内复温技术，适用于严重低温者，如温水胸腔灌注、体外血液分流加温术、输注加热液体、吸入加热湿化的氧气等。

（二）心肺复苏

低体温心脏停搏者的心肺复苏重点在于积极的体内复温术，但这些措施在灾害现场实施受限，应转送至具备体内复温条件的医疗中心。

1. 早期识别　低体温时，脉搏和呼吸可能会减慢或者难以检测到，心电图甚至可能提示心搏停止现象。如果无生命体征现象，应立即实施心肺复苏。

2. 基础心肺复苏　对于无意识或心脏停搏患者，推荐进行气管插管，早期的气道管理能提供有效的加热湿化的氧气，及减少误吸的可能。如果出现室性心动过速或室颤，立即进行除颤，并与复温同时进行。

3. 药物复苏　低温时心脏对心血管活性药物、起搏器的刺激及除颤反应迟钝，药物代谢降低。去甲肾上腺素和血管加压素可能会增加冠状动脉灌注及提高自主循环恢复的几率，血管升压药物肾上腺素和胺碘酮联合心脏除颤对自主循环的恢复可能有改善。

4. 延长心肺复苏的时程　意外性低体温即使是延迟或无进行心肺复苏仍可以最终存活，对长时间暴露于寒冷环境中已出现死亡征象的伤者，不应过早判断死亡，应先采取复温技术，体内与体外复温可同时进行，在未恢复正常体温后，不应认为患者已经死亡而放弃抢救。等恢复正常体温后，继续观察半小时到1小时，如仍无生命迹象后，可判断为死亡。

第三节　高原低氧环境下心肺复苏术

一、概述

高于海平面1 500m的高度为高原，1 500~2 500m为中等海拔高度，2 500~4 250m为高海拔，更高海拔为4 250~5 500m，极限高海拔为5 500m以上。缺氧是高原环境的主要特点之一，在我国海拔高于3 000m的地方称为医学上的高原。

二、诊断标准

在高原环境下出现呼吸心搏骤停。

三、救治原则

高原低氧灾难现场心肺复苏应按标准心肺复苏流程进行，同时需考虑该特殊环境下，大气氧含量低而致低氧血症对心肺复苏步骤的影响。

四、救治方法

依据 CAB 流程进行胸外按压。在高原低氧条件下积极给予循环及呼吸的支持。

(一) 循环支持

1. 胸外按压 高原低氧环境下进行正确的胸外按压可产生 60~80mmHg 的收缩压峰值，同时舒张压保持较低，平均动脉压很少超过 40mmHg，使冠状动脉难以获得足够的灌注压，是导致心脏除颤不成功的重要原因，因此单纯胸外按压的心肺复苏成功率很低。

2. 早期补液 早期补液是纠正高原血容量不足、提高血管活性药物效能的手段。

(1) 补液途径：首选外周静脉置管，较中心静脉置管更快捷、方便、利于操作；通常在 2~3 次静脉置管不成功后可以选择经骨通道给药，首选胫骨近端穿刺，避开骨折肢体。

(2) 补液量：如考虑为高原肺水肿导致的心脏停搏时，补液应谨慎。

(二) 呼吸支持

1. 防止异物窒息 警惕因高原地区胃排空延迟，心肺复苏时容易导致胃内容物呕出，堵塞呼吸道加重呼吸困难。及时经鼻置入胃管，并负压吸引。

2. 气管插管 受高原低压影响，随着海拔的迅速升高，气管插管或者声门上气道设备气囊体积将显著增大，应警惕气囊可能压迫气道和喉部黏膜，发生局部缺血性损伤。

第四节 创伤患者的心肺复苏技术

一、概述

创伤性心跳呼吸骤停（traumatic cardiopulmonary arrest，TCRA）是创伤作为诱发因素引起的心跳呼吸骤停，是灾难现场遇难者死亡的主要原因。

二、诊断标准

由明确创伤因素导致的心跳呼吸骤停，排除心源性猝死。

三、救治原则

(一) 连续救治，快速后送

创伤患者现场急救处置的首要原则是快速后送至有相应救治能力的单元，

复苏不应延误后送。一旦启动救治转运，则不应再终止院前心肺复苏。

（二）儿童优先

对无明显脉搏的儿童伤员，还应考虑实施积极的复苏。

（三）除外非创伤因素

当受伤机制与临床情况不符时，应考虑非创伤原因导致的心跳停止，应启动心肺复苏。

（四）放弃或终止

当救援力量相对有限时，或现场复苏面临危险时，施救者应放弃或终止对死亡已不可避免的创伤伤员提供复苏，优先抢救有生还希望的重症伤员。

1. 放弃复苏的情况　①明显无生还可能，如断头或躯体离断，应放弃复苏；②穿通伤伤员无呼吸脉搏和其他生命体征，包括自主活动、心电活动和瞳孔反射，可放弃复苏；③无论是钝伤或穿通伤，当有证据证明伤员已长时间的心跳停止，如已出现尸僵或尸斑等，可放弃复苏。

2. 终止复苏的情况　无生命体征，且经包括一定时间 CPR 在内的恰当的现场处置后，仍未能恢复自主循环的伤员。

四、救治方法

（一）心肺复苏

1. 评估现场安全。

2. 早期识别　在 5~10s 内检查伤员脉搏后确认 TCRA，立即实施 CPR。

3. 心肺复苏　固定颈椎后，将伤员置于坚实而平坦的物体表面上，进行胸外按压，30 次按压后，采用改良的抬举下颌法开放气道，给予 2 次通气。

4. 对已行气管插管的伤员在考虑张力性气胸诊断时，需反复确认气管内导管位置，防止由于插入过深引起一侧呼吸音减弱或消失。如发现双侧呼吸音不对称还需要进行胸部叩诊。对建立了人工气道并给予正压通气的伤员，不必对其胸部创口密闭或对连枷胸予以外固定。

5. 为缩短 TCRA 伤员灾难现场滞留时间，若施救者决定继续实施复苏，则对其建立人工气道后的所有治疗应在转运途中实施。

（二）紧急处置

早期发现并及时纠正致 TCRA 的可逆性病因。

1. 纠正缺氧与开放气道

(1) 固定颈椎。

(2) 开放气道：对于多发伤或头颈部 TRCA 伤员可采用改良推下颌手法、口咽或鼻咽通气道置入开放气道，接球囊面罩或气管插管支持通气。

(3) 通气监测：保护气道通畅，防止误吸，可连续监测呼气末二氧化碳浓度，使用较低的呼吸频率(10 次 / 分)和潮气量[6ml/(kg·min)],以降低跨肺压,增加静脉回流和心排血量。

2. 控制活动性出血与液体复苏

(1)积极控制活动性出血:处理伤员时动作尽可能轻柔,有利于预防血凝块脱落与破坏。对于骨盆或肢体活动性出血伤员可采用加压包扎方法止血,并夹板固定。但对于危及生命的肢体出血仍推荐使用止血带。尽快后送至创伤中心进行手术止血治疗。

(2)限制性液体复苏:创伤失血伤员出现危及生命的低血压时,经静脉或骨通路输液维持血压在允许性低水平,直至手术止血完成。创伤院前补液原则为静脉推注 250ml 晶体液,直到出现桡动脉搏动,且避免延迟创伤患者现场快速转运。

(三)张力性气胸

创伤伤员出现颈静脉怒张、心动过速和发绀,查体示一侧呼吸音减低,严重时可见气管向健侧移位,提示可能存在张力性气胸。在张力性气胸伤员的患侧胸廓置入胸腔引流管,可以快速缓解伤者症状、平稳体征。

(四)心脏压塞

创伤性心脏压塞通常发生在胸部穿刺伤基础上,对怀疑创伤性心脏压塞的患者不推荐在现场行心包穿刺术,因为可能增加灾害现场停留时间,还会引起心肌损伤和延误急诊开胸术等有效治疗措施的实施。对继发于创伤的心脏停搏或即将停跳的心脏压塞患者,采取紧急开胸手术比心包穿刺更能提高患者的生存率。

紧急开胸术的适应证:

1. 急救人员到场时存在生命体征,并在目击下心脏停搏的非穿通伤伤员。

2. 最适用于那些灾害现场停留时间短以及转运到创伤中心途中存在生命迹象和心电活动的心脏穿透伤员。

3. 非心脏损害的胸部穿刺损伤伤员。

4. 应用在腹部血管损伤失血伤员,尽管生存率低。本操作可作为腹部血管损伤修复的辅助手段。

(五)心脏震荡

灾难中伤员胸壁被撞击后引起钝性心脏损伤,可导致心脏挫伤,出现心肌损伤、心电图缺血改变及心律失常。撞击后的晕厥可能由于非持续性心律失常导致,而心脏震荡通常导致室颤等恶性心律失常。快速除颤是对时常发生室颤的心脏震荡伤员挽救生命的有效方法。

第五节　溺水者的心肺复苏技术

一、概述

溺水是浸入液体介质后导致呼吸受抑制的一种过程，液体浸入气道后可阻止溺水者进行正常呼吸，溺水引发心搏骤停的原因主要是缺氧。

二、救治原则

重视缺氧的纠正，首先是开放气道、人工通气，心肺复苏流程为ABC。

三、救治方法

（一）基本生命支持

1. 现场安全评估　在接近溺水者之前就要进行现场安全评估，按照标准防护设施、现场安全、伤者总数、必要设备和额外的资源、受伤机制5个方面快速评估。确保施救者安全是急救首要原则。

2. 初始检查　按照总体印象、意识水平、气道、呼吸、循环5个方面对溺水者进行初始检查。根据患者初始检查结果以及不同的受伤机制进行救治并决定是否做出保护脊柱的处理。

3. 水中生命支持　尽快将溺水者头部露出水面，经过培训的救生人员可对溺水者进行水上人工呼吸，在水中支撑头部，并开放气道。

4. 现场心肺复苏　尽快将溺水者从水中救出后，按照ABC步骤对溺水者进行心肺复苏基础生命支持。即：迅速清除口鼻腔中污水、污物、分泌物及其他异物，保持气道通畅；采用30∶2的按压/人工呼吸比例，专业人员应该在实施30∶2的按压/人工呼吸比例前，先给予5次人工呼吸。

复苏期间防止呕吐物误吸。有条件时，进行气管内插管和吸氧。在患者转送过程中，也不应停止心肺复苏。

（二）高级生命支持

在具备高级生命支持抢救条件下，尽早给予气管插管、呼吸机辅助通气。如果溺水者存在低体温，给予亚低温水平的复温（32~34℃）。

参考文献

1. US Navy Environmental Health Center.Bureau of Medicine and Surgery.Prevention and Treatment of Heat and Cold Stress Injuries.Technical Manual NEHC-TM-OEM-6260.6A.
2. Deakin CD, Nolan JP, Soar J, et al.European Resuscitation Council Guidelines for Resuscitation

2010 Section 4.Adult advance life support.Resuscitation,2010,81(10):1305-1352.

3. Koster RW,Baubin MA,Bossaert LL,et al.European Resuscitation Council Guidelines for Resuscitation 2010 Section 2.Adult basic life support and use of automated external defibrillators. Resuscitation,2010,81(10):1277-1292.
4. Nolan JP,Soar J,Zideman DA,et al.ERC Guidelines Writing Group European Resuscitation Council Guidelines for Resuscitation 2010 Section 1,Executive summary.Resuscitation,2010,81(10):1219-1276.
5. Sauaia A,Moore FA,Moore EE,et al.Epidemiologyof trauma deaths:a reassessment .Journal of Trauma,1995,38(2):185-193.
6. Deasy C,Bray J,Smith K,et al.Traumatic out-of-hospital cardiac arrests in Melbourne,Australia. Resuscitation,2012,83(4):465-470.
7. Soara J,Gavin D.Perkin SB,et al.European Resuscitation Council Guidelines for Resuscitation 2010,Section 8.Cardiac arrest in special circumstances:Electrolyte abnormalities,poisoning, drowning,accidental hypothermia,hyperthermia,asthma,anaphylaxis,cardiac surgery,trauma, pregnancy,electrocution.Resuscitation,2010,81(10):1400-1433.
8. The National Association of EMS Physicians and American College of Surgeons Committee on Trauma.Termination of resuscitation for adult traumatic cardiopulmonary arrest.Prehospital emergency care,2012,16(4):571.
9. The National Association of EMS Physicians and American College of Surgeons Committee on Trauma.With holding of resuscitation for adult traumatic cardiopulmonary arrest.Prehospital emergency care,2013,17(2):291.
10. Terry L,Vanden HV,Laurie J,et al.Part 12 :Cardiac Arrest in Special Situations 2010 American Heart Association Guidelines for Cardiopulmonary Resuscitation and Emergency Cardiovascular Care.Circulation,2010,122 [suppl 3]:S829-S861
11. Durham LA,Richardson RJ,Wall MJ,et al.Emergency center thoracotomy:impact of prehospital resuscitation.J Trauma,1992,32(6):775-779.
12. Prehospital Initiation of Fluid Replacement Therapy in Trauma,Issue 2004.London:National Institute for Clinical Excellence,2007.
13. Deakin CD,Davies G,Wilson A.Simple thoracostomy avoids chest drain insertionin prehospital trauma.J Trauma,1995,39 :373-374.
14. Working Group,Ad Hoc Subcommittee on Outcomes,American College of Surgeons.Committee on Trauma.Practice management guidelines for emergency department thoracotomy.Working Group,Ad Hoc Subcommittee on Outcomes,American College of Surgeons-Committee on Trauma.J Am Coll Surg,2001,193(3):303-309.
15. Link MS,Estes M,Maron BJ.Sudden death caused by chest wall trauma(commotion cordis).In: Kohl P,Sachs F,Franz MR,editors.Cardiac mechano-electricfeedback and arrhythmias:from pipette to patient.Philadelphia:Elsevier Saunders,2005,270-276.
16. Walcher F,Kortum S,Kirschning T,et al.Optimized managementof polytraumatized patients by prehospital ultrasound.Unfallchirurg,2002,105(11):986-994.

17. Kirschning T, Brenner F, Stier M, et al.Pre-hospital emergency sonography of trauma patients. Anaesthesist, 2009, 58 :51-60.
18. Iohn ECampell, editors.International Trauma Life Support for Emergency Care Providers, 7th Edition.Pearson Education, 2012 :359-371.
19. 冯庚 . 水上安全与淹溺的院前急救 . 北京急救中心 CME 课程国家 I 类 5.0
20. 朱会耕 . 实用内科学 .14 版, 北京: 人民卫生出版社, 2013, 8, 851-853.
21. Sc.J R C D.International Trauma Life Support for Emergency Care Providers and Resource Central EMS--Access Card Package (7th Edition) (Paramedic) chm [J].2011.

第三章

现场手术

第一节 外科手术模块的构建

一、概述

外科手术模块是各类流动医院重要组成部分，在紧急医学救援任务中担负对伤员实施紧急外科处置、开展紧急救命手术、监护术后危重伤病员的任务，在三级救治体系中，完整的外科手术模块应包括流动医院手术组 / 室、前进外科手术队、现场救治站 / 点三个环节及其配备的救护车、救护直升机等伤员转送载体（图 3-3-1）。

二、外科手术模块的任务和分工

无论是流动医院、紧邻搜救地点的救治站 / 点，还是前进外科手术队，均应遵循时效救治原则，积极开展伤员救治与后送。

（一）前进外科手术队和救治站 / 点

• 开放气道、建立液体通路、心肺复苏、包扎止血等紧急伤情处置。

• 对大血管损伤患者进行止血。

• 对呼吸道梗阻患者实施气管切开术。

• 对张力性气胸患者行胸腔闭式引流。

• 肝、脾等腹部脏器严重损伤者行纱布填塞止血。

（二）流动医院

• 对开放性气胸患者实施胸壁缝合。

• 对窒息、大出血、重要脏器伤等危急伤员实施紧急手术或损伤控制性手术。

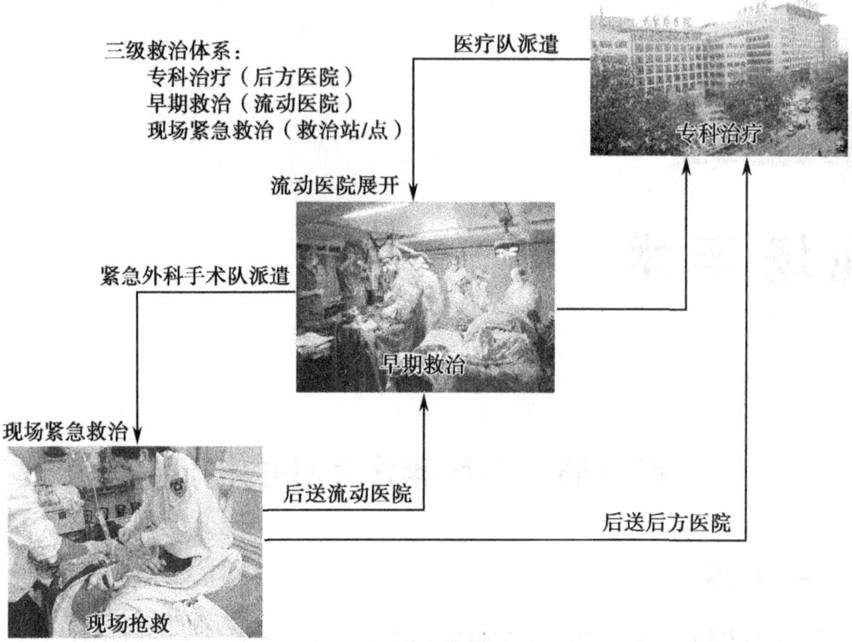

图 3-3-1　完善各级救治体系

三、外科模块的指挥流程

流动医院及下属手术组 / 室、前进手术队、救治站点均需明确以下指挥流程（图 3-3-2）：

1. 根据管理层指令明确任务，展开流动医院（外科手术组 / 室优先展开）。

2. 先遣队抵达后与当地救援指挥机构联系，派出先遣队勘察，进一步明确具体展开地点，获取局部灾情、伤情信息，并对地形地貌、前接后送道路路线、医疗力量分布、后勤物资保障能力、废墟现场环境、社情环境和建筑物结构安全等进行勘察。

3. 向流动医院管理层上报收集的情报、信息。

4. 派出前进手术队，明确手术队职责分工，与现场救援指挥机构建立有效联络方式和指挥层级。

5. 展开救治站 / 点或救治区域。

6. 再次与当地指挥机构取得联系，报告救治能力和范围。

7. 立即开展救治工作，并全程与当地指挥机构和后方流动医院保持信息通畅，实时上报各类情报。

8. 伤员转运、转移和撤收前应上级指挥机构，途中全程保持信息通畅。

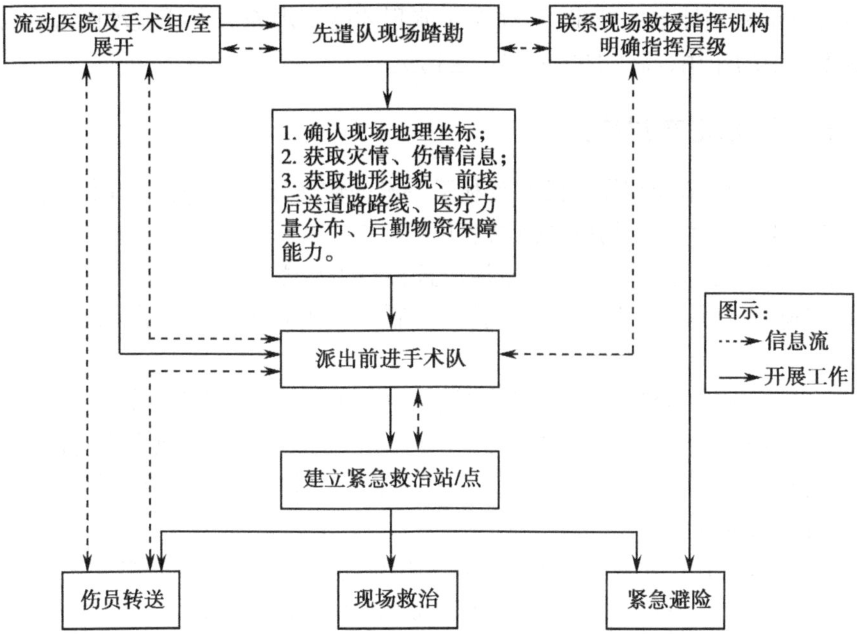

图 3-3-2 前进手术队及紧急救治站/点指挥标准化流程

9. 紧急避险等需严格遵照现场救援指挥机构指令,并边转移边汇报至流动医院管理层。

四、外科手术模块的展开

(一)选址原则

1. 必须避开危险建筑物或危险地形地貌区域。
2. 根据需要选择不小于展开地幅的开阔地域和坚实、平整的地面。
3. 适当避开人群、车辆密集区域。
4. 对展开地点进行封控,并设立检伤分类哨,维护医疗秩序至关重要。
5. 既要尽量靠近前接后转道路,又要与主要道路保持一定距离,兼顾伤员的快速前接后送和工作地点的相对独立可控。

(二)"分层展开"原则

为保证第一时间接诊救治伤病员,应遵循"分层展开"原则:

1. 优先搭建指挥通讯、检伤分类、外科手术、重症监护组/室。
2. 其次建立医技检验、药材保障、通用病房等模块。
3. 最后搭建消毒供应、物资保障、废物处理等模块。

随着救援医疗工作的逐步展开和推进,各组室或模块需由简至繁逐步完善。完整的流动救治机构应包含上述各类模块,并配以充足的人力、物资保障以及合理的力量编配和标准的技术、管理操作流程才能实现充分发挥流动医院在分级救治体系中的作用，高效的收治和转送伤员。

五、手术室布局要点

合理的空间布局和设备摆放有利于手术的快速进行，缩短工作时间，同时避免交叉污染。手术室布局应遵循以下几个要点：

1. **从伤员流方面考虑** 应尽量设置在分类后送组后方且靠近伤员术前分类区，以确保需手术的重伤员进入救护所后以最快的速度运至手术组获得及时的救治。

2. **从组间协调方面考虑** 应与重伤救治组或手术监护组相邻，以便伤员互转（需手术伤员进入手术组，术后观察伤病员进入重伤救治组或手术监护组），也便于在抢救危重伤员与复杂伤情伤员时可以相互协作，互相加强，提高救治效率，节省人力资源。

3. **从物资流方面考虑** 手术组作为药材与物资消耗最大的组室，必须紧邻医技保障组，尤其消毒供应室，以确保物资供应的及时与顺畅。

4. **从技术结合方面考虑** 在非一体化手术室条件下，手术组要与医技保障组、检验组相邻，并紧邻X线车、移动CT等特种车辆，以利于开展术中检验检查。

5. **严格执行“三通道、一区域”布局** 手术间布局应明确划分区域，严格执行手术间的“三通道、一区域”，做到“单向流程、洁污分流”。严格执行隔离制度，避免感染与交叉感染。三通道即设立手术间工作人员通道、伤员通道和污物通道，将医护人员、患者以及洁净物品作为洁净流线，手术后器械、辅料、污物等作为污物流线，严格区分。一区域指手术无菌区，可借助一体化空气净化系统及洁净罩实现。国内已有部分流动医院采用多功能充气帐篷或手术车组实现洁污分区、分流。

六、手术室配置要求

（一）基本配置（部分）

- 通用手术帐篷
- 供电系统（至少两台发电机支持，在由专门发电车组供电时仍需另备发电机）
- 供氧系统（氧气瓶、制氧机等）
- 供水系统（在无市政供水保障时需有水车或水源净化装置保障）
- 供暖系统（柴油暖风机）
- 通讯系统（有线、无线）
- 简易洗消设备（流动医院完整搭建后由专门洗消模块支持）
- 储物柜（通用柜、灭菌柜、文件柜）

• 各类操作台
• 各类灭菌手术器械及药品耗材包或套件
• 储血箱、冰箱
• 一体化空气净化系统及洁净罩
• 手术无影灯
• 手术台
• 呼吸机
• 监护仪
• 全自动麻醉吊塔

（二）选配设备

视救援队能力情况可增加以下设施、设备：

• 医用高清液晶监视器
• 壁挂大屏幕等离子显示器

• 手术室一体化集控系统。该系统通过手术室视音频及设备集控系统触摸屏集中控制内镜设备、介入设备、影像学设备、导航设备、动力设备等手术室内其他电子设备（包括照明灯组、手术灯组等，以及手术台、床、电子升降装置等）来加强手术室快速管理。可实现对一体化符合手术室内DSA相关数据、血管内超声、颅内超声、监护仪影像、术野摄像机、全景摄像机、手术录像、手术语音等记录和操作。

• 一体化辅助控制终端（护士操作工作站）。主要功能同手术室一体化集控系统。可提供远程启动医学影像管理系统及设备集中控制系统的开关，提供远程启动介入复合手术室中央控制系统的开关，镶嵌触摸屏幕，支持触摸控制，提供医生处理手术数据的接口。

• 医学信息管理系统。可与医院现有的DSA无缝兼容，可以实时调用和管理患者的DICOM图像、动态影像等，同时用DICOM3.0国际标准协议与医院的PACS网络无缝兼容，随时调阅患者的各种影像资料和临床诊断资料。以1080P全高清格式记录DSA动态、参考和操作影像信号，也可对血管内超声、颅内超声、监护仪影像、术野摄像机影像、全景摄像机影像等进行处理，制作多媒体手术资料，可生成电子病历。控制方面可采用触摸屏、脚踏开关、遥控设备、鼠标键盘等对系统进行控制。

医学信息管理系统需与战时医疗物资管理系统无缝链接。例如可从物资管理系统数据库调用和选择手术器械、内镜或介入相关设备器材、影像学设备器材等的种类、名称、数量等。同时，该系统与医务人员管理系统（含管理层、术者、助手、麻醉师、护士、影像技师等）的连接保证了人员及时、精准、高效调派。数据记录和存储前患者或伤者信息的强制录入，可有效避免战时关键医疗信息确实导致的重复治疗或病情延误。上述信息及手术报告、影像资料等将记录在系统自动生成的文件和病历报告中。

- 介入复合手术室中央控制系统
- 医学影像信息处理主机
- 吸顶式高保真音响
- 无线麦克风
- 全景摄像机
- 三晶片高清术野摄像系统
- 光纤传输编码、解码系统
- 手术转播系统

第二节　开展现场手术人员配备要求

急救援条件下的流动医院手术组室、紧急手术队或救治站 / 点的主要任务是完成紧急救命手术。其人员编组和物资编配应根据救治任务要求，按照有利于缩短手术时间、提高手术效率为准则，以满足批量手术伤员的救治要求。

一、人员分类和数量要求

流动医院手术组 / 模块应设置：术前准备室 1 间（收纳术前伤病员）、更衣室 1 间（简易洗消设备）、污物间 1 间、手术室 3 间，每个手术室可展开 2 张手术台。整个手术组工 6 张手术台。一般情况下应至少能够同时开展 4 台手术，并有 2 个空余手术台备用。按此配置，手术组共需编组 20 人：

外科手术组组长 1 名，由经验丰富的外科医生担任，负责整个手术组的手术伤员的救治分类和手术流程监控；

外科手术组护士长 1 名，通常由有经验的手术护士担任，负责手术室管理、协调工作；

外科医生 8 名，巡回护士 3 名。通常每 2 名外科医生、1 名器械护士为 1 小组，负责 1 台手术，共有 4 个小组；麻醉医师、巡回护士每人同时负责 2 台手术。

二、人员的分工和职责

1. 手术组组长　负责领导手术工作，对待手术伤员进行再次检伤分类，指导术前准备工作。并明确术前诊断、手术种类、手术台次、术前用药、麻醉方式选择等，对危重伤员、复杂手术要亲自参加。

2. 外科医生　主要负责检视伤员，制定手术方案并实施手术，补充填写手术记录等医疗文档；手术医师要淡化专科界限，可采取强弱搭配、新老搭配、外科和内科医生搭配的方法增开手术台。

3. **麻醉医师** 负责全程麻醉和监护伤员,及时实施补液、复苏等紧急救治,填写麻醉记录。

4. **护士长** 负责协调全组护理工作,协助组长实施本组日常管理工作,负责本组物资与器材管理,必要时参加手术。

5. **器械护士** 主要负责术中传递器械,协助医生手术。

6. **巡回护士** 负责供应、传递手术器械、辅料、药品等,协助医生完成术前准备工作,伤口包扎、器械和辅料的整理洗消丢弃等工作也应由巡回护士完成,此外还担负协助麻醉师输血、输液等工作,并根据现场需求协助伤员搬运。

第三节 手术设备、器械的配备

流动医院的手术组/室以集成化、箱组化为特点,应包含以下基本设备。

一、箱组

手术器械箱、手术衣巾箱、手术冲洗机箱、术前准备箱、麻醉药品箱或毒麻药品箱(专人专锁)、手术器材补给箱、麻醉机箱、高频电刀箱、手术床箱、手术灯箱、洗手装置箱、心电监护仪箱、输液泵箱、自动血液回收装置箱、台面板、战材箱等。

二、设备

输液泵、手术床、手术灯洗手装置、手术冲洗机、高频电刀、器械台、便携式X线机、手术器械包、麻醉剂、高压消毒器、氧气瓶、手术器材箱、单兵生活携行具等。

三、车组、帐篷/方舱

根据各部门、单位条件配备,冷暖风机、净水设备、发电机等根据展开规模相应配备。

四、其他

包括笔记本电脑、打印机、电话、污物桶、座椅、手术隔帘等。

第四节 手术室环境净化技术

不同区域(如手术间、无菌准备间、刷手间、麻醉间和周围干净区域等)洁净度要求不同。

一、手术室设计

各手术室空气净化系统在手术室墙面四角、净化机组、天花板、走廊、新风机、排风机都设有不同级别的过滤器，并对其进行定期清洁、维修和更换，严格保证室内空气的无菌；室内墙角全部为弧形结构设计，找不到任何一个 90° 的墙角，使细菌无处藏身，避免了清除不尽的死角。

二、通气技术

1. 正压通气　层流手术室不仅要求高度洁净的空气，而且要求能控制气流的流通方向，手术室内形成正压环境，使气流从洁净度高的手术区域流向洁净度低的区域，一股细小、薄层的气流，以均匀的流速向同一方向输送，并带走和排出气流中的尘埃颗粒尘粒和细菌。

2. 负压手术室　对于污染手术或可疑感染手术通过通风系统，空气从走廊或者任意相邻区域流进负压手术室，同时防止房间内滋生的气态污染微粒逸出，进入外面的走廊。

三、单通道流向

层流手术室与消毒柜之间制作一堵墙，并设立进、出单通道，需消毒的物品经过“输出”通道直接从手术室转移到消毒柜，消毒后经过“输入”通道转移到手术室，这样避免了消毒物品在转移的过程中二次污染。

四、工作流程管理

1. 着装管理　进入手术室人员务必按规定穿高压灭菌的手术衣，戴一次性无菌口罩、帽子，离开时衣裤、鞋、帽、口罩放在指定位置，患者均穿清洁的病员服，用交换车接送，戴隔离帽。

2. 空气净化系统的开关及清洁　每日早晨由夜班护士提前 1 小时开启手术间空调系统，并将温度按需调至 22~25℃，湿度控制在 40%~60%。每日手术结束后，用标志明确、分区使用的卫生洁具将手术间打扫干净，关闭手术间房门，经 1 小时层流后关闭空调系统。急诊手术间不关闭空调系统。连台手术在前一台手术完成后立即进行室内湿式清洁，并关闭 30min 后进行下一台手术。

3. 手术床的放置　手术床放于手术间净化区域的中心。头面部手术时将手术床向患者脚部适当移动，下肢手术时将手术床略向头部移动，以保证手术区域和器械台完全处于净化区内。

4. 保持手术间的正压　手术中保持手术室房间门处于关闭状态，尽量减少开关次数，严禁开门手术。

5. 污物处理流程 手术完毕后，污染敷料和器械由洗手护士从传递窗向外走廊传送，迅速关闭传递窗内门，取出物品后立即关闭传递窗外门。外走廊：及时处理，污染物扎紧袋子后运送指定处存放。

6. 维护和监测 整个空调系统应由专人负责，定期检查、维修、保养，对过滤网及时清洗。每个月对手术室空气、手术室人员的手及手术室无菌物品表面采样进行细菌培养，检查净化效果，发现不合格及时找出原因，并采取有效措施。每日早晨用湿布抹擦所有物体表面及回风口，每周彻底清洗回风口、天花板的回风纱窗。地面每日用专用的清洁剂拖擦，再用清水拖净，如有血迹及其他污染物污染时，应及时用消毒剂擦洗。搬运重物时应在地面上垫其他物品，以免在地面上划痕。中央控制面板包括时钟、计时钟、温湿度控制器、照明、空调机组、对讲系统等，护士操作时要掌握要领，正确操作，轻轻触摸开关即可，毋须用力敲打。

第五节 手术器械和耗材的消毒供应技术

一、管理要求

应采取集中管理的方式，对所有需要消毒或灭菌后重复使用的诊疗器械、器具和物品由消毒供应室回收，集中清洗、消毒、灭菌和供应。

1. 岗位职责和规范 消毒供应中心应建立健全岗位职责、操作规程、消毒隔离、质量管理、监测、设备管理、器械管理（包括外来医疗器械）及职业安全防护等管理制度和突发事件的应急预案。

2. 质量管理追溯制度 应建立健全质量管理追溯制度，完善质量控制过程的相关记录，保证供应的物品安全。

3. 联系制度 应建立与相关科室的联系制度，主动了解各科室专业特点，常见的医院感染及原因，掌握、更新专用器械、用品的材质特点和处理要点。

二、基本原则

1. 灭菌 进入人体无菌组织、器官、腔隙，或接触人体破损的皮肤、黏膜、组织的诊疗器械、器具和物品。

2. 消毒 接触皮肤、黏膜的诊疗器械、器具和物品。

三、人员要求

工作人员应当接受与其岗位职责相应的岗位培训，正确掌握以下知识与技能：

1. 各类诊疗器械、器具和物品的清洗、消毒、灭菌的知识与技能。

2. 相关清洗、消毒、灭菌设备的操作规程。

3. 职业安全防护原则和方法。

4. 医院感染预防与控制的相关知识。

四、建筑要求

1. 消毒供应中心　消毒供应中心宜接近手术室,或与手术室有物品直接传递专用通道,不宜建在地下室或半地下室。

2. 周围环境　清洁、无污染源,区域相对独立;内部通风、采光良好。

3. 建筑布局　应分为辅助区域和工作区域。

4. 辅助区域　包括工作人员更衣室、值班室、办公室、休息室、卫生间等。工作区域包括去污区、检查、包装及灭菌区(含独立的敷料制备或包装间)和无菌物品存放区。

5. 工作区域划分原则

(1)物品由污到洁,不交叉、不逆流。

(2)空气流向由洁到污;去污区保持相对负压,检查、包装及灭菌区保持相对正压。

6. 工作区域环境要求　工作区域温度、相对湿度、机械通风的换气次数应符合表3-3-1要求;照明宜符合表3-3-2的要求。

表3-3-1　工作区域温度、相对湿度及机械通风换气次数要求

工作区域	温度/(℃)	相对湿度/(%)	换气次数/(次/h)
去污区	16~21	30~60	10
检查、包装及灭菌区	20~23	30~60	10
无菌物品存放区	低于24	低于70	4~10

表3-3-2　工作区域照明要求

工作面/功能	最低照度/(lux)	平均照度/(lux)	最高照度/(lux)
普通检查	500	750	1 000
精细检查	1 000	1 500	2 000
清洗池	500	750	1 000
普通工作区域	200	300	500
无菌物品存放区域	200	300	500

7. 工作区域设计与材料要求

（1）去污区、检查、包装及灭菌区和无菌物品存放区之间应设实际屏障。

（2）去污区与检查、包装及灭菌区之间应设洁、污物品传递通道；并分别设人员出入缓冲间（带）。

（3）缓冲间（带）应设洗手设施，采用非手触式手龙头开关。无菌物品存放区内不应设洗手池。

（4）检查、包装及灭菌区的专用洁具间应采用封闭式设计。

（5）工作区域的天花板、墙壁应无裂隙，不落尘，便于清洗和消毒；电源插座应采用防水安全型；地面应防滑、易清洗、耐腐蚀；地漏应采用防返溢式；污水应集中至污水处理系统。

五、设备、设施

1. 清洗、干燥装置 应配有污物回收器具、分类台、手工清洗池、压力水枪、压力气枪、超声清洗装置、干燥设备及相应清洗用品等。

2. 宜配备机械清洗消毒设备 应配有带光源放大镜的器械检查台、包装台、器械柜、敷料柜、包装材料切割机、医用热封机及清洁物品装载设备等。应配有压力蒸汽灭菌器、无菌物品装、卸载设备等。根据需要配备灭菌蒸汽发生器、干热灭菌和低温灭菌装置。各类灭菌设备设有配套的辅助设备。

3. 应配备无菌物品存放设施及运送器具等。

4. 个人防护用品 根据工作岗位的不同需要，应配备相应的个人防护用品，包括圆帽、口罩、隔离衣或防水围裙、手套、专用鞋、护目镜、面罩等。

5. 去污区应配置洗眼装置。

六、耗材要求

1. 清洁剂 应符合国家相关标准和规定。根据器械的材质、污染物种类，选择适宜的清洁剂。

（1）碱性清洁剂：pH 值 $\geq$ 7.5，应对各种有机物有较好的去除作用，对金属腐蚀性小，不会加快返锈的现象。

（2）中性清洁剂：pH 值 6.5~7.5，对金属无腐蚀。

（3）酸性清洁剂：pH 值 $\leq$ 6.5，对无机固体粒子有较好的溶解去除作用，对金属物品的腐蚀性小。

（4）酶清洁剂：含酶的清洁剂，有较强的去污能力，能快速分解蛋白质等多种有机污染物。

2. 消毒剂 应选择取得国家《消毒产品生产企业卫生许可证》的安全、低毒、高效的消毒剂。

3. 洗涤用水　应有冷热自来水、软水、纯化水或蒸馏水供应。自来水水质应符合 GB 5749 的规定；纯化水应符合电导率≤ 15μS/cm（25℃）。

4. 灭菌蒸汽用水　应为软水或纯化水。

5. 润滑剂　应为水溶性，与人体组织有较好的相容性。不破坏金属材料的透气性、机械性及其他性能。

6. 包装材料　包括硬质容器、一次性医用皱纹纸、纸塑袋、纸袋、纺织品、无纺布等应符合 GB/T 19633 的要求。纺织品还应符合以下要求：为非漂白织物；包布除四边外不应有缝线，不应缝补；初次使用前应高温洗涤，脱脂去浆、去色；应有使用次数的记录。

7. 消毒灭菌监测材料　应有《消毒产品生产企业卫生许可证》，在有效期内使用。自制测试标准包应符合《消毒技术规范》有关要求。

七、诊疗器械、器具和物品处理的操作流程

（一）回收

1. 使用者应将重复使用的诊疗器械、器具和物品与一次性使用物品分开放置；重复使用的诊疗器械、器具和物品直接置于封闭的容器中，由消毒供应中心集中回收处理；被朊毒体、气性坏疽及突发原因不明的传染病病原体污染的诊疗器械、器具和物品，使用者应双层封闭包装并表明感染性疾病名称，由消毒供应中心单独回收处理。

2. 不应在诊疗场所对污染的诊疗器械、器具和物品进行清点，采用封闭方式回收，避免反复装卸。

3. 回收工具每次使用后应清洗、消毒，干燥备用。

（二）分类

1. 应在消毒供应中心的去污区进行诊疗器械、器具和物品的清点、核查。

2. 应根据器械物品材质、精密程度等进行分类处理。

（三）清洗

1. 清洗方法包括机械清洗、手工清洗。

2. 机械清洗适用于大部分常规器械的清洗。手工清洗适用于精密、复杂器械的清洗和有机物污染较重器械的初步处理。

3. 清洗步骤包括冲洗、洗涤、漂洗、终末漂洗。

4. 精密器械的清洗，应遵循生产厂家提供的使用说明或指导手册。

（四）消毒

清洗后的器械、器具和物品的消毒处理方法：首选机械热力消毒，也可采用 75% 乙醇、酸性氧化电位水或取得国务院卫生行政部门卫生许可批件的消毒药械进行消毒。消毒后直接使用的诊疗器械、器具和物品，湿热消毒温度

应≥90℃，时间≥5min，或 A_0 值≥3000；消毒后继续灭菌处理的，其湿热消毒温度应≥90℃，时间≥1min，或 A_0 值≥600。湿热消毒法温度、时间应参照表 3-3-3 的要求。

表 3-3-3 湿热消毒的温度与时间

温度 /℃	消毒时间 /min	温度 /℃	消毒时间 /min
90	≥ 1	75	≥ 30
80	≥ 10	70	≥ 100

（五）干燥

1. 宜首选干燥设备进行干燥处理。根据器械的材质选择适宜的干燥温度，金属类干燥温度 70~90℃；塑胶类干燥温度 65~75℃。

2. 无干燥设备的及不耐热器械、器具和物品可使用消毒的低纤维絮擦布进行干燥处理。

3. 穿刺针、手术吸引头等管腔类器械，应使用压力气枪或 95% 乙醇进行干燥处理。

4. 不应使用自然干燥方法进行干燥。

（六）器械检查与保养

1. 应采用目测或使用带光源放大镜对干燥后的每件器械、器具和物品进行检查。器械表面及其关节、齿牙处应光洁，无血渍、污渍、水垢等残留物质和锈斑；功能完好，无损毁。

2. 清洗质量不合格的，应重新处理；有锈迹，应除锈；器械功能损毁或锈蚀严重的，应及时维修或报废。

3. 带电源器械应进行绝缘性能等安全性检查。

4. 应使用润滑剂进行器械保养。不应使用液体石蜡等非水溶性的产品作为润滑剂。

（七）包装

1. 包括装配、包装、封包、注明标识等步骤。器械与敷料应分室包装。

2. 包装前应依据器械装配的技术规程或图示，核对器械的种类、规格和数量，拆卸的器械应进行组装。

3. 手术器械应摆放在篮筐或有孔的盘中进行配套包装。

4. 盘、盆、碗等器皿，宜单独包装。

5. 见到和血管钳等轴节类器械不应完全锁扣。有盖的器皿应开盖，摞放的器皿间应用吸湿布、纱布或医用吸水纸隔开；管腔类物品应盘绕放置，保持管腔通畅；精细器械、锐器等应采取保护措施。

6. 灭菌包质量要求 器械包重量不宜超过7公斤,敷料包重量不宜超过5公斤。

7. 灭菌包体积要求 下排气压力蒸汽灭菌器不宜超过30cm×30cm×25cm;脉动预真空压力蒸汽灭菌器不宜超过30cm×30cm×50cm。

8. 包装方法及材料 开放式的储槽不应用于灭菌物品的包装。纺织品包装材料应一用一清洗,无污渍,灯光检查无破损。硬质容器的使用与操作,应遵循生产厂家的使用说明或指导手册。灭菌物品包装分为闭合式包装和密封式包装。手术器械采用闭合式包装方法,应由2层包装材料分2次包装。密闭式包装如使用纸袋、纸塑袋等材料,可使用一层,适用于单独包装的器械。

9. 封包要求 包外应设有灭菌化学指示物。高度危险性物品灭菌包内还应放置包内化学指示物;如果透过包装材料可直接观察包内灭菌化学指示物的颜色变化,则不放置包外灭菌化学指示物。闭合式包装应使用专用胶带,胶带长度应与灭菌包体积、重量相适宜,松紧适度。封包应严密,保持闭合完好性。纸塑袋、纸袋等密封包装其密封宽度应≥6mm,包内器械距包装袋封口处≥2.5cm。医用热封机在每日使用前应检查参数的准确性和闭合完好性。硬质容器应设置安全闭锁装置,无菌屏障完整性破坏时应可识别。灭菌物品包装的标识应注明物品名称、包装者等内容。灭菌前注明灭菌器编号、灭菌批次、灭菌日期和失效日期。标识应具有追溯性。

(八) 灭菌

1. 压力蒸汽灭菌 适用于耐热、耐湿的器械、器具和物品的灭菌。包括下排气式和预真空压力蒸汽灭菌,根据待灭菌物品选择适宜的压力蒸汽器和灭菌程序。灭菌器操作方法遵循生产厂家的使用说明或指导手册。压力蒸汽灭菌器灭菌参数(表3-3-4)。硬质容器和超重的组合式手术器械,应由供应商提供灭菌参数。

表3-3-4 压力蒸汽灭菌器灭菌参数

设备类别	物品类别	温度/℃	所需最短时间/min	压力/kPa
下排气式	敷料	121	30	102.9
	器械	121	20	102.9
预真空式	器械、敷料	132~134	4	205.8

压力蒸汽灭菌器操作程序包括灭菌前准备、灭菌物品装载、灭菌操作、无菌物品卸载和灭菌效果的监测等步骤。

(1)灭菌前按以下要求进行准备:每天设备运行前应进行安全检查,包括灭菌器压力表处在零的位置;记录打印装置处于备用状态;灭菌器柜门密封圈平整无损坏，柜门安全锁扣灵活、安全有效；灭菌柜内冷凝水排出口通畅，柜内壁清洁；电源、水源、蒸汽、压缩空气等运行条件符合设备要求。进行灭菌器的预热。预真空灭菌器应在每日开始灭菌运行前空载进行 B-D 试验。

（2）灭菌物品按以下要求进行装载：应使用专用灭菌架或篮筐装载灭菌物品。灭菌包之间应留间隙，利于灭菌介质的穿透。宜将同类材质的器械、器具和物品，置于同一批次进行灭菌。材质不相同时，纺织类物品应放置于上层、竖放，金属器械类放置于下层。手术器械包、硬式容器应平放；盆、盘、碗类物品应斜放，包内容器开口朝向一致；玻璃瓶等底部无孔的器皿类物品应倒立或侧放；纸袋、纸塑包装应侧放；利于蒸汽进入和冷空气排出。下排气压力蒸汽灭菌器中，大包宜摆放于上层，小包宜摆放于下层。下排气压力蒸汽灭菌器的装载量不应超过柜室容积 80%。预真空和脉动真空压力蒸汽灭菌器的装载量不应超过柜室容积的 90%；同时不应小于柜室容积的 10% 和 5%。

（3）按以下要求进行灭菌操作：应观测并记录灭菌时的温度、压力和时间等灭菌参数及设备运行状况。

（4）无菌物品按以下要求进行卸载：从灭菌器卸载取出的物品，待温度降至室温时方可移动，冷却时间应 >30min。每批次应确认灭菌过程合格，包外、包内化学指示物合格；检查有无湿包现象，防止无菌物品损坏和污染。无菌包掉落地上或误放到不洁处应视为被污染。

2. 快速压力蒸汽灭菌 适用于对裸露物品的灭菌，灭菌时间（表 3-3-5）。

表 3-3-5 快速压力蒸汽灭菌（132℃）所需最短时间

物品种类	灭菌时间 /min	
	下排气	预真空
不带孔物品	3	3
带孔物品	10	4
不带孔 + 带孔物品	10	4

3. 干热灭菌 适用于耐热、不耐湿、蒸汽或气体不能穿透物品的灭菌，如玻璃、油脂、粉剂等物品的灭菌。灭菌参数（表 3-3-6）。

表 3-3-6 干热灭菌参数

灭菌温度 /（℃）	所需最短灭菌时间
160	2h
170	1h
180	30min

4. 环氧乙烷灭菌 适用于不耐高温、湿热如电子仪器、光学仪器等诊疗器械的灭菌。100% 纯环氧乙烷的小型灭菌器，灭菌参数（表 3-3-7）。

表 3-3-7 小型环氧乙烷灭菌器灭菌参数

环氧乙烷作用浓度 /mg/L	灭菌温度 /℃	相对湿度	灭菌时间 /h
450~1 200	37~63	40%~80%	1~6

5. 过氧化氢等离子体低温灭菌 适用于不耐高温、湿热如电子仪器、光学仪器等诊疗器械的灭菌。灭菌参数（表 3-3-8）。

表 3-3-8 过氧化氢等离子体低温灭菌参数

过氧化氢作用浓度 /mg/L	灭菌腔壁温度 /℃	灭菌时间 /min
>6	45~65	28~75

6. 低温甲醛蒸汽灭菌 适用于不耐高温医疗器械的灭菌。灭菌参数（表 3-3-9）。

表 3-3-9 低温甲醛蒸汽灭菌参数

气体甲醛作用浓度 /mg/L	灭菌温度 /℃	相对湿度	灭菌时间 /min
3~11	50~80	80%~90%	30~60

（九）无菌物品的储存

1. 灭菌后物品应分类、分架存放在无菌物品存放区。一次性使用无菌物品应去除外包装后，进入物品存放区。

2. 物品存放架或柜应距地面高度 20~25cm，离墙 5~10cm，距天花板 50cm。

3. 物品放置应固定为主，设置标识。接触无菌物品前应洗手或手消毒。

4. 消毒后直接使用的物品应干燥、包装后专架存放。

5. 无菌物品存储有效期：环境的温度、湿度达到消毒供应中心的规定时，使用纺织品材料包装的无菌物品有效期宜为 14 天；未达到环境标准时，有效期宜为 7 天。

医用一次性纸袋包装的无菌物品，有效期宜为 1 个月；使用一次性医用皱纹纸、医用无纺布包装的无菌物品，有效期宜为 6 个月；使用一次性纸塑袋包装的无菌物品，有效期宜为 6 个月。硬质容器包装的无菌物品，有效期宜为 6 个月。

（十）无菌物品发放

1. 无菌物品发放时，应遵循先进先出的原则。

2. 发放时应确认无菌物品的有效性。植入物及植入性手术器械应在生物监测合格后，方可发放。

3. 发放记录应具有可追溯性，应记录一次性使用无菌物品出库日期、名称、规格、数量、生产厂家、生产批号、灭菌日期、失效日期等。

4. 运送无菌物品的器具使用后，应清洁处理，干燥存放。

八、污染器械、物品的处理

（一）朊毒体污染的处理流程

1. 疑似或确诊朊毒体感染的患者宜选用一次性诊疗器械、器具和物品，使用后应进行双层密闭封装焚烧处理。

2. 可重复使用的污染器械、器具和物品，应先浸泡于1mol/L氢氧化钠溶液内作用60min，再按照本标准5.3~5.8进行处理，压力蒸汽灭菌应选用134~138℃，18min或132℃，30min，或121℃，60min。

3. 注意事项 使用的清洁剂、消毒剂应每次更换。每次处理工作结束后，应立即消毒清洗器具，更换个人防护用品，进行洗手和手消毒。

（二）气性坏疽污染的处理流程

应符合《消毒技术规范》的规定和要求。应先采用含氯或含溴消毒剂1 000~2 000mg/L浸泡30~45min后，有明显污染物时应采用含氯消毒剂5 000~10 000mg/L浸泡至少60min后，再按照标准进行处理。

（三）突发原因不明的传染病病原体污染的处理

应符合国家当时发布的规定要求。

第六节 辅助检查、检验技术和设备

影像检查和实验室检验、检查技术是突发公共事件现场医学救援的重要组成部分，是快速、准确诊断和治疗的基础保障。

一、现场影像检查

包括提供诊断、指导治疗、协助手术、观察疗效等任务。

（一）现场影像检查方法的选择原则

突发公共事件现场影像检查主要方法包括X线平片、CT和超声检查，现场需要救治的伤员多、时间紧、设备有限，应当首选选择安全、简便而又经济的方法，应该遵循方便快捷、先简单后复杂、先无创后有创的原则。例如骨折患者首先就要选用X线平片而不是CT扫描。有时两三种检查方法都是必须的，比如胸部损伤,就需要X线平片、CT和超声的联合检查。对于可能发生反应和有一定危险的检查方法,比如造影检查,选择时更应严格掌握适应证,不可滥用,以免给伤者带来进一步的损害。

(二)各种影像检查方法的适应证

1. X线平片检查 ①颅脑、脊柱、四肢骨折的诊断;②指导手术复位、观察复位效果;③肺损伤或肺炎的诊断;④胸腔积液及气胸的诊断及严重程度的判断;⑤腹部空腔器官破裂所造成的急腹症;⑥体内异物或弹片的位置、数量的显示等。

2. CT(计算机体层成像)检查 CT是用X线束对人体层面进行扫描,取得信息,经计算机处理而获得的重建图像,是数字成像而不是模拟成像。CT所显示的断层解剖图像,其密度分辨力明显优于X线图像,使X线成像不能显示的解剖结构及其病变得以显影,从而显著扩大了人体的检查范围,提高了病变检出率和诊断的准确率。

CT检查适用于:①颅骨、颌面部、脊柱、关节四肢复杂骨折、尤其是颅底骨折的诊断;②颅内血肿、脑挫裂伤、缺血性脑梗死与脑出血诊断;③椎管内血肿诊断,脊髓受压程度判断;④肺挫伤、肺水肿、气胸、胸腔积液、心包积液诊断及严重程度判断;⑤腹部及盆部实质性脏器损伤、出血诊断;⑥腹腔空腔脏器穿孔、腹腔积液、气腹诊断;⑦四肢关节软组织损伤、出血诊断;⑧体内异物或弹片的位置、数量的显示等。

3. 超声检查 ①眼眶、颌面部、颈部软组织损伤、出血诊断;②心包积液、胸腔积液、腹腔积液、盆腔积液诊断、严重程度判断、穿刺定位;③心脏损伤诊断及功能评估;④肝、胆、胰腺、脾脏、肾脏等腹腔实质性脏器损伤、出血、破裂诊断;⑤前列腺、子宫、卵巢损伤、出血诊断;⑥全身表浅血管及体内大血管损伤、破裂、血栓形成诊断;⑦四肢骨关节、软组织损伤、血肿形成诊断;⑧协助引导侵入式手术,如心包穿刺术等。

(三)不同成像方法的优选和综合应用

不同的检查技术在诊断中均有各自的优缺点和适应范围,有些检查技术联合使用,可相得益彰,互为补充,这多用于对复合伤的鉴别诊断方面。对于外伤的动态观察或人群的筛选,多选用单一的和效价比高的检查方法,X线平片和超声常可作此用途。例如,胸部外伤可选用胸部平片,腹部外伤可选用超声。由此可见,只有掌握不同影像学技术的成像原理和作用及限度后,才能正确选择检查方法(表3-3-10)。

表 3-3-10 不同成像方法选择

	颅脑	颌面部	颈部	胸部	腹盆腔	脊柱	关节四肢
X线	+			++		+	++
CT	++	++	++	+	+	++	+
超声		+	+		++		

+ 可选，++ 优选。

（四）灾害现场影像设备的参数性能要求

1. X线机 应急医疗救援队应配备移动数字X线机（DR）一台，可在各医疗方舱或手术室等处移动，对不便移动及危重患者的头部、四肢、胸腹部、脊柱（包括颈椎、胸椎、腰椎）等多种部位进行摄影的移动式诊断设备；也可作为医技检查车进行常规X射线检查之设备配备，曝光精确，重复性好，具有远距离无线遥控曝光，无线传输打印功能。

参数性能要求如下：①X线发生器最大输出功率应≥10kw；②高压发生方式为高频逆变技术；发生器频率≥15KHz；③X线球管应为旋转阳极；阳极转速≥2800r/min；④焦点尺寸≤0.8mm；⑤阳极热容量≥100KHU；⑥最高管电压≥100KV；⑦最大管电流≥50mA；⑧最大曝光毫安秒≥100mAs，最小曝光毫安秒≤0.32mAs；⑨曝光时间5ms~2.5s可选；⑩最大的照射野为17英寸×17英寸；⑪IP板性能稳定，IP板规格应至少包括10英寸×12英寸和14英寸×17英寸两种；⑫工作站具有超大容量图像存储（存储14英寸×17英寸标准DICOM图像≥1000幅）；⑬提供多网络标准DICOM 3.0接口；⑭具有无线传输打印功能；⑮X线机应可使用220V市电；⑯配备有线控制和无线控制两种。

2. CT 应急医疗救援队应配备车载式CT或移动CT（Mobile CT）一台，要求能进行全身包括头颅、胸腹部、脊柱、四肢关节等全身各部位扫描；

参数性能要求如下：①重量轻，体积小；适于在狭小空间中运输；②电源要求低：适用于一般电源（220V，20A）；③采用专用检查床；附件能通过CT扫描器内孔（如担架和监护设备）；④配备X射线防护器具；具有图像优良、射线剂量低的优点；⑤CT机能够自动完成扫描，扫描架自动移动距离≥35cm；⑥扫描孔径要大，至少大于60cm，倾斜角度+30°到-25°；⑦扫描床较较宽大，承重能力强，满足各种伤员的要求。长度大于200cm，宽度大于46cm；扫描床最大承重180kg；⑧X线球管热容量（MHU）≥等效3.0；⑨焦点尺寸（mm）≤1.7×0.7；⑩散热率（KHU/min）≥350；⑪必须能够螺旋扫描，最大单次螺旋扫描时间≤70秒；⑫分辨率要高，每排探测器物理个数≥384个；每排DAS通道数≥768个，最大重建矩阵512×512；⑬扫描范围大，一次扫描大于25cm，满足同时显示多个器官损伤；⑭最短扫描时间（每360°）≤1.5秒；⑮CPU数量（个）≥2；主频

(MHz)≥ 2.6GHz;硬盘容量(GB)≥ 1TB;图像容量(512 矩阵)(幅)≥ 400 000;⑯ 配备液晶显示器,分辨率≥ 1600×1200;⑰ 图像转储格式兼容 DICOM、JPG、BMP,方便图像的储存和共享;⑱ 可以进行 MPR(多平面重建)、SSD(表面遮盖显示)、MIP(最大密度投影)、VR(容积成像);⑲ 具备 DICOM 3.0 接口,具有传输 / 接受、查询 / 检索、打印功能;⑳ 随机配备 UPS 不间断电源一台,断电后主机可使用 1 小时以上,满足恶劣环境下的要求。

3. 超声 应急医疗救援队应配备移动式超声诊断仪至少一台,应用于成人、儿童及婴幼儿彩色多普勒超声检查,具有心脏、腹部、妇产、肌肉骨骼、泌尿系、浅表组织、外周血管等领域应用功能,移动方便。

参数性能要求如下:①彩色多普勒超声波诊断仪应该具备全数字化波束形成技术、空间复合成像技术、相位增强谐波技术、频谱多普勒成像单元;②可以进行彩色多普勒速度图、能量图、连续波多普勒成像;③具备组织二次谐波成像、宽景成像等功能;④可自动调节优化图像,能够进行图像存储与电影回放单元;⑤能在主机上进行图文报告,并可外接打印机对图文报告进行输出,可通过 DICOM 传输在远程打印输出报告;⑥最少装备心脏探头、腹部探头、高频探头各 1 个,有条件的还可以配备经阴式探头和小微凸探头,满足不同需求;⑦可以进行肝脏、胆囊、胰腺、脾脏、肾脏、双侧输尿管、膀胱、前列腺、精囊腺、子宫、双侧卵巢及卵泡的测量和记录及报告;⑧能够进行上、下肢动静脉、颈部动脉静脉的观察、测量;⑨具有频谱多普勒:最大测量血流速度:PWD ≥ 8m/s;最大测量血流速度:CWD ≥ 25m/s;最低测量血流速度:PWD ≤ 5mm/s;⑩超声诊断仪应配备图像存储与病案管理系统:自动图文报告系统;⑪ 配套专用的台车,使其在应急医疗救援医院里可以轻松移动和操作,可放置多个探头及扩展器、打印机等,高度可调;⑫ 可使用一体化手柄手提携带,通过特制的旅行箱可以方便地进行远程转运,以便快速应对突发情况;⑬ 可备探头扩展模块、数据扩展模块,可外接输入输出设备及工作站;⑭ 配备锂电电池,数量 2 个,操作时间、待机时间不小于 50 分钟,满足野外需求;⑮ 配备医用消毒超声耦合剂和包裹探头的一次性塑料套,最大限度保持无菌,保护患者。

二、检验设备

应急医疗救援队应配备血细胞分析仪、尿液分析仪、生化分析仪、免疫分析仪、血凝分析仪、血气电解质分析仪、显微镜、恒温水浴箱、高压灭菌锅、离心机、酶标仪、洗板机、冰箱、离心机等,并配备快速细菌检测系统、快速核酸检测系统、金标系列检测产品(如肝炎系列、艾滋、流感等常见及重大传染病病原、毒品检测等),要求不仅能完成二级医院所能完成的日常检验,还应针对应急救援配备针对紧急情况下的快速检测(表 3-3-11)。

表 3-3-11 所需检验设备指标参数性能要求

需配备设备	检测指标	标本/样品要求	检测速度	允许误差	体积	重量/kg
血球分析仪	23 项，WBC、NEU#、NEU%、LYM#、LYM%、MON#、MON%、EOS#、EOS%、BAS#、BAS%、RBC、HCT、MCH、MCHC、MCV、RDW-CV、RDW-SD、PLT、MPV、PDW、PCT	全血	≥ 40 个样本/小时	<5%	≤ 343 mm×241mm×102mm	≤ 10
生化分析仪	血糖、尿素、总胆固醇、三酰甘油、尿素氮、肌酐、总胆红素、总蛋白、白蛋白、天冬氨酸氨基转移酶、谷丙转氨酶、乳酸脱氢酶、血清磷酸肌酸激酶、淀粉酶、谷氨酰转肽酶、碱性磷酸酶、CA、P、MG、FE	血清、血浆、尿液、体液	≥ 60 个项目/小时	<5%	≤ 338 mm×203 mm×107mm	≤ 7
血气/电解质分析仪	pH、pCO_2、pO_2、Na^+、K^+、Cl^-、iCa、Glu、BUN、Hct、HCO_3、TCO_2、BEecf、BEb、O_2SAT、iCa(N)、tHb	全血、血清、血浆	≥ 30 个样本/小时	<5%	≤ 292 mm×241 mm×127mm	≤ 3
尿液分析仪	11 项，pH、蛋白、糖、尿胆红素、尿胆原、亚硝酸盐、酮体、白细胞酯酶、隐血、比重、维生素 C	尿液	≥ 30 个样本/小时	<5%	≤ 38 mm×35 mm×28mm	≤ 2
血凝分析仪	凝血酶原时间 PT、活化部分凝血活酶时间 APTT、纤维蛋白原 FIB、凝血酶时间 TT	全血、血浆	≥ 20 个样本/小时	<5%	≤ 290 mm×210 mm×116mm	≤ 8
免疫分析仪	C-反应蛋白、降钙素原、超敏肌钙蛋白 I、肌酸激酶同工酶、肌红蛋白、心脏型脂肪酸结合蛋白、D-二聚体、N 末端 B 型钠尿肽前体、脂蛋白相关磷脂酶 A2、胱抑素 C、NGAL	全血、血清、血浆、尿液、脑脊液	≥ 20 个项目/小时	<5%	≤ 380 mm×600 mm×600mm	≤ 40

第七节 现场麻醉技术

一、现场麻醉的工作范畴

包括心肺复苏、抗休克、手术麻醉、镇痛等任务(本章节内容仅包括手术麻醉,具体参见第三篇第二章,第五章,第四篇第六章)。

二、现场手术麻醉方法的选择

1. 原则 麻醉效果确实、安全范围大、操作简单、起效迅速、对生理干扰小并且苏醒迅速,在有效麻醉的基础上,最大限度地保证安全。

2. 依据 伤情的严重程度;伤员的生命体征;手术的部位;现场可实施麻醉的条件(包括麻醉医生队伍的经验、现场具备的药品及仪器设备等)。

3. 可选择的麻醉方式 麻醉方法尽量选择操作简单、起效迅速、设备条件要求相对较低的麻醉方法。根据现场的具体情况,可选择的麻醉方式包括:局部浸润麻醉、神经阻滞麻醉、基础麻醉、硬膜外麻醉及全身麻醉。

4. 灾害救援现场的麻醉工作与平时的麻醉工作的差异 救援现场医疗条件有限,伤情紧急,药品、物资匮乏,仪器、设备相对简单;救援现场的手术多为损伤控制性手术,手术时间短、操作简单;救援现场麻醉必须注意以下特殊情况:地震灾区伤员经过长时间的掩埋,常合并饥饿、脱水、低血容量、严重感染以及全身多脏器功能受损等复杂情况。

5. 麻醉方法的选择 范围较局限、表浅,对麻醉要求不高的手术,可选用神经阻滞或局部浸润麻醉。

对于手术范围较大或多处浅表部位、时间短(1h内)、不需要肌肉松弛、呼吸道易于控制的手术,可选择非气管插管的静脉全麻,如氯胺酮复合麻醉、丙泊酚复合麻醉等。

对循环不稳定、有意识障碍、呼吸困难或凝血功能差,以及需要呼吸道管理和通气支持的伤员,应首选全身麻醉。考虑到现场手术室面积有限,通风条件较差,因此,为减少吸入麻醉药对手术室的空气污染,当无麻醉废气处理系统时,建议全身麻醉以静脉全麻比较合适。

硬膜外麻醉对下腹部、会阴部和下肢手术是一个比较理想的麻醉方式,但必须注意的是,由于现场医疗环境简陋,存在感染的风险(参见:椎管内阻滞并发症防治专家共识2008)。

三、麻醉前伤情评估

1. 伤情评估的方法 地震现场缺乏技术条件来对伤员进行较全面的物理或实验室检查,更多的是依赖麻醉医师的视、触、叩、听和临床经验来判断病情。

2. 注意事项 有头颈创伤、胸部挤压伤和多发性肋骨骨折与血气胸以及饱胃的伤员,要根据情况放置胸腔闭式引流或胃管,同时注意伤员的氧合状况,警惕误吸和呼吸道梗阻的发生。

根据毛细血管的充盈情况、尿量及其色泽和酸碱平衡以及有无心动过速等,评估容量状况。地震灾区伤员常因创伤出血、饥饿、脱水而出现血容量不足,手术麻醉前应尽可能补充血容量和纠正内环境紊乱(水、电解质紊乱、酸中毒、低蛋白血症、严重贫血等),以利于术中血流动力学的稳定。有休克的伤员应在液体复苏的基础上进行尽快麻醉和手术,但有挤压伤的患者,在未测定血钾之前,应避免输注含钾液。

如果有条件,麻醉前应尽可能地了解血常规、电解质(特别是血钾,伴有挤压伤的患者血钾可高至8.5mmol/L)和血气的情况。

四、麻醉前设备、器械、耗材和药品的准备(表3-3-12)

(一)仪器、设备

1. 麻醉设备的配备原则 以轻便、实用、满足手术麻醉的需要为原则。

2. 麻醉机的准备 现场最好配备功能完善、体积小、运输方便、可利用空气驱动的麻醉机,因为,救援现场常存在电力、氧气供应中断等情况。

3. 麻醉监护 监护仪以轻便耐用为主,最好抗干扰、交直流两用,且有内置充电池,保证在无电力的条件下也能持续运行。听诊器、台式血压计和便携式氧饱和度监测仪等,以备特定条件下的麻醉监护。

4. 其他 血气分析仪和神经刺激器、超声、吸引器等设备。

(二)麻醉耗材

麻醉消耗性材料准备的原则:必要、便携。

主要配备面罩、简易呼吸器、脚踏式简易吸痰器、以7.5#和7.0#为主的气管导管及加强型气管导管、喉罩、喉镜及电池、可视喉镜、吸痰管、口咽通气道、深静脉穿刺包、硬膜外穿刺包、神经阻滞针等。

(三)麻醉药品

1. 基本要求 麻醉药品需防冻、散热、防震、抗挤压,便于运输和储存。

2. 注意事项

(1)全麻药品:全身麻醉药物准备应选择起效快、苏醒快且对呼吸和循环抑制较轻的药物,以避免术后因麻醉作用时间长引起严重并发症。

血流动力学较稳定伤员的麻醉诱导与一般伤员无明显区别，依托咪酯、咪达唑仑、丙泊酚、芬太尼、瑞芬太尼均可作为麻醉诱导药物，氯胺酮具有升压、提高心率、增加心搏量和维持外周循环阻力的作用，适用于低血压和低血容量的伤员，以及小儿的清创手术。对于长时间受埋压的伤员，由于其常存在血浆蛋白浓度降低、低血容量和器官功能受损等并发症，麻醉诱导、维持时麻醉药物的剂量应减少，以平常剂量的 2/3 较为安全。

肌松剂宜选用 Hofmann 途径降解的顺式阿曲库铵，其组胺释放较少，对血流动力学不稳定的伤员更有优势。大面积烧伤、挤压伤、急性肾功能不全的伤员，忌用琥珀酰胆碱，因其可引起高钾血症。

(2) 其他麻醉：硬膜外麻醉、神经阻滞麻醉需备足利多卡因、罗哌卡因等局部麻醉药物。

(3) 血管活性药：灾区多发伤、挤压伤、休克等情况多见，应备足血管活性药、抗心律失常药以及针对高钾血症的氯化钙、碳酸氢钠、胰岛素等，备足琥珀酰明胶、羟乙基淀粉，用于低血容量和脱水等的扩容和抗休克治疗。

五、麻醉中需要注意的问题

(一) 特殊现场、特殊情况麻醉

1. 高原灾区现场麻醉 海拔 2 000m 以上的高原地区实施麻醉最主要的问题是缺氧，麻醉处理应以术前加大氧储备，降低机体氧耗，增加机体氧供为基础。

如果能采取合理措施预防可能存在的低氧，各种麻醉方法都可以采用，但具体实施时要根据伤情、伤员的情况、手术部位及救治条件来选择麻醉方法，并以满足手术麻醉的需要、对呼吸循环影响最小、操作简单、起效迅速、恢复迅速，对麻醉设备要求低为原则。

2. 注意事项 局部麻醉、神经阻滞时，必须防止麻醉不全，以避免由于疼痛和挣扎等增加氧耗，加重缺氧；椎管内阻滞严格控制麻醉平面，避免影响呼吸功能加重缺氧，在现场不具备有效的给氧时，应禁忌此类麻醉方法；体弱、休克、病情复杂及合并高原疾病的伤员，应考虑全身麻醉，以避免缺氧加重导致严重并发症。

3. 与其他地区现场救援的不同之处 麻醉药物氯胺酮增加机体氧耗，增加脑组织氧耗量和颅内压，高原地区尽量避免应用，以免诱发急性高原性肺水肿、脑水肿等。

(1) 高原地区人群心肺功能储备下降：高原地区由于大气氧分压低，空气干燥，高原地区久居人群的心肺储量均有不同程度的下降，红细胞浓度增大，患者对缺氧的耐受力下降，易出现休克或难治性休克，并可能诱发高原肺水肿、脑水肿等急性高原疾病，增加麻醉和手术的危险。

(2) 注意增加氧储备：创伤性失血患者，特别是新入高原患者术前及术后应常规持续低流量吸氧；所有患者麻醉前常规面罩吸氧5min；全麻患者诱导时去氮给氧一定要充分，尽量提高氧储备；术中全部采用麻醉呼吸机纯氧机械通气，手术结束之前尽量避免恢复患者自主呼吸，以免增加氧耗；术毕拔管后给予间断面罩吸氧15min后送回病房，术后吸氧6~24h。

4. 抗休克治疗 高原地区人群，慢性缺氧，机体长期处于低氧环境，机体会产生一系列的病理生理改变，加之高原人群心肺储备力下降，创伤患者易出现休克和难治性休克。根据以上特点，围术期抗休克时，应适当增加晶体输入量，减少胶体输入量。积极应用血管活性药物，山莨菪碱可以改善微循环和减轻血管内凝血，降低肺动脉压和周围血管阻力。

高原地区由于存在低张性缺氧的因素，因而创伤患者失血在500ml以上者，根据血细胞比容及时输血，在液体量补足时，使血红蛋白男性达110g/L，女性达100g/L以上，以防血液性缺氧及发生难治性休克。

根据血气分析结果及时纠正酸碱平衡。

（二）地震后挤压伤

地震挤压伤患者病情紧急、常合并有不同程度的全身生理紊乱，围术期死亡率很高，早期防治至关重要。

1. 麻醉前采取的必要术前准备和救治措施

(1) 及时补充血容量：及时补充血容量来纠正围麻醉期的低血压，减少肾衰竭的发生。

(2) 调整酸碱平衡：根据血气分析及时调整酸碱平衡，防止酸中毒。

(3) 保护肾功能：静脉滴注碳酸氢钠碱化尿液，预防肌红蛋白在肾小管沉积，保护肾功能；在充分容量复苏的基础上，静脉滴注甘露醇利尿、脱水，增加肾血流量，防止肾衰竭。

(4) 维持血压：在手术控制出血、输血补液基础上，适当给予血管活性药物维持血压。

2. 麻醉方法选择

(1) 选择的原则：根据挤压伤的部位、程度、手术性质和年龄等因素进行合理选择，还要以不干扰呼吸、循环代偿功能，不影响复苏，又能符合手术操作要求为原则。

(2) 麻醉处理：麻醉期间维护循环、呼吸、肝、肾功能是麻醉处理的重点。

1) 保护肝肾功能：在维持有效循环血容量基础上，避免额外增加肝肾负担和使用对肝肾有损害的药物，适当使用多巴胺扩张肾血管等药物保护肝肾功能。

2) 预防缺血再灌注损伤：对于严重挤压伤患者，其术后并发症主要是缺血再灌注损伤引起的多器官功能不全综合征。因此,早期诊断,早期治疗,在充分补液、适量输血、及时纠正低血容量的基础上,尽早使用预防缺血再灌注损伤的药物,是预防严重挤压伤患者术后多脏器功能不全综合征的一项重要措施。

(三)需要注意的特殊情况

1. 呼吸道紧急处理　警惕气道的异常情况。一旦发现立即处理:丧失意识、深度昏迷的患者需要即刻帮助患者向后仰起头,并托起其下颌部位,或是放置口咽通气道,必要时可施行气管内插管。对于可能引起急性气道阻塞的呼吸道内异物、呕吐物、血液误吸要及时吸出,必要时施行气管内插管,紧急时还需通过气管切开,并预防再次反流误吸(参见第三篇第五章第三节,第四篇第一章第二节)。

2. 复杂的口腔颌面外伤　一些复杂的颌面口腔外伤以及两侧下颌骨骨折都可造成软组织肿胀、出血、缺损,在施行气管内插管时动作要谨慎轻微,防止再次损伤软组织。如果气管发生变位、水肿无法进行插管则应及时实施气管切开插管。

紧急情况如气道阻塞时可以先用粗针头作环甲膜穿刺来完成供氧。

3. 颈椎骨折　颈椎骨折的患者最好采用纤维支气管镜或纤维喉镜插管,防止骨折端和颈椎移位再损伤。

4. 已经解除气道梗阻,但缺氧情况仍不见好转　必须考虑有其他潜在诱因存在,如心脏直接损伤心脏压塞、血气胸及严重脑外伤等,应立即采取胸腔闭式引流、心包穿刺等紧急处理。

5. 警惕可能存在的血气胸　胸部外伤导致气管断裂、食管破裂、肺撕裂伤、大血管损伤时,应首先作胸腔闭式引流,并急症开胸探查手术。

6. 低体温　由于身体暴露、休克和输冷液体等,创伤患者常有低温现象的发生,低温可造成心律失常、心肌收缩力受损、凝血病和寒战并增加氧耗,因此注意手术室的保温和对输入液体进行加温。

7. 凝血障碍　创伤后凝血病死亡率很大,麻醉医师对容量补足后仍持续低血压的情况应该警惕,及时找出隐藏病因。

六、麻醉后转运

多数危重创伤患者手术后全身情况一般都有一定的改善,但仍需密切监测和治疗,待血流动力、呼吸、神志、血气、电解质、尿量等指标达到稳定状态以后方可考虑停用机械呼吸,拔除气管导管;

如果情况不稳定,则应保留机械通气并送ICU继续密切监测治疗(具体参见第三篇第四章)。

表 3-3-12　必备设备、耗材和药物

设备	耗材	药品	
		麻药	血管活性药
麻醉机、简易呼吸器、脚踏式简易吸痰器、监护仪、血气分析仪、神经刺激器、超声、脉搏氧饱和度监测仪、听诊器、血压计	面罩、气管导管、喉罩、气切包、口咽通气道、神经阻滞针、麻醉穿刺包、深静脉穿刺包	芬太尼、舒芬、瑞芬、丙泊酚、依托咪酯、咪唑安定、维库溴铵、阿曲库铵、罗库溴铵、利多卡因、罗哌卡因	肾上腺素、苯肾上腺素、异丙肾上腺素、多巴胺、硝酸甘油、多巴酚丁胺、山莨菪碱、氯化钙、碳酸氢钠、胰岛素、白蛋白

第八节　损伤控制外科手术原则

损伤控制外科(damage control surgery,DCS)的手术原则废弃了创伤时实施复杂、完整手术的理念,而采用分期手术的策略,是针对严重创伤患者进行阶段性修复治疗的一种策略。DCS 的核心是尽快地控制出血,减轻污染,以患者的生存为目标,以术后的生活质量为前提,根据患者全身情况、病损范围、术者的技术、后续治疗条件等,为患者设计最佳的手术治疗方案,不追求“理想和完美的手术操作”。

一、手术目的和阶段划分

1. 目的　一是控制原发创伤造成的严重后果——出血和污染,避免进一步恶化;二是控制手术本身带来的损伤,保存伤员的生命,为后续治疗创造条件,赢得时间。

2. 阶段步骤　损伤控制手术包括 3 个不同阶段:

(1)以简单、快捷的临时措施控制出血和污染后,快速封闭创面。

(2)转入 ICU 进一步复苏,纠正凝血障碍、酸中毒和低体温。

(3)适时再次手术,对受损脏器进行确定性修复。

二、损伤控制性手术的适应证

准确掌握损伤控制性手术适应证十分重要,公认的适应证是出现致死三联症:

1. 凝血障碍　临床上表现为进行性非机械性出血,实验室检查发现血小板数量减少、功能受损,凝血酶减少,部分促凝血酶原激活时间(PTT)延长(>60s),凝血酶原时间(PT)延长(>19s),出血时间(BT)延长,凝血因子Ⅴ、Ⅷ减少,纤维蛋白原裂解产物(FDP)增加(纤溶系统活化)。

2. 体温不升 中心温度(T)<34℃(T下降到32℃即无生还希望)。体温不升的相关原因很多,但开腹手术中的热量丢失是最重要的因素。低体温引起心律失常、心排血量减少、呼吸抑制、神志模糊和凝血障碍,极易导致MODS。

3. 代谢性酸中毒 pH≤7.20~7.25。全身组织持续性灌注不足、乳酸堆积是基本原因,碱缺乏(BD)≥12~15mmol是预测患者死亡的敏感指标。

上述3种因素相互影响,形成恶性循环,给伤员生命带来巨大威胁。因此若要等到上述3项都达到极限指标再决定采取损伤控制策略常常为时已晚。当有一项明显异常即应高度警惕,做好术前预案。

三、手术的基本原则和方法

损伤控制手术分为三个阶段。

(一)第1阶段:早期手术

用最简单的方法控制出血和污染,快速关腹,包括3个方面:

1. 控制出血(control haemorrhage) 对已明确出血点者,给予结扎止血;不能结扎或缝扎止血者,可采用间接止血方法,如填塞止血、肝脏气囊导管填塞、血管介入栓塞、临时支架再通等方法。尽可能避免复杂的血管重建技术。

2. 控制污染(prevention contamination) 快速修补/残断封闭/简单结扎/置管引流等。

3. 快速关腹(avoid further injury) 使用巾钳/单层皮肤缝合/人工材料/真空包裹技术,以有效、快速和简单为原则。

(二)第2阶段:监护复苏

主要是纠正低体温、凝血功能障碍、酸中毒和呼吸支持,包括:

1. 复温(电热毯/暖水袋/空调/热湿气体吸入/温盐水腹腔灌洗/加热输液装置)。

2. 纠正凝血障碍(血小板/凝血因子/纤维蛋白原)。

3. 呼吸机通气支持。

4. 纠正酸中毒(扩容/吸氧/血管活性药物/碱性药物)。

5. 全面体检,避免漏诊。

第一阶段手术结束后,患者送至ICU继续复苏和监护,对于凝血功能障碍和严重酸中毒,尽早恢复体温更为重要。术中及术后补液应限制晶体的输入量,避免加重肠管水肿、促成腹腔间室综合征的形成。通过限制性液体复苏能够减轻组织水肿,为再次确定性手术创造了有利的条件。

在复苏的过程中需要严密观察病情，尽管已经控制出血，但仍有再次出血的可能。对于已行腹腔堵塞而有出血患者而言，有时亦可考虑血管栓塞的方法止血。

（三）第3阶段：确定性手术

当患者条件允许时实施确定性手术，取出填塞，进行全面探查和解剖重建等操作。确定性手术的目的是去除填塞、实施血管和胃肠道的重建。

1. 确定性手术时机 患者经ICU积极复苏，代谢紊乱得以纠正，而全身炎性反应综合征、多器官功能障碍综合征尚未形成，此期间是进行确定性手术的时机，有助于降低术后患者的病死率。

2. 临床判断指标 临床判断指标是乳酸水平 <2.5mmol/L、碱剩余 >-4mmol/L、中心体温 >35℃、凝血酶原时间国际标准化比值（INR）<1.25，以上作为复苏的终点，避免过早实施二次手术或延长复苏时间。

参考文献

1. 余泽辉，胡慧军，孟激光，等．便携式超声诊断仪在抗震救灾中的应用价值．医疗卫生装备，2009，30（6）:87-88.
2. 谢超贤，蒙慧华，龙腾河，等．浅谈移动DR系统在大规模体检当中的应用．医疗卫生装备，2009，30（6）:76-78.
3. 马明玺．分析移动DR临床应用中的优势．医学信息，2014，（17）:423-424.
4. Chen TW, Yang ZG, Dong ZH, et al.Earthquake-related crush fractures and non-earthquake-related fractures of the extremities:a comparative radiological study.Emerg Med Australas, 2012, 24(6):663-669.
5. 覃延．移动DR在脊柱外伤中的应用．中外健康文摘，2012，9（25）:287-288.
6. 金艳芹，张化一，张新毅．移动DR乳腺摄影研究．中国中西医结合影像学杂志，2005，3（2）:117-118.
7. Chen TW, Yang ZG, Wang QL, et al.Crush extremity fractures associated with the 2008 Sichuan earthquake:anatomic sites, numbers and statuses evaluated with digital radiography and multidetector computed tomography.Skeletal Radiol, 2009, 38(11):1089-1097.
8. 曹明干．SEDECAL50kW移动DR蓄电池故障维修及日常保养．医疗装备，2012，25（3）:68-70.
9. 晁勇，刘帅，彭昭亮，等．CT方舱CT机快速升温控制系统的研制．中国医疗设备，2014，（5）:13-16，4.
10. 张连强，陈基明．移动CT概述．医疗卫生装备，2011，32（8）:78-79.
11. Kim JW, Lee SH, Son YJ, et al.Mobile computed tomography :early experience in Korea.J Korean Neurosurg Soc, 2010, 48(1):31-6.
12. Agrawal D, Sahoo S, Satyarthee GD, et al.Initial experience with mobile computed tomogram in neurosurgery intensive care unit in a level 1 trauma center in India.Neurol India, 2011, 59

(5):739-742.
13. 李俊荣,罗永军.浅谈移动CT在临床中的应用价值.卫生职业教育,2014,32(11):141-142.
14. 邓旦,谭艳,廖明松,等.便携式超声在汶川地震伤员救治中的应用价值.四川医学,2009,30(5):740-741.
15. 郭道宁,漆家高,邹晓攀,等.便携式超声在大地震应急救治中的应用.中国超声医学杂志,2009,25(2):201-203.
16. 席梅,樊毫军,邵秋杰,等.便携式超声仪在灾害医疗救援中的应用.军医进修学院学报,2010,31(2):146-147.
17. Stawicki SP, Howard JM, Pryor JP, et al.Portable ultrasonography in mass casualty incidents:The CAVEAT examination.World J Orthop, 2010, 1(1):9-10.
18. 赵虎林,田增民,孙君昭,等.便携式超声仪在海战颅脑伤中的应用研究.中华航海医学与高气压医学杂志,2011,18(4):224-225,254.
19. 于洋,潘曙明,陈凉,等.急诊医师使用超声仪判断左心功能的准确性评价.中华急诊医学杂志,2013,22(5):526-529.
20. Kobal SL, Atar S, Siegel RJ.Hand-carried ultrasound improves the bedside cardiovascular examination.Chest, 2004, 126(3):693-701.
21. 胡亚飞,鄢恋梅,杨兵,等.床旁便携式超声在经皮肝穿刺胆管支架置入术中应用.中华实用诊断与治疗杂志,2014,28(2):195-196.
22. 席梅,侯世科,樊毫军,等.地震灾害救援中便携式超声仪检诊产科疾病71例.武警医学,2010,21(9):821-822.
23. 董磊,杜丹,赵普军,等.便携式超声应急诊断肋骨骨折的价值.实用医药杂志,2008,25(12):1438-1439.
24. 董磊,董玉波,许峰,等.汶川地震现场超声诊断浅表组织异物的应用价值.医药论坛杂志,2008,29(24):5-6.
25. Dean AJ, Ku BS, Zeserson EM.The utility of handheld ultrasound in an austere medical setting in Guatemala after a natural disaster.Am J Disaster Med, 2007, 2(5):249-56.
26. 王景泉,李志鹏,陆勇祥,等.便携式超声仪车架的改良与应用.中国医学装备,2013,(12):50-51.
27. 杜丹,胡成进,王宝成.灾害救援行动中检验医学特点及应急管理.实用医药杂志,2014,(1):90-91.
28. 张波,府伟灵.从灾害医学救援谈灾害检验医学的发展.国际检验医学杂志,2010,(2):201-202.
29. 占志,朱美财.临床检验在地震灾害中的作用和启示.空军总医院学报,2008,(3):152,154.
30. Kaneko M, Nakao H, Morita K, et al.Emergency drills and exercises to prepare the initial response and countermeasures for a disaster:an evacuation simulation for the hospital's outpatient blood collection room in the event of an earthquake.Rinsho Byori, 2013, 61(12):1101-1106.
31. 曾平,谭映军,刘媛,等.POCT干式生化分析仪在联合国驻黎巴嫩临时部队维和检验中的

应用研究 . 国际检验医学杂志，2012，(4):408-409，411.

32. 陈榆，杨伟平 . 普利生 C2000 半自动血凝分析仪的实验性能评价 . 江西医学检验，2003，(3):175-176.

33. 胡娟，李帅，邓贵福 .POCT 优势集成反应系统在灾难医学中的应用 . 微循环学杂志，2009，(4):56-57，62.

34. 周艳萍，黄勇进，倪诗强 .POCT 在急诊医学中的应用 . 实用医学杂志，2013，(19):3264-3265.

35. Rotondo MF，Schwab CW，McGonigal MD，et al.Damage control:an approach for improved survival in exsanguinating penetrating abdominal injury.J Trauma，1993，35(3):375-382.

36. Burch JM，Ortiz VB，Richardson RJ，et al.Abbreviated laparotomy and planned reoperation for critically injured patients.Ann Surg，1992，215(5):476-483.

37. Stone HH，Strom PR，Mullins RJ.Management of the major coagulopathy with onset during laparotomy.Ann Surg，1983，197(5):532-535.

38. 黎介寿 . 腹部损伤控制性手术 . 中国实用外科杂志，2006，26(8): 165-166.

39. Blackbourne LH.Combat damage control surgery.Crit Care Med，2008，36(7 Suppl):S304-S310.

40. Freeman AJ，Graham JC.Damage control surgery and angiography in cases of acute mesenteric ischaemia.ANZ J Surg，2005，75(5):308-314.

41. Asensio JA，Petrone P，Roldán G，et al.Has evolution in awareness of guidelines for institution of damage control improved outcome in the management of the posttraumatic open abdomen? Arch Surg，2004，139(2):209-214.

42. Gebhard F，Huber-Lang M.Polytrauma-pathophysiology and management principles. Langenbecks Arch Surg，2008，393(6):825-831F.

43. Zhang WB，Li N，Wang PF，et al.Infections following damage control laparotomy with abdominal packing.Scand J Infect Dis，2008，40(11-12):867-876.

44. Seamon MJ，Kim PK，Stawicki SP，et al.Pancreatic injury in damage control laparotomies:Is pancreatic resection safe during the initial laparotomy?Injury，2009，40(1):61-65.

45. Shaz BH，Dente CJ，Harris RS，et al.Transfusion management of trauma patients.Anesth Analg，2009，108(6):1760-1768.

46. Geeraedts LM Jr，Kaasjager HA，van Vugt AB，et al.Exsanguination in trauma:A review of diagnostics and treatment options.Injury，2009 ，40(1):11-20.

47. rock Utne J G.Anesthesia in military conflicts towards simpler，safer and higher standards.Mil Med，1992，157(5):229-230.

48. 代朝荣 . 论临床中创伤病人的麻醉处理 . 科协论坛，2007，(6):300.

49. 陈峰 . 创伤患者的麻醉处理体会 . 现代中西医结合杂志，2001，10(21):2080-2081.

50. 王进，陈为国 . 严重创伤急危病人的麻醉处理 . 内蒙古中医药，2011，30(18):92.

51. 车惠民 . 高原红细胞增多症与创伤 . 曹祯吾主编 . 高原红细胞增多症 . 北京：军事医学科学出版社，1996：136-142.

52. Mahew JP.Randomized，double blinded placebo controlled study of neuroprotection with

lidocaine in cardiac surgery.Stroke, 2009, 40(3):880–887.

53. 张西洲，何富文，张素萍，等. 部队在高原越野前后 RBD–SOD 和血液流变学的变化. 高原医学杂志, 1996, 6(4):16–18.

54. Sahjian M, Frakes M.Crush injuries:pathophysiology and current treatment.Nurse Pract, 2007, 32:13–18.

55. Vanholder R, van der Tol A, De Semet M, et al.Earthquakes and crush syndrome casualties: lessons learned from the Kashmir disaster.Kidney Int, 2007, 71:17–23.

第四章

监护后送技术

一、概述

我国的监护后送途径主要有两种:陆路和航空。陆路监护后送是指通过陆路交通运输工具(主要是汽车和铁路),对伤病员实施监护后送;航空监护后送是指通过飞机(固定翼或直升机)对伤病员实施监护后送,目的是使伤病员获得更好的诊治措施,更合理分配现场医疗资源。

汽车和飞机是常用的后送工具,飞机适用于长途运送,汽车则适用于短途运送。转运方式的选择应根据当时的综合条件、伤病员轻重、经济支付能力和道路状况等综合判定。伤病员距离医院半径 290km 以内者(约 2h 车程)应以救护车为主。而对危重伤病员而言,车辆转运行驶时间大于 2h 或路况恶劣,则应争取采用航空方式转运后送。

空运伤员所用飞机包括直升机和固定翼飞机两种,两者各有利弊。直升机可就近起降,不需要专用场地,接运伤员方便,灵活性较大,不足之处是飞行距离不能太远,且专用的救护直升机空间太小,不利于抢救工作的开展。固定翼飞机具有航程远的优点,可不着陆飞行十余小时,航程达万里。但它必须在大型机场起降,增加伤员搬运的次数。二者的选择主要取决于空运的距离,一般而言,转运距离小于 500km 宜用直升机,超过 500km 可考虑采用固定翼飞机。

二、运输工具的要求

监护后送伤病员,特别是危重伤病员,运输工具必须保证特定环境下安全行驶和飞行的性能要求,具备或携带有必要的监护和救治设备、工具、照明和操作空间。

1. 救护车应满足《中华人民共和国卫生行业标准——救护车》中抢救监护型救护车的标准。

2. 运输车厢 / 机舱应装备有附加供电系统,且功率应满足抢救监护设备、通讯设备的功率要求。

3. 应具备 220V 外接电源连接装置为附加蓄电池充电，并提供照明、通风、空调、通讯（内部及外部）等用电，医疗舱中应安装插座不少于 3 个。

4. 车厢应能够为危重伤病员、护送人员及特殊设备提供足够的空间及固定装置。

三、监护转运设备和药品

（一）监护转运设备

1. 所有监护转运设备都必须能够通过转运途中的车厢、机舱、电梯、门廊等通道，必须确保转运设备正常运转并满足安全转运要求。

2. 转运担架或床应与救护车、改装车厢、机舱上的固定系统匹配。

3. 危重伤病员转运床或担架，还应该能够携带监护仪、呼吸机、输液泵、储氧瓶、负压吸引设备、药品等，所有设备应该固定在与患者同一水平面或低于患者水平面。

4. 所有电子设备都应能电池驱动并保证充足的电量。

5. 配备适合不同患者的各种型号气管插管包及环甲膜穿刺设备。

（二）药品

药物配备强调紧急 抢救复苏时用药以及为维持生命体征平稳的用药，病情特殊者还应携带相应的药物（表 3-4-1）。

表 3-4-1　随行常用药物

种类	名称
血管活性药物	肾上腺素、异丙肾、去甲肾、多巴胺、多巴酚丁胺、硝普钠、硝酸甘油
抗心律失常药物	胺碘酮、阿托品、美托洛尔、维拉帕米、地尔硫䓬、毛花苷丙、利多卡因、氯化钙或葡萄糖酸钙
支气管解痉药物	沙丁胺醇喷雾剂、氨茶碱、注射用甲泼尼龙琥珀酸钠
抗癫痫药物	地西泮、苯妥英钠、苯巴比妥
电解质	氯化钾、硫酸镁、氯化钠、氯化钙
麻醉镇痛药	吗啡、芬太尼
镇静药 / 安眠药	地西泮、咪达唑仑、异丙酚
神经肌肉阻断剂	阿曲库铵、罗库溴铵
软袋装液体	生理盐水、乳酸林格液、5% 右旋糖浆、羟乙基淀粉、5% 碳酸氢钠、50% 葡萄糖、灭菌注射用水
其他	甲泼尼龙、肝素钠、呋塞米、甘露醇

四、转运人员要求

1. 需配备车辆、飞机或列车驾驶人员，机组或乘务人员。

2. 拥有气道管理、开放静脉通路、心律失常的判读和处理、基本生命支持和高级生命支持等技能的医务人员组成，其中医务人员至少 2 名。

3. 转运病情不稳定的患者，转运小组负责人必须是医师；转运危重但稳定的患者，小组负责人可以是受过专业训练的护士。

五、转运前的准备

（一）伤病员的准备

监护后送前，须对转运利益和转运风险进行充分讨论，确认伤病员能在接收方医院获得更好的必需的诊疗或加强医疗条件，有助于改善预后，并对预想的转运风险有防范措施，方可决定转运。

1. 建立安全的静脉通路。

2. 稳定循环功能，必要时进行液体复苏和 / 或使用血管活性药物，尽可能待循环功能稳定后再转运。

3. 呼吸功能不稳定的伤病员，应建立人工气道并确保固定牢靠，标识并登记插管深度。

4. 机械通气的伤病员，转运前需调定合适的通气模式和参数设置，保证伤病员氧合满意，病情稳定。

5. 留置胃管、尿管、胸腔闭式引流管的伤病员应做好管路固定、标记和引流液的登记。

6. 对于创伤患者，除非明确能排除脊柱损伤，否则均应使用脊柱固定装置。

7. 对躁动、有粗鲁行为或不配合的患者，转运前适当应用镇静剂。

（二）知情同意和法律文件的准备

1. 事先应征得伤病员本人的同意，应有伤病员本人的知情同意和书面签字存档。

2. 对于无自知能力的伤病员应征得家属、监护人或授权人同意，知情同意并书面签字存档。

3. 如果伤病员无自知能力，且家属、监护人无法取得联系，伤情、灾情紧急危重的情况下，宜将转运指征和未及讨论征求同意的原因作书面记录存档。

六、途中监护和处理

1. 基本生命体征监护，包括持续性脉率、血氧饱和度、心电监护和动脉血压、呼吸频率监测。

2. 根据病情需要，可选择应用有创动脉血压、中心静脉压、肺动脉压、颅内压和/或二氧化碳浓度监测。

3. 记录监测和处理。

第五章
一体救治技术

第一节 搜 索

一、概述

在突发公共事件现场救援实践中，搜索是指一系列旨在评估受困人员所处的灾害环境，并对受困人员进行定位的现场救援行为。根据实施层次不同，搜索大致分为侦查、表浅搜索及深入搜索，侦查是搜集灾害现场废墟及环境的情报，表浅搜索是对废墟表面及附近受困者进行评估定位；深入搜索是深入废墟，对废墟下或表浅层下的受困人员进行评估定位。根据实施主体不同，搜索可分为人工搜索、犬搜索和仪器搜索。

二、现场搜索的实施

（一）制定搜索方案

救援队获取灾害现场地理及人文的情报，包括地形图、房屋结构图、人口分布信息、现场破坏程度、废墟分布、道路信息及既往搜救情报等信息，确立优先搜索区域并制定方案，搜索方案主要包括以下内容：

1. 确定优先搜索区域。
2. 搜索方法。
3. 人员编组和任务分工。
4. 搜索装备数量和性能要求。
5. 搜救犬数量和状态要求。
6. 后勤、通讯保障和资源需求。
7. 行动信号规定。

8. 安全区和紧急撤离路线。

(二) 搜索方案的实施

1. 开展搜索行动前,应控制搜索现场声、光、热及电磁干扰。

2. 实施搜索行动时,应将人工搜索、犬搜索和仪器搜索相结合,宜按人工、搜救犬和仪器搜索的顺序展开。

3. 采用敲击、喊话等方式进行人工搜索,宜排成一字形、弧形或环形,应多人反复监听确认。

4. 采用仪器搜索时需要根据现场环境选用尽量避免干扰的搜索仪器。

5. 搜救犬搜索应采用多条犬进行搜索确认,宜按对整个工作场地进行快速搜索、确定重点目标位置,再次确认的顺序进行。

6. 搜索人员确定受困人员位置后应报告指挥员,并向营救人员说明受困人员相关信息,并做好记录。

三、安全防护

搜索过程应当做好搜索防护,设置专人监控现场结构及撤离路线的安全。

第二节　营　　救

一、概述

现场营救是指在突发公共事件现场救援人员通过搜索评估、定位被困人员后,建立救援通道,提供尽可能的医疗救治,使被困人员脱离被困环境的行为。现场营救的没有明确的分类,主要依据突发事件的种类和现场环境的不同,营救的方案也有相应的改变。如密闭空间、地震废墟、火灾、交通事故现场营救等等。

二、现场营救的实施

(一) 制定营救方案

营救人员应根据搜索信息和评估情况制定营救方案。营救方案应包括以下内容:

1. 营救通道。
2. 营救方法。
3. 作业编组和任务分工。
4. 营救设备。
5. 后勤、通讯保障和资源需求。
6. 行动信号规定。
7. 进入和紧急撤离路线。

(二)营救方案的实施

1. 建立营救通道 营救被倒塌建(构)物压埋的受困人员时,宜按移除、支撑、顶撑、破拆障碍物的顺序创建营救通道。移除障碍物应先评估障碍物的重量,选择适当的移除装备,按从小到大,从轻到重的顺序进行移除,作业时应避免障碍物周边构件发生位移。建立通道时,应当支撑与顶撑同时进行。支撑时支撑点应根据支撑位置和支撑荷载确定,支撑点应避开结构松动、移位和悬挂的部位,采用垂直、水平、斜向、组合支撑,要充分考虑支撑材料的荷载上限。顶撑时也需要评估障碍物重量,选择合适的顶撑装备,根据顶撑位置和顶撑荷载确定顶撑点,作业时避免障碍物周边构件发生位移。破拆作业前应排除破拆作业场地及周边的危险品和危险源,并全程监测。对于狭小空间、密闭空间破拆作业,应采取通风、降尘措施,避免使用机动装备,防止废墟掉落,造成人员伤害。

营救建(构)物高处或地下的受困人员时,宜运用机械、绳索救援系统创建营救通道。应根据受困人员的位置选择两个或两个以上的锚定点,最近的锚定点将承受最大荷载。选择锚定点后,固定安全绳和其他辅助绳索和装备,建立多锚定点锚定系统。检查锚定系统的安全性和完整性,确保荷载被分配在多个锚定点上。锚定系统的载重量应承受或超出预期荷载。通过建立的垂直升降、横向或斜向穿越建(构)筑物的绳索救援通道,运用担架、吊带、绳索对受困人员进行固定和保护并转移至安全区。

2. 评估被困人员 医疗人员全程参与营救,接触并评估被困人员伤情。

3. 现场医疗救助 在评估被困人员后,尽早对受困人员开展心理支持与医疗救护,伤情严重的受困人员应先急救再移出。对有肢体积压的受困人员应先进行液体复苏,防治发生挤压综合征,经医疗人员评估后再移出;对狭小空间内受困人员采取个体化医疗救助。

4. 移出被困人员 实施现场评估和救助后,根据现场条件,应当尽快移出被困人员。移出前应遮挡眼睛;颈椎、腰椎损伤时应固定保护,平稳移出;受困人员移出前,应做好急救、转移、后送准备。

5. 转移至医疗处置区 应将被困人员转移至医疗处置区,并向医疗处置区工作人员说明被困人员相关信息,做好记录。

三、营救防护

营救是整个灾害现场救援工作中最危险的环节,很多灾害事件中救援人员损失都发生在这个环节。因此,做好营救防护,尤为重要。

首先是个人防护装备(PPE),除基本的头盔、眼罩、防护衣及手套等装备外,应当根据不同的灾害现场(如生化污染、火灾)等配备相应的防护设备。

在营救过程中,安全员应巡查工作场地,检查个人安全防护装备,监视进入、撤离通道及周围建筑物。安全员发现有危险时应发出警报。哨子及其他鸣笛应按以下规定发出警报：紧急撤离：三声短，每秒一次，重复到场地疏散完毕；停止行动\安静：一声长，持续3秒；重新行动：一声长加一声短。

第三节 现场紧急抢救技术

现场救援行动中，气道梗阻，出血和休克是威胁伤员生命的最主要的三种情况。因此在现场医学救援行动中识别以上危急情况并及时执行开放气道、止血和抗休克是最重要的三项抢救技术。在灾害现场要随时穿戴好以下个人防护装备：头盔，护目镜，手套，口罩/防护面具，救援靴。在工作手套内戴好橡胶手套，这样一旦搜救出伤员，脱掉工作手套即可迅速开展抢救工作。

一、气道梗阻

人体呼吸系统包括气道，肺和呼吸肌，主要气道包括鼻腔，咽，喉，气管，支气管，肺泡为主要的气体交换的场所(图3-5-1)。最常见的气道梗阻是舌后坠导致的。昏迷或半昏迷的伤员，特别是平卧位，其松弛的舌头向后垂坠，导致气道梗阻(图3-5-2)怀疑发生气道梗阻的伤者必须立即检查呼吸和气道情况，如果确定发生气道梗阻，必须立即实施气道开放。

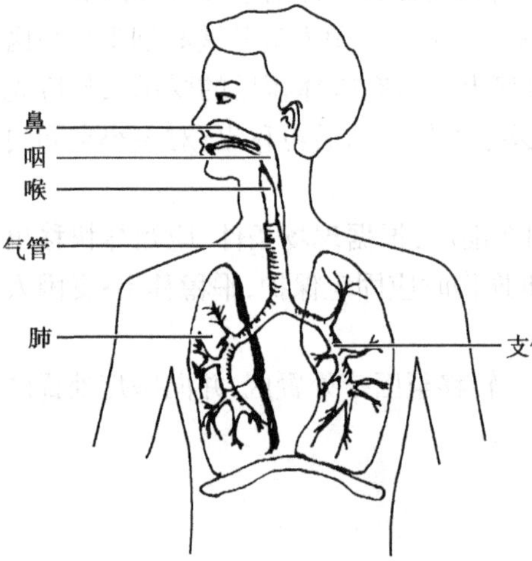

图3-5-1 人体呼吸系统

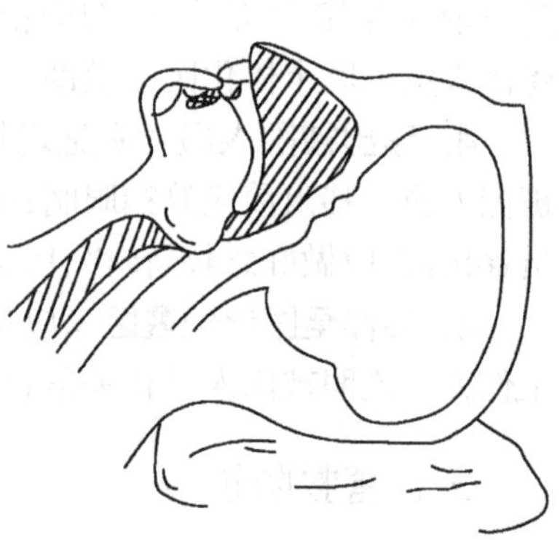

图3-5-2 昏迷舌后坠导致的气道梗阻

(一) 诊断标准

具有下列症状和体征者：①呼之不应，意识不清；②口唇发绀；③胸廓运动幅度减小或消失；④口鼻无气流；⑤意识清楚但呼吸短促、费力、喘鸣，发音困难。

（二）现场救治

1. 徒手开放气道（图 3-5-3） 仰头托颌法开放气道，并检查口腔、气道有无异物和异常分泌物，如有则立即清除。

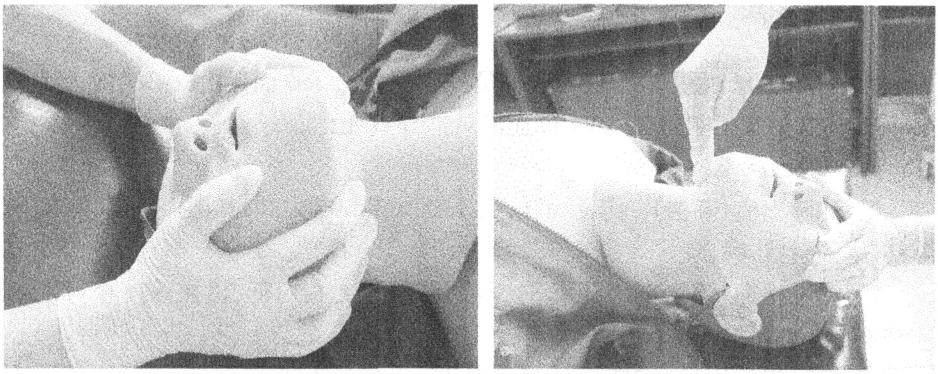

图 3-5-3 徒手仰头托颌法开放气道法

2. 器械辅助开放气道 口咽通气道、经口气管插管、或环甲膜切开术（根据现场条件和情况酌情应用）。

3. 保持气道开放 现场保持气道开放的措施有：①指导志愿者或轻伤者保持伤员气道开放体位；②伤员平卧，肩膀后放置软质衬垫物（枕头、衣被等），保持头后仰的气道开放姿势。（图 3-5-4）

第一步

摇晃伤员肩膀并呼唤，观察口唇和胸腹起伏，如发绀或无反应，则立即开放气道

↓

第二步

一手掌置于患者前额部，另一手食指中指并拢，向前上方托举其下颌，同时另一手向下轻按，使头部后仰

↓

第三步

开放口腔，观察气道有无异物和分泌物堵塞，有的话及时清理

↓

第四步

用耳朵贴近伤员口鼻感受有无呼吸的气流，并用眼睛观察其胸腹有无起伏，判断呼吸是否恢复

↓

如果无自主呼吸，相同手法再次尝试，仍无自主呼吸，进行下一伤者救治；
自主呼吸恢复，但呼吸困难，则器械辅助开放气道，人工辅助呼吸

图 3-5-4 开放气道的手法和步骤

（三）注意事项

在处置大规模伤亡现场时，我们的工作重点是在短时间内尽可能多的检查

和抢救伤员。因此，如果该名患者意识丧失，第一次徒手开放气道后无自主呼吸，相同手法进行第二次尝试，如果仍无自主呼吸恢复，救援队员应立即进行下一名伤者的抢救。

二、出血

无法控制的出血是将很快导致伤员发生失血性休克而死亡。一名成人大约共有 5 升左右的血液，丢失 20% 的血液就能导致死亡。

（一）诊断标准

1. 动脉出血（喷血） 伤及动脉，由于动脉系统压力高，其出血速度快，颜色鲜红，呈喷射状，喷血。

2. 静脉出血（流血） 伤及静脉，静脉系统压力相对低，出血速度相对慢一些，颜色暗红，呈流淌状，流血。

3. 毛细血管出血（渗血） 由于组织损伤，伤及毛细血管，或严重创伤导致凝血功能障碍，导致毛细血管损伤，其压力低，速度慢，但范围弥散，呈片状，多在创面或皮下，软组织，暗鲜红色，渐渐流出，渗血。

（二）失血量的判断（表 3-5-1）

表 3-5-1　失血量的判断和分级

分级	失血量（毫升）	心率（次/分钟）	血压	呼吸（次/分钟）	尿量（毫升）	神经系统症状
Ⅰ	<750	≤ 100	正常	14~20	>30	轻度焦虑
Ⅱ	750~1500	>100	正常	20~30	20~30	中度焦虑
Ⅲ	1500~2000	>120	下降	30~40	5~20	萎靡
Ⅳ	>2000	>140	下降	>40	无尿	昏睡

（三）现场救治

1. 填塞止血法。
2. 出血部位抬高止血法。
3. 压迫止血法：①指压止血法；②加压包扎止血法；③止血带。

止血的操作方法（图 3-5-5~ 图 3-5-12）。浅表部位非动脉出血在压迫和抬高出血部位 5~7min 后可达到止血目的，可自主运动患者，使用绷带和辅料，并嘱其抬高患肢，救援队员可以抓紧时间处置下一位伤员；使用绷带加压包扎止血时，应系活结，这样便于松解观察伤口状况，并可再次使用该绷带加压包扎，这样能够节约耗材和时间；在包扎止血的同时，应向伤者讲明注意事项和自救方法，尽可能让伤员自救，节约宝贵的救援时间。

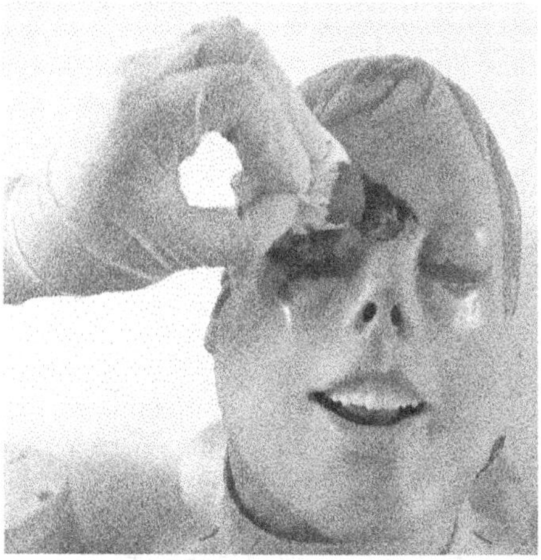

图 3-5-5 填塞止血法

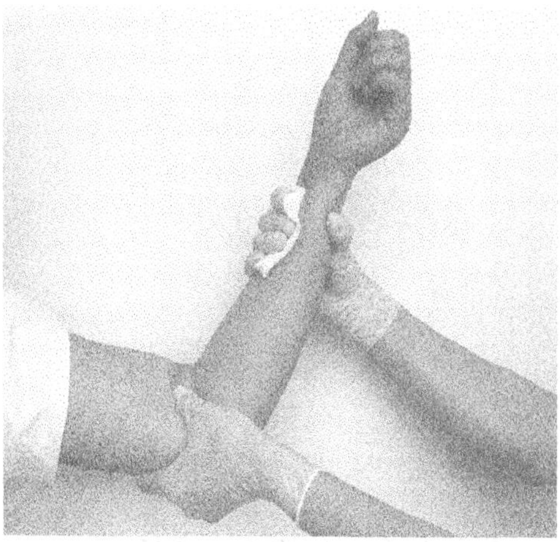

图 3-5-6 出血部位抬高 + 压迫止血法

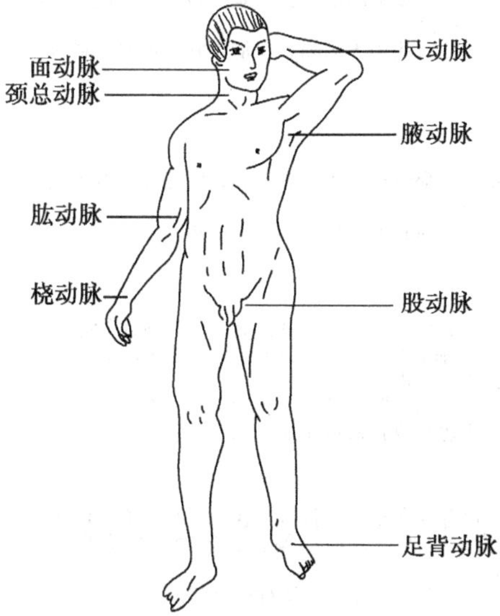

图 3-5-7 人体主要动脉分布图

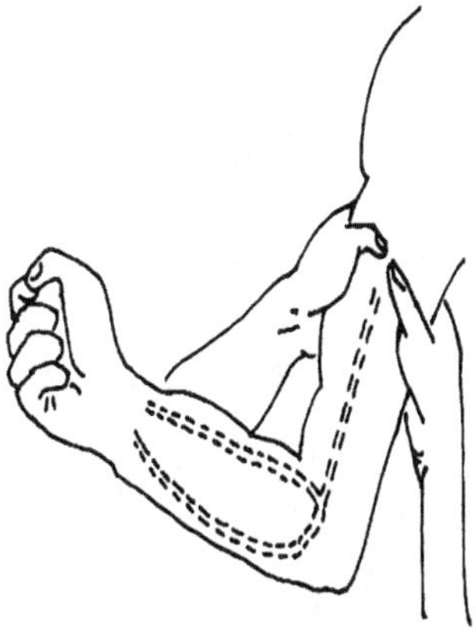

图 3-5-8 指压肱动脉止血法

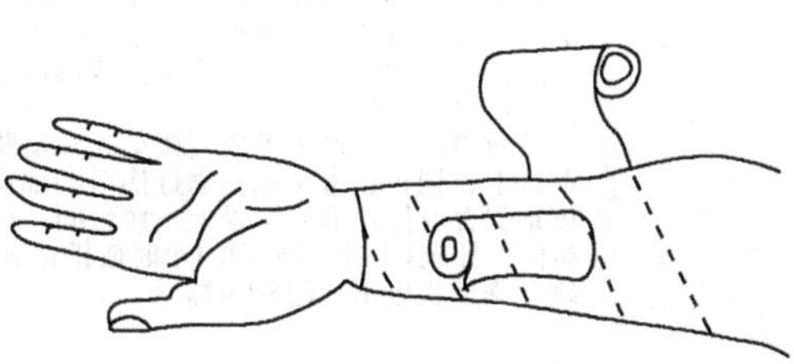

图 3-5-9 加压包扎止血法

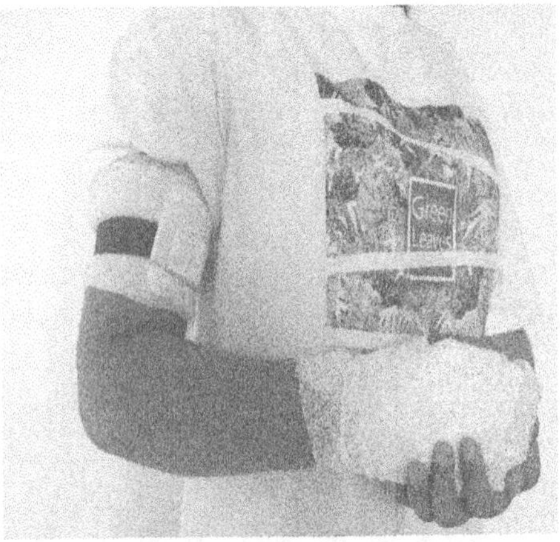

图 3-5-10 止血带肱动脉止血法

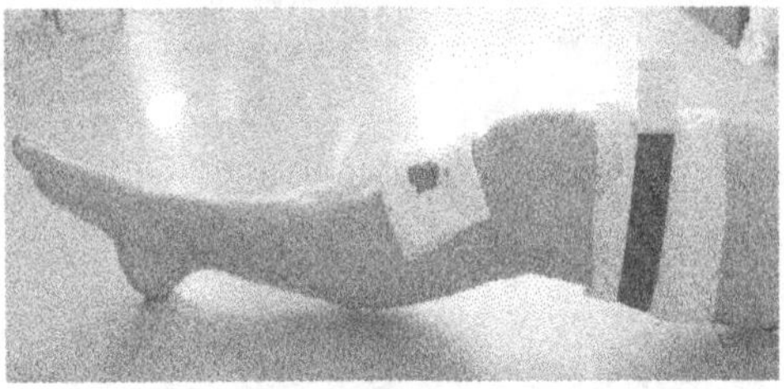

图 3-5-11 股动脉止血法

填塞止血法	·方法：用于腹股沟、腋窝、鼻腔、出血以及盲管伤、组织缺损等。用无菌或洁净的布类填塞伤口，填满填紧后再加压包扎止血(图3-5-5)。 ·注意事项：注意使用无菌辅；在清创除去填塞敷料时，可能再发出血。
出血部位抬高止血法	·方法：将出血部位抬高于心脏平面，常配合压迫止血的方法(图3-5-6)。 ·注意事项：常与其他止血方法配合使用。
指压止血法	·方法：抢救者用手指将出血部位近端的动脉血管按压在骨骼上，使血管闭塞、血流中断而达到止血的目的(图3-5-7、图3-5-8)。 ·注意事项：常用于紧急情况下迅速止血，有条件后尽早给予加压包扎或止血带止血。
加压包扎止血法	·方法：用消毒纱布垫、急救包，在急救情况下可用清洁布类将伤口覆盖，再加以绷扎，以增强压力止血(图3-5-9)。 ·注意事项：常与其他止血方法配合使用。
止血带止血法	·方法：用于四肢大动脉破裂大出血，先将衬垫垫好，结扎止血带的部位应在伤口的近端。上肢结扎在上臂的上三分之一段，避免结扎在中三分之一以下，以防损伤桡神经；下肢结扎在大腿中段，停止出血或远端动脉搏动消失为度(图3-5-10、图3-5-11)。 ·注意事项：止血带不要直接结扎在皮肤上；有效止血的前提下，把止血带结扎在靠近伤口的部位，有利于最大限度地保存肢体；准确记录上止血带间；尽量缩短使用止血带间，如超1小时，则应每1小时放松止血带5分钟，如出血剧，则最长也不宜超5小时。

图 3-5-12 现场止血操作方法及其注意事项

（四）注意事项

在任何时候都做好自我防护，佩戴护目镜、橡胶手套和口罩，必要时应佩戴面罩，防止止血和伤口处理过程中受到血液或体液的污染，感染血传播性疾病，如艾滋病毒（HIV），乙型肝炎病毒（HBV），丙型肝炎病毒（HCV）等。

三、休克

休克是由各种原因引起血管内有效血容量减少和循环功能障碍的急危症。突发公共事件现场常见两种类型的休克：①创伤性休克，因严重创伤而引起的休克类型，临床多见为低血容量性休克，其基本概念是创伤引起全身组织血液灌流量不能满足机体需要，是一种对生命健康威胁很大，死亡率致残率很高的全身性伤害；②失血性休克，由于大出血，导致循环血量的骤减，引起的休克。创伤性失血是导致失血性休克最常见的原因。

（一）诊断标准

有明显的外伤和（或）出血，虽无体表外伤和出血，但有钝性撞击，坠落，埋压等情况，出现下列表现：①口干、口渴；②呼吸浅快；③面色苍白，口唇、指甲苍白或紫绀；④皮肤湿冷，四肢末端变凉；⑤出现精神状态改变：焦虑、烦躁、萎靡、嗜睡，不能按吩咐动作甚至昏迷；⑥收缩压（SBP）<90mmHg，或较基础血压下降 >40mmHg，或平均动脉压（MAP）<70mmHg（1mmHg=0.133kPa），心率 >100 次 /min，有条件的情况下监测中心静脉压（CVP）<5mmHg；⑦毛细血管充盈时间 >2s。

（二）现场救治

休克的现场救治，灾害现场创伤失血是导致休克的最主要原因，迅速有效的止血，补充血容量，维持器官、组织的灌注，是救治成败的关键。对于重症患者，给予基本的止血，包扎，补液等抢救手段后，应积极创造条件转运至救治条件更好的临时医院或专科继续治疗。具体救治程序见图 3-5-13。

1. 失血证据明确 ①已明确出血部位，尽快止血；②尚未确定出血部位的伤病员，进一步检查明确出血部位。

- 多发创伤和以躯干损伤为主，便携式超声明确出血部位。
- 有条件的可迅速利用 CT 检查获得更好的特异性和敏感性。
- 如无超声，CT 条件，可诊断性穿刺，以明确诊断。

2. 失血证据不明确 ①脱水，饥饿，导致的低血容量性休克：常见于受困时间长，高温环境，水摄入不足，尽快补液，补充能量；②心源性：老年人，心血管基础疾病者，伴有心慌，胸闷 / 痛，喘憋不能平卧，双肺底有湿啰音，纠正心功能障碍；③感染性休克：外伤感染，或呼吸道感染导致机体容量不足低血容量性休克，或血管内皮通透性增加导致分布性休克，特点是：明确的感染，发热，呼吸、心率增快，血象增高，经快补液，并抗感染治疗。

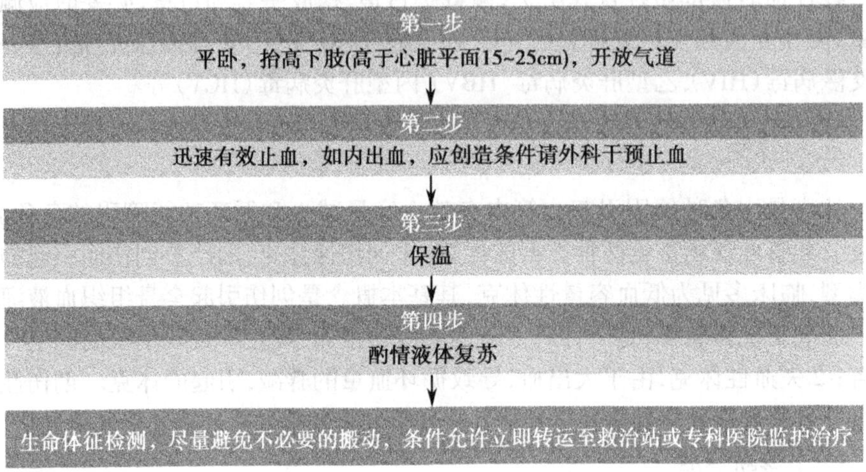

图 3-5-13 灾害现场抗休克步骤示意图

3. 液体复苏

(1)尽快建立有效静脉通路，中心静脉导管置管应在不影响容量复苏的前提下进行；

(2)复苏液体的选择

• 晶体液：包括生理盐水和乳酸林格液。晶体液会进行血管内外再分布，约25%存留在血管内，75%分布于血管外间隙。大量晶体液复苏，可导致血管内胶体渗透压的下降，出现组织水肿。另外，乳酸林格液的特点在于电解质组成接近生理，含有少量的乳酸。大量输注乳酸林格液应该考虑到其休克状态下对血乳酸水平的影响。

• 胶体液：包括白蛋白、羟乙基淀粉、明胶、右旋糖酐和血浆。基于安全性，保存和成本，救援现场主要是应用羟乙基淀粉，如果伤员肾功能损伤，应慎用；

• 葡萄糖：由于5%葡萄糖溶液很快分布到细胞内间隙，除非患者存在低血糖，否则不推荐该液体用于复苏治疗。

4. 输血治疗 失血性休克时及时补充血液恢复循环，维持器官组织的灌注和氧输送十分重要，但在成分输血的同时，应考虑到凝血因子的补充，以及输血导致的溶血、过敏、感染等不良反应甚至严重并发症。

(1)红细胞，血红蛋白≤70g/L时应考虑输血，对于有活动性出血者应保持在更高水平。

(2)新鲜冰冻血浆含有纤维蛋白原与其他凝血因子，大量失血时应注意凝血因子的补充，积极改善凝血功能，有助于止血和预后。

(3) 血小板输注主要适用于血小板数量减少(血小板计数 $<50\times10^9/L$)或功能异常伴有出血倾向的患者。但由于保存困难,现场应用受到限制。

5. 血管活性药与正性肌力药 足够的液体复苏后仍存在低血压或者输液还未开始的严重低血压患者,考虑应用血管活性药与正性肌力药。否则可能进一步加重器官灌注不足和缺氧的风险(表 3-5-2)。

表 3-5-2 血管活性药与正性肌力药的使用方法

药名	性质	用法
多巴胺	多巴胺受体、β_1 受体和 α 受体兴奋剂	小剂量 0.5~10μg /(kg·min) 主要兴奋多巴胺受体,扩张内脏及肾血管,中剂量 10~20μg/(kg·min) 除扩血管外,尚有正性肌力作用,兴奋心脏 β_1 受体;大剂量 >20μg/(kg·min) 主要兴奋 α 受体而使肺血管和外周血管收缩,外周阻力增加。一般用中小剂量
多巴酚丁胺	选择性兴奋 β_1 受体,中度舒张外周血管	选择性兴奋心脏 β_1 受体,正性肌力作用是多巴胺的 4 倍,可提高心排血量,同时降低外周血管阻力。多巴胺无效时可以选用或二者并用。对伴心功能不全者有明显疗效。常用剂量 2.5~10μg/(kg·min)
去甲肾上腺素	直接兴奋 α 及 β 受体,有强烈的缩血管作用	休克早、中期不宜使用,仅用于难治性休克,其主要效应是增加外周阻力来提高血压,同时也不同程度地收缩冠状动脉,可能加重心肌缺血。当扩容及多种扩血管药物等综合处理后,血压仍不能回升时使用
肾上腺素	兴奋心肌 β_1 受体与血管的 α_1、β_1 受体	多用于过敏性休克,发病时立即皮下或肌注 0.5~1.0mg,也可用 0.1~0.5mg 加于 5%GS 10ml 内静注。心肺复苏时 1.0mg 静脉推注,仅用于难治性休克,其主要效应是增加外周阻力来提高血压,同时也不同程度地收缩冠状动脉,可能加重心肌缺血

6. 纠正酸中毒 失血等导致血容量不足时,有效循环量减少导致组织器官灌注不足,产生代谢性酸中毒,其严重程度与创伤的严重性及休克持续时间相关。纠正代谢性酸中毒,强调积极病因处理与容量复苏,不主张常规使用碳酸氢钠,碳酸氢盐的治疗只用于紧急情况或 pH<7.20。

7. 维持体温 严重低血容量休克常伴有顽固性低体温、严重酸中毒、凝血障碍，严重低血容量休克伴低体温的患者应及时复温，维持体温35~37℃。低体温（<35℃）可影响血小板的功能、降低凝血因子的活性、影响纤维蛋白的形成。

8. 抗休克治疗的目标 神志改善、心率减慢、血压升高和尿量增加作为复苏基本目标。但不能作为复苏的终点目标，有条件应尽快动态监测：血乳酸，中心静脉压，血气分析，碱缺失等指标，保证器官组织的充分灌注和氧输送是休克救治成功的终点目标。

（三）注意事项

1. 出血未控制的伤员 早期采用控制性复苏，收缩压维持在80~90mmHg，保证重要脏器的基本灌注，尽快止血，出血控制后再进行积极容量复苏。

2. 避免控制性复苏的伤员 合并颅脑损伤的多发伤患者、老年患者及高血压患者应避免控制性复苏。

第四节 现场心理干预

一、概述

（一）心理危机的定义

心理危机，是指由于突然遭受严重灾难、重大生活事件或精神压力。使生活状况发生明显的变化，尤其是出现了用现有的生活条件和经验难以克服的困难，以致使当事人陷于痛苦、不安的状态，常伴有绝望、麻木、焦虑，以及自主神经症状和行为障碍。

危机有两个含义：一是指突发事件本身，如地震、水灾、空难、疾病爆发、恐怖袭击、战争等；二是指人所处的紧急状态，当个体遭遇重大灾难后，正常的生活受到干扰，内心的紧张不断积蓄，进入一种失衡状态，这就是危机状态。心理危机也是灾难，世界卫生组织专家断言，没有任何一种灾难能像心理危机那样给人们带来持续而深刻的痛苦。

（二）灾后心理干预的定义

1974年，美国心理医生凯普兰首次提出了“心理干预”的概念，其原理是利用语言交流，帮助人们度过精神危机。灾后心理干预就是及时帮助处于心理危机境遇的人恢复心理平衡，减少或预防应激事件引起的心理失衡或心理障碍。灾后心理干预包括灾难初期所采取的心理急救以及之后长期的心理重建。重大灾害心理援助机制就是根据灾后心理援助的任务及阶段特点，构建由决策系统、执行系统、社会动员参与机制、评估或辅导反馈系统等构成的机制体系。灾后心理干预的目的是积极预防、及时控制和减缓灾难的心理社会影响；促进灾后心理健康重建；维护社会稳定，保障公众心理健康。

二、灾后常见心理问题

（一）灾后常见心理行为反应

灾害的突然降临，使人们猝不及防地遭受了严重的生命财产威胁和损失。面对灾害现场、死亡场景，产生的心理冲击和影响不容忽视。以地震为例，震后短时间内，受灾人群普遍会产生强烈的应激反应，并在一段时间内处于应急状态。这种应激反应会表现在情绪、认知行为和生理等方面。

1. 情绪反应 常发生的情绪反应有恐惧、悲伤、焦虑、愤怒、内疚、茫然等。人们的情绪反应可能以某一种情绪表现强烈，有时候也会有多种情绪混合交织成复杂的情绪状态。

2. 认知行为反应

(1)重现反应：灾后早期，很多人头脑中会强迫性的反复出现灾难发生时的画面、声音、气味等场景，或是反复出现关于灾难场景的噩梦。对许多受害者来说，地震的创伤影响就是事件情境在头脑中重复浮现。这种重现会使人重新体验曾经经历的过度紧张感觉，使人感到痛苦或有挫折感。

(2)回避、退缩反应：有的人会努力回避有关创伤事件的想法、感觉、活动、地点、人物、场景、谈话，忘记灾难发生时的某些重要方面，出现与人疏远分离的感觉，活动兴趣减少，表现麻木，行为退缩。

(3)警觉性增高的反应：有的人会入睡困难、睡后容易醒、注意力难以集中、过分警觉、易激怒、易发怒、有惊跳反应等。

3. 生理反应 受灾后除了心理反应外，强烈的应激也会有症状各异的生理反应。比如疲倦、失眠、身体发抖、抽筋、呼吸困难、喉咙及胸部梗死、胸闷、恶心、肌肉疼痛、反胃等。

（二）灾后常见心理应激反应

对于大部分人而言，灾后的应激反应会随着灾难过去逐渐平复，但仍有相当一部分人，灾害导致的应激反应程度严重或影响时间较长，会出现心理应激障碍。最为典型的心理应激障碍表现形式是急性应激障碍（acute stress disorder，ASD）和创伤后应激障碍（post-traumatic stress disorder，PTSD）等。

1. 急性应激障碍及其诊断 急性应激障碍（ASD）又称急性应激反应。在人们经历、目睹或面临死亡及严重威胁生命的极度创伤性事件后立刻出现，由此产生强烈恐惧、无助及惊吓反应。根据美国精神障碍诊断与统计手册的诊断标准（DSM-IV），ASD 以主观感受麻木、对环境意识能力下降、失去现实感、失去自我感、分离性遗忘等多项分离症状中至少三项为典型表现。该症状在创伤后立即出现，持续时间通常大于两天，但小于四周。

2. 创伤后应激障碍及其诊断 创伤后应激障碍（PTSD）是由严重的威胁性

或灾难性心理创伤导致的长期持续的和延迟出现的精神障碍。根据美国精神障碍诊断与统计手册的诊断标准(DSM—Ⅳ),PTSD个体经历过严重的、危及生命的创伤性应激事件表现为三组典型症状:①个体持续性的重现创伤体验,反复痛苦地闯入回忆、噩梦、幻想中;②个体产生保护性的分离反应,有持续性的回避与整体感情反应麻木等特点;③个体有持续性的警觉性增高,如过度警觉、情绪烦躁、入睡困难等。上述症状持续至少1个月,并导致明显的主观痛苦及社会功能受损。症状小于三个月称为慢性PTSD,超过六个月后称为延迟PTSD。

3. 常见心理应激反应的干预方法 表3-5-3列举了灾后心理应激反应的不同严重程度与相应的干预方法,只有了解受灾人群表现出的不同程度的心理应激反应,心理社会工作者才能选择有针对性的干预技术,从而有效地利用心理救援资源为受灾人群提供心理援助及社会性关怀,帮助他们恢复到正常的健康水平,并最终实现心灵的重建。

表3-5-3 灾后心理应激反应的不同严重程度与相应的干预方法

	应激反应的严重程度	适宜的干预方法	执行人资质
1	出现自杀观念和行为	危机干预	受过专业危机干预训练的心理治疗师
2	产生精神障碍	精神科治疗	精神科医生
3	出现心理症状	心理咨询	心理咨询师
4	心理困扰	心理教育	心理社会工作者

三、灾害现场心理干预任务、原则与步骤

(一)基本任务

1. 灾前计划(预案)、培训、演练。
2. 快速初步评估(灾害损失及心理需求)。
3. 非专业人员提供的心理急救。
4. 特殊护理(specialized)。
5. 心理干预人员培训。
6. 人群健康教育。
7. 信息沟通、传递。
8. 跨部门/机构合作。
9. 社区组织、社会参与和促进自力更生。
10. 相关信息、指标的记录、跟踪系统。

(二) 基本原则

1. 协同性原则 争取受辅导者的信任，建立良好的沟通关系。

2. 支持性原则 在心理辅导中，始终以支持的态度，而非把受辅导者当做患者对待；

3. 表达性原则 提供宣泄机会，鼓励受辅导者通过合理的方式表达内心情感。

4. 正常化原则 提供心理健康教育，普及灾后心理应激反应及危机干预知识，解释心理危机发展过程，对症状进行正常化。

5. 重视社会支持性原则 调动和发挥社会支持系统(家庭、学校、社区等)的作用，鼓励受辅导者多与家人、朋友等接触和联系，减少孤独感，避免隔离。

6. 个性化原则 根据不同受辅导者在灾后不同阶段对灾难性事件的反应，分人群、分阶段制定合理的心理干预方案。

7. 稳妥性原则 避免无序、不当的干预行为对灾民带来“二次伤害”。

8. 需求至上原则 把满足灾民基本需求作为心理干预的首要任务。

(三) 灾后心理干预的步骤

尽管各类灾害的性质、成因、特点各不相同，但实施心理干预的基本步骤具有相似性。概括起来，有以下几个一般步骤(图 3-5-14)。

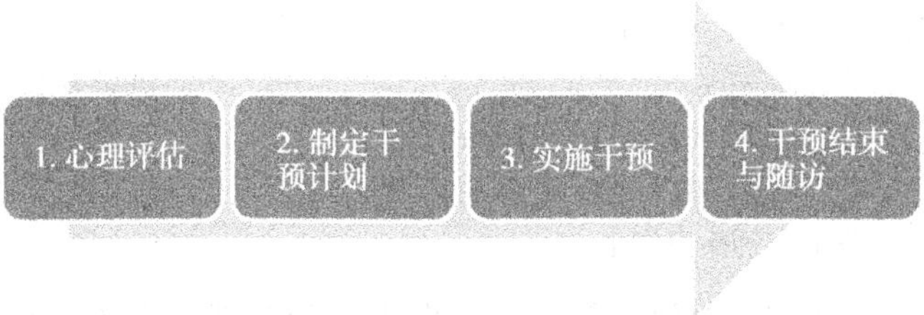

图 3-5-14 实施心理干预的基本步骤

1. 心理评估 评估是灾后心理干预的重要步骤，贯穿于灾后心理干预的全过程。开展灾后心理评估重点是评估灾害的严重程度及对人群的心理损害程度。为了评估及后续干预工作的顺利实施，在开展评估过程中应注意与评估对象建立良好的信任关系，应将评估与心理安抚相结合，不能单纯为了评估而评估，以免造成灾民的抵触情绪。

2. 制定干预计划 对灾难严重程度及其心理损害有了基本了解后，就要根据掌握的情况制定科学的干预计划。应针对受灾人群的特定心理健康状况和心理需求，同时结合当地文化背景、社会习惯以及已有应对资源，确定干预的对象、方法、步骤和时间等重要内容，同时应考虑各种因素的变化而灵活调整计划，满足不同干预对象的实际需求，确保干预计划的顺利执行。

3. 实施干预 这也是灾后心理干预的最重要的环节，干预计划能否顺利实施并取得预期效果，直接影响着受灾人群心理健康水平能否恢复发展。为确保干预的科学有效性，在干预实时过程中应做好监督与评估，必要时调整干预策略，确保干预的针对性和有效性。

4. 干预结束与随访 一般来说，干预对象的心理问题会在干预实施一段时间后逐步缓解或得到解决，这是要采取适当的措施进行收尾，同时要鼓励当事人在生活中学会运用学到的干预策略进行自我调节。必要时还应建立长期的跟踪随访计划，防止长期心理问题的反复出现。

四、灾后心理干预的阶段划分和工作重点

（一）阶段划分

重大自然灾害发生后，个体和社会心理应激反应随着时间的变化表现出一定的阶段性。具体可以分为三个阶段：应激阶段、冲击阶段和复原阶段；分别对应与心理援助行动的救助时期、安置时期和重建时期（表 3-5-4）。

表 3-5-4 灾后心理应激反应的阶段

阶段	时间	表现	心理援助时期	首要任务
应激阶段	几天至数天	生存是第一要务，人们会联合起来对抗灾难 诸多心理问题以潜在的方式存在，如不及时处理会导致将来严重的心理疾患发生	救助时期	搜救灾后的幸存者，提供必要食物、药品以及安置点
冲击阶段	一周至数月	生存已经得到保证，但会不断回忆灾难发生的情景；各种各样心身疾病或心理问题凸显出来	安置时期	在这一时期如果给予及时的心理援助，将会减少心理问题恶化的几率
复原阶段	半年后	大部分人恢复常态，但有一定比例的仍可能受灾难阴影的影响；这种影响与社会已有矛盾交织在一起，会产生系列社会问题	重建时期	此时需要执行长期的心理援助计划

（二）工作重点

第 1 个阶段，也称为心理急救阶段，此时心理援助者、社会工作者，也包括其他援助人员，如行政人员、医生、志愿者等，都要以受灾群众生命安全的维护为第一工作目标，在此阶段，心理援助者、社会工作者的工作方法、工作对象是一致的，陪伴以及协助衣食住行的生活安置更是心理帮助的重要方法。

第2个阶段,心理援助工作者多是临时性、短暂性组成心理援助队进入灾区,在安置点参与诸多社会工作服务,以此与受灾群众建立良好的关系,取得信任,同时运用特定的心理专业方法为愿意接受帮助的人提供心理援助。并且也主动在灾区开展多样性心理工作,如心理教育、哀伤辅导等。同时着手建立相对稳定的心理援助机构,主动了解受灾群众需求,探寻有效的心理援助方法。

第3个阶段,心理援助工作者在灾区逐步建立了稳定的心理援助机构,有固定的工作人员。但仍然关注灾区民生,理解灾区群众整体生存、生态环境的状况,在一定范围内帮助所在社区进行生活重建和社区重建。更着手于向灾区群众进行心理重建的宣传,有针对性地对丧亲者、致残者、经济严重困难者等提供系统的心理帮助,对日益显现的严重心理创伤者提供直接的心理干预。

五、灾后应急期心理干预对象

(一)按照严重程度划分

灾后心理干预服务的对象一般包括事故与事件的幸存者、目击者、当事人的亲人、应急处置参与人员。北京大学钱铭怡(2005)将需要干预的对象分为三级,一级受害者是指第一现场亲身经历灾难事件的幸存者;二级受害者是指有亲属在灾难中遭受伤亡者;三级受害者是指参与营救与救护的人员,包括:医生、护士、精神卫生人员、战士、警察等。其他需要心理辅导的人员还包括守在区域的公务人员,媒体记者等。

2008年5月,原卫生部在汶川地震发生后,紧急制定了《心理自救互救宣传手册》,将地震受灾心理干预对象分为五级:

第一级人群:为直接卷入地震灾难的人员,死难者家属及伤员。

第二级人群:与第一级人群有密切联系的个人和家属;现场救护人员(消防、武警官兵、120救护人员、其他救护人员),以及地震灾难幸存者。

第三级人群:从事救援或搜寻的非现场工作人员(后援)、帮助进行地震灾难后重建或康复工作的人员或志愿者。

第四级人群:受灾地区以外的社区成员,向受灾者提供物资与援助。在某些人为灾难中,对灾难的发生可能负有一定责任的组织者也属于第四级人群。

第五级人群:在临近灾难场景时心理失控的个体,易感性高,可能表现心理病态的征象。

这一标准将灾后心理干预对象细分为五级,基本涵盖了所有可能发生灾后心理危机的人群。因此,作为普遍适用的灾后心理干预对象划分标准,也获得了国内众多学者的一致认可。

(二)高危人群

灾后高危人群,是指由于各种原因导致在创伤性事件后更易于出现心理问题或心理反应程度更严重的群体。高危人群是危机心理干预的重点对象，主要包括：

1. 少年儿童 主要是指六、七岁的儿童至14~15岁的少年。这一阶段，由于生理、心理正处于发育期，在创伤事件后容易出现明显的应激反应，如抑郁、焦虑等问题。有研究显示，与儿童和青少年自己报告的心理痛苦程度相比，其父母往往会低估子女症状的严重程度。因此，灾后对儿童和青少年的心理干预应该更加重视。

2. 老年人 由于老年人生理、心理功能的全面减退，且多伴有一种或多种慢性疾病的困扰，使老年人在灾后更易于出现各种躯体、心理问题。如因行动迟缓和骨质疏松而更易于受伤甚至骨折，慢性疾病治疗中断而导致病情波动甚至继发急性重症疾病，脑功能减退而更易于出现意识清晰度下降甚至谵妄，更易于出现抑郁反应甚至消极轻生观念和自杀行为等。因此，老年人属于灾后心理干预的高危人群。

3. 救援人员 救援人员虽未直接经历地震灾难，但是在救援中，目睹了大量房屋跨塌，人体血肉模糊、肢体残缺不全的凄凉景象，谛听了许多悲惨悲哀的逃难故事；理想化的参与救援活动的原初动机，高强度持续救援工作带来的疲倦与压力；在对受灾者提供心理支持的同时，可能承担了"替代性心理创伤者"的角色。这些提示我们应该重视救援人员的自我保护。大部分相关研究均显示，救援人员是应激相关障碍及其他心理问题的高发人群，并且灾后长期仍然存在高于一般人群的心理健康问题。对救援人员的心理干预一方面旨在减轻灾害救援过程中的心理压力，使他们更好地投入救援工作，另一方面，还要特别关注他们的长期心理影响，通过妥善的干预和密切的关注，避免造成长期的心理困扰。

六、灾后应急期心理干预方法

灾后心理干预是由一系列活动组成的，包括：①评估、干预、教育、宣传相结合，提供灾难心理救援服务；②尽量进行灾难社会心理监测和预报，为救援组织者提供处理紧急群体心理事件的预警及解决方法；③促进形成灾后社区心理社会干预支持网络。

（一）灾后心理干预常用技术

对于灾后心理危机干预的适宜技术，推荐使用ABC法，具体如下：

A. 心理急救，稳定情绪。

B. 行为调整，放松训练，晤谈技术（CISD）。

C. 认知调整，晤谈技术（CISD）+ 眼动脱敏信息再加工技术（EMDR）实施步骤：

1）首先要取得受伤人员的信任，建立良好的沟通关系。

2）提供疏泄机会，鼓励他们把自己的内心情感表达出来。

3）对访谈者提供心理危机及危机干预知识的宣教、解释心理危机的发展过程，使他们理解目前的处境，理解他人的感情，建立自信，提高对生理和心理应激的应付能力。

4）根据不同个体对事件的反应，采取不同的心理干预方法，如：积极处理急性应激反应，开展心理疏导、支持性心理治疗、认知矫正、放松训练、晤谈技术（CISD）等，以改善焦虑、抑郁和恐惧情绪，减少过激行为的发生，必要时适当应用镇静药物。

5）除常规应用以上技术进行心理干预外，引入规范的程式化心理干预方法——眼动脱敏信息再加工技术（EMDR）。

6）调动和发挥社会支持系统（如家庭、社区等）的作用，鼓励多与家人、亲友、同事接触和联系，减少孤独和隔离。

（二）灾后心理干预的技术要点

1. 心理急救

（1）接触和参与。目标：倾听与理解。应答幸存者，或者以非强迫性的、富于同情心的、助人的方式开始与幸存者接触。

（2）安全确认。目标：增进当前的和今后的安全感，帮助放松情绪，增加自我安全感的确定。

（3）稳定情绪。目标：使在情绪上被压垮的幸存者得到心理平静、恢复情绪反应。可以使用愤怒处理技术、哀伤干预技术。

（4）释疑解惑。目标：识别出立即需要给予关切和解释的问题，立即给予可能的解释和确认。

（5）实际协助。目标：给幸存者提供实际的帮助，比如询问目前实际生活中还有什么困难，协助幸存者调整和接受因灾害改变了的生活环境及状态，以处理现实的需要和关切。解决问题技术。

（6）联系支持。目标：帮助幸存者与主要的支持者或其他的支持来源，包括家庭成员、朋友、社区的帮助资源等，建立短暂的或长期的联系。

（7）提供信息。目标：提供关于应激反应的信息、关于正确应付应激反应、减少苦恼和促进社会恢复的信息。

（8）联系其他服务部门。目标：帮助幸存者联系目前需要的或者即将需要的那些可得到的服务。

2. 心理晤谈 通过系统的交谈来减轻压力的方法，个别或者集体进行，自愿参加。对于住院的轻伤员，或医护人员、救援人员，可以按不同的人群分组进行集体晤谈。

（1）心理晤谈的目标：公开讨论内心感受；支持和安慰；资源动员；帮助当事

人在心理上(认知上和感情上)消化创伤体验。急性期集体晤谈时限:灾难发生后24~48小时之间是理想的帮助时间,6周后效果甚微,以重建为目的的晤谈可以在恢复期进行。

正规的急性期集体晤谈,通常由受过训练的精神卫生专业人员指导,事件发生后24~48小时之间实施。指导者必需对小组帮助/或小组治疗这种方式有广泛的了解,同时对应激反应综合征有广泛了解。在灾难事件发生后24小时内不进行集体晤谈。理论上灾难事件中涉及的所有人员都应该参加集体晤谈。

(2)晤谈过程:正规分6期,非常场合操作时可以把第二期、第三期、第四期合并进行。

第一期:介绍期。指导者进行自我介绍,介绍集体晤谈的规则,仔细解释保密问题。

第二期:事实期。请参加者描述地震事件发生过程中他们自己及事件本身的一些实际情况;询问参加者在这些严重事件过程中的所在、所闻、所见、所嗅和所为;每一参加者都必须发言,然后参加者会感到整个事件由此而真相大白。

第三期:感受期。询问有关感受的问题:事件发生时您有何感受?您目前有何感受?以前您有过类似感受吗?

第四期:症状描述期。请参加者描述自己的应激反应综合征症状,如失眠、食欲不振、脑子不停地闪出事件的影子,注意力不集中,记忆力下降,决策和解决问题的能力减退,易发脾气,易受惊吓等;询问地震事件过程中参加者有何不寻常的体验,目前有何不寻常体验?事件发生后,生活有何改变?请参加者讨论其体验对家庭、工作和生活造成什么影响和改变?

第五期:辅导期。介绍正常的应激反应表现,提供准确的信息;讲解事件、应激反应模式;自我识别症状,将应激反应常态化,动员自身和团队资源互相支持,强调适应能力;讨论积极的适应与应付方式;提供有关进一步服务的信息;提醒可能出现的并存问题(如过度饮酒);根据各自情况给出减轻应激的策略。

第六期:恢复期。拾遗收尾;总结晤谈过程;回答问题;提供保证;讨论行动计划;重申共同反应;强调小组成员的相互支持;可利用的资源;主持人总结。

整个过程需2小时左右完成全部过程。严重事件后数周或数月内进行随访。

(3)晤谈注意事项:①对那些处于抑郁状态的人或以消极方式看待晤谈的人,可能会给其他参加者添加负面影响;②鉴于晤谈与特定的文化性建议相一致,有时文化仪式可以替代晤谈;③对于急性悲伤的人,如家中亲人去世者,并不适宜参加集体晤谈。因为时机不好,如果参与晤谈,受到高度创伤者可能给同一会谈中的其他人带来更具灾难性的创伤;④WHO不支持只在受害者中单次实施;⑤受害者晤谈结束后,干预团队要组织队员进行团队晤谈,缓解干预人员的压力;⑥不要强迫叙述灾难细节。

3. **松弛技术** 可以教所有被干预者学会一种放松技术，如：呼吸放松、肌肉放松、想象放松。分离反应明显者不适合学习松弛技术（分离反应表现对过去的记忆、对身份的觉察、即刻的感觉乃至身体运动控制之间的正常的整合出现部分或完全丧失）。

七、心理干预队伍需要配备的主要装备

灾后心理干预队伍前往灾区实施心理干预，除了常规的个人防护装备和必备生活用品以外，还需携带如下装备，以确保心理干预工作快速、有效实施，包括：

（一）心理健康科普、宣传材料

灾后心理干预队伍到达灾区后，可设立咨询台，摆放展板，悬挂布标，发放心理健康知识手册、光盘、挂图等资料宣传普及灾后心理健康教育知识，帮助受灾人群正确认识灾害，掌握必备的心理应对措施。

（二）志愿者培训材料

作为专业的心理干预队伍，一方面要进行心理干预，另一方面，可以通过培训支援者，扩大灾后心理干预团队的力量，使更多有心理危机干预需要的受灾人群接收到及时、专业的心理干预服务。为配合培训课程设置，需提前完成教材编排，确定考核督导形式，确保更多支援者能得到科学合理的培训。

（三）常用心理检测量表

灾后心理干预队伍抵达灾区后，面对大量受灾人群，需要通过简单的分类标准，确定干预对象的数量，从而制定干预计划。另一方面，实施干预后，需要对干预的效果进行专业评估，以适时调整、完善干预计划。一些常用的灾后心理检测量表如下。

1. **综合性评估** 简明国际神经精神访谈（mini international neuropsychiatric interview，MINI），综合性问卷。

2. **结构式访谈** 急性应激障碍访谈问卷（acute stress disorder interview，ASDI）；定式临床访谈（structured clinical interview for DSM-Ⅳ，SCID-Ⅳ）；临床医师专用 PTSD 量表（clinician administered PTSD scale，CAPS）用来评估 PTSD 症状严重性和诊断用途的一种结构式访谈工具，是 PTSD 评估和诊断的“金标准”之一。

3. **自我评估** 急性应激障碍量表（acute stress disorder scale，ASDS）；斯坦福急性应激反应问卷（stanford acute stress reaction questionnaire，SASRQ）事件冲击量表（impact of event scale-revised，IES-R）。

4. **其他量表** K6 量表，K6 量表用于快速筛检心理问题，并不作为特殊心理疾病的诊断依据；焦虑量表（GAD-7），适用于过去 30 天焦虑症状的筛检；抑

郁量表(CES-D),适用于过去一周抑郁症状的筛检;创伤后应激障碍检查量表(PCL-C)。适用于灾后一个月后,创伤后应激障碍的筛检。

第五节 环境卫生与防疫

一、救援准备阶段

(一) 受领任务

受领任务后,结合本单位的具体情况,及时传达上级命令、指示,进行思想发动。及时掌握灾区情况和需求,提出行动计划,组织分工落实。

1. 调整组织、收拢人员 根据紧急医学救援保障的需求程度,适时对紧急医学救援队的规模、编组形式进行调整和对人员进行调配:一是紧急医学救援队扩编时,根据新的编制计算出各类人员、物资的需求量,并合理分配使用。二是针对本次任务,对应急卫生组织进行调整,使组织形式、人员数量、物资装备与紧急医学救援任务相适应。三是根据应急相应等级的转进情况和收拢预案,召回探亲、休假、进修及执行其他任务的外出人员,收拢外出的车辆。进行人员分组,分为指挥组、医疗组、勘察救援组、通信组、后勤保障组。各组明确职责,统筹安排。

2. 筹措药材、补充物资 根据救援任务和预计通过伤员的数量,请领补充药材。具体准备内容包括:通常采用自身携带、体系供应和就地筹措(自行采购、加工自制、合理调配)相结合的方法。血液、氧气、液体需要量大,适当加大储备。保障物资主要包括宿营设备、卫生运力、通信器材、取暖防暑器材及生活用品等。上述物资平时应有一定的储备,应急准备时根据保障任务的需求,向医院后勤申请,必要时自行采购。

根据承担任务的性质,利用有限时间,进行有针对性的强化训练。可于机动前在医院组织,也可在到达集结地域后进行,训练应突出重点,注重提高"四个能力":一是伤病员救护能力。对各类医务人员,重点抓好内外科、卫生防疫、卫生防护训练,熟悉野外条件下伤病员的救治规则和救援队的救治范围,提高创伤救治水平。二是组织指挥能力。对救治机构的领导重点抓好应急响应等级转换,救治机构的机动、展开、撤收与转移,大批伤病员分类、救治和后送组织的训练。三是卫生装备的使用能力。卫生人员要熟悉本级救治机构卫生装备的性能,掌握使用方法,具有维护保养技能。四是环境适应能力。全体人员应有良好的身体和心理素质,能在恶劣的自然气候、艰苦复杂的灾害现场环境中,完成各项紧急医学救援保障任务。

3. 检查落实、组织机动 应急准备工作,不但要有布置,而且要反复检查落实。检查的内容根据不同的任务有所侧重，主要有：人员编组及各组室的任务是否明确；各组室装备的管理、保养情况；紧急医学救援预案是否适应本次自然灾害或应对突发事件医学救援的需要；机动过程中的通信联络等落实情况；强化训练的质量如何；全体工作人员的精神面貌、思想状况等。通过检查，发现问题及时解决。同时，将检查情况向上级报告。

4. 通信和信息准备 加强信息管理系统建设，建立覆盖全国救灾通信网络，确保各部门及时准确掌握重大自然灾害信息。建立部门间灾害信息共享平台，提供信息交流服务，形成信息共享机制。

（二）情报收集

1. 环境情况：地理环境、气候环境、灾区环境破坏情况 自然灾害都发生一定的地理区域内，不同的地理环境，自然灾害发生率会有很大的不同。如中国和印度沿海或岛屿最易发生洪水灾害，而非洲和西亚则是干旱灾害突出的地区。因此对当地地理、气候环境要提前进行调查，收集相关信息。

（1）通信组在当地立即建立网络通信渠道，获取当地地理气象信息。

（2）勘察组勘察当地受灾情况，包括受灾地点、建筑受损、人员伤亡等信息，提供给指挥组。

（3）卫生组了解当地常见传染病，迅速建立卫生防疫系统，包括接诊、化验、处置、转运系统，并了解当地医疗情况。

（4）后勤保障组迅速建立医疗保障体系，包括水、电、氧气、医用物品消毒灭菌、医用垃圾处理及补给系统。

（5）指挥组根据各组提供的信息，综合汇总后制定下一步卫生防疫方案。

2. 当地民情风俗情况 所谓一方水土养一方人，不同的地域风俗习惯迥异。首进灾区，了解当地的风土人情对灾害救援的开展有着极其重要的作用。

勘察组应充分勘察当地民众生活习惯，风俗礼仪。在公共卫生方面要全面了解当地居民婚丧、宗教、节日等聚众活动的特点，结合灾后疫情的变化，提出防疫过程中与民俗有关的具体措施。

3. 人员伤亡情况 救援队进驻灾区后第一时间评估出受灾的人员伤亡情况，包括统计死亡人数，伤员人数，重伤员人数、伤员分布以及安置情况。

（1）医疗组制定伤员分类表，表格内应包含关于疫情况的详细描述。

（2）指挥组根据收集的伤员表格，统计疫情发生率，预计疫情发展趋势，制定控制疫情的措施，要重点突出，阻隔传播途径，集中现有医疗资源控制疫情蔓延。

（3）通信组应将随时获取的伤员伤亡信息汇报给总部，包括疫情的发生地点、发生范围、传播途径等。同时接受总部关于救灾的指令。

（4）后勤保障组负责伤亡人员的转运、后送，转运过程中要注意疫情的及时发现和隔离。根据具体的症状，安排有经验的医疗人员确诊，如无法立即确诊，向转运医院医务人员提供重要的相关信息。

4. 当地卫生资源破坏情况 进驻灾区后迅速评估当地卫生资源情况，包括医疗卫生单位和医疗卫生工作人员的受损情况。

(1)通信组迅速了解当地医疗卫生单位的分布情况，提供给勘察组便于其迅速确定各单位的受损情况。

(2)通信组再将勘察组反馈的卫生资源信息汇总后提交给指挥组。

(3)指挥组通过分析上述信息，确定可以利用的现有卫生机构及动用的卫生人员，以这些机构为中心组织灾后消毒防疫工作。

5. 各级医院及卫生防疫机构破坏情况

(1)各级卫生防疫机构在灾后多无人员驻守，可以利用其尚存的消毒防疫设备，包括消毒药品、消毒喷枪、隔离衣等防疫必须物资。

(2)勘察救援组到达卫生防疫机构后迅速清点现有的防疫装备。清点药物品种，检查药物包装是否破损，是否在有效期内，以及数量，将上述情况汇报给指挥组。

(3)指挥组根据受灾情况及防疫情况，委派医疗组将防疫药品发放到疫情区域，同时做好疫区的消毒工作。同时做好发患者员的隔离，观察隔离区患者的病情变化，随时调整药物剂量，避免疫情扩散。

6. 对当地进行流行病学调查和评估

(1)地区受灾后流行病容易流行，主要有肠道传染病、虫媒传染病、动物性疾病、土壤及疫水传播的疾病、呼吸道疾病及食源性疾病等。首先评估当地常见传染病和流行季节，主要流行因素，传播途径。

(2)医疗组到达目的地后迅速在当地获取水样，检测对应的虫媒信息，预测可能出现的传染病。

(3)指挥组根据获取的样本信息结合当地的气候及受灾情况(包括人畜伤亡数目、受灾地点人员密度等)布置预防疫情的方案以及发现疫情后的应急处理措施。

(4)后勤保障组要做好整个医疗救援队的饮食、住宿、活动的卫生保障工作，结合当地特点，预防虫媒、食源等常见传染性疾病。

(三)卫生防疫计划的制定

1. 防疫目标 尽早、及时、准确地控制疫情。

2. 防疫措施 ①灾害一旦发生应及时做好抗灾防疫计划，大力贯彻执行，控制疫情上升。②建立健全灾区疫情监测系统，强化传染病报告制度，及时提供抗灾防病领导机构制定防病措施参考。③有针对性地实施预防接种。④迅速解决饮水卫生问题。因地制宜地开展饮水消毒或采取打井供水的措施。⑤抓好饮食卫生问题。灾害发生初期由于食品和粮食供应系统被破坏，使供应中断，紧跟而来的是饥饿的危害。即使紧急支援,也往往存在着供不应求和食品污染问题。灾害发生之初由于家庭烹饪条件破坏,多集中制作。为了防止食品污染和发生食物中毒,必须把好食品制作、运货和分发三个“关”。此外,灾害发生时,死畜、死禽增多,灾民食用此类肉食亦将增多,也应注意由之而发生的食物中毒。⑥开展消毒杀虫灭鼠工作。由于灾害导致生态破坏及灾民密集,人畜粪便、垃圾不能及时处理,为昆虫繁殖提供良好环境,同时鼠类栖息地被破坏,使鼠类大批迁移。这时应大力开展消毒、杀虫及灭鼠工作,以控制肠道、虫媒及动物病流行。⑦原则:以人为本,减少伤害。⑧评估疫情风险:受灾地区常见的地方病和流行趋势。灾区人群的生活状况。包括人口数量、规模、居住地点和居住密度。洁净水的供给状况,卫生保障设备是否足够。灾区人群的基本营养状况和疫苗接种率。医疗保健和病例管理情况。

(四)救援人员防护措施的制定

1. 呼吸道防护 对多数传染病因子,呼吸防护用符合《医用防护口罩技术要求》(DB19083-2010)的口罩就能满足防护要求。纱布口罩可以保护呼吸道免受有害粉尘、气溶胶、微生物及灰尘伤害;外科口罩能阻止血液、体液和飞溅物导致的疾病传播,在进行有创操作的过程中,医护人员应戴外科口罩;医用防护口罩能阻止直径<5μm 感染因子的空气传播或近距离飞沫传播。在一般的诊疗活动中,可佩戴纱布口罩或外科口罩;接触经空气传播或近距离接触经飞沫传播的呼吸道传染病患者时,应戴医用防护口罩。

呼吸防护器主要有过滤式呼吸防护器和隔绝式呼吸防护器两种。过滤式呼吸防护器通过净化部件的吸附、吸收、催化和过滤作用,除去环境空气中的有害物质,供使用者呼吸。隔绝式呼吸防护器将使用者的呼吸器官与有害环境隔绝,靠本身携带的气源或导气管,引入作业区域环境以外的洁净空气供呼吸。

2. 体表防护

(1)防护服(根据现场情况选择 A、B、C、D 级)

A 级 气密性防护服

一般要求:需要与空气呼吸器及化学防护靴、手套配合使用。

主要应用:最高等级的呼吸和皮肤危害同时存在时,以及在未知危险环境中应用。

B 级 大量喷溅型防化服

一般要求:需要与空气呼吸器及化学防护靴、手套配合使用。

主要应用:最高等级的呼吸危害和较低等级的皮肤危害同时存在时。在已知对皮肤无影响或不能渗透,仅对呼吸系统造成威胁时配备。

C 级 少量喷溅型防化服

一般要求:一般需要与过滤式空气呼吸装备及化学防护靴、手套配合使用。

主要应用:较低的呼吸危害和较低等级的皮肤危害同时存在时。在已知对皮肤无影响,并已了解环境中有毒物质成分及浓度时配备。

D级 普通防护服

一般要求:适用于一般工作环境,对使用者可能接触到的有害粉尘、化学试剂起到最初级的防护作用。

主要应用:粉尘防护、少量低浓度化学液体喷溅。

(2)眼、面防护罩

防护罩具有防高速粒子冲击和撞击的功能,并根据不同使用要求,分别有防液体喷溅、防有害光线或防尘等功能。

可能发生患者血液、体液、分泌物等喷溅时;近距离接触经飞沫传播的传染病患者时,应使用护目镜或防护面罩。为呼吸道传染病患者进行气管切开、气管插管等近距离操作,可能发生患者血液、体液、分泌物等喷溅时,应使用全面型防护面罩。

(3)防护手套(复合膜、防切割、乳胶等)

手套主要防止病原体通过手来传播和污染环境。防护手套种类繁多,除抗化学物外,还有防切割、电绝缘、防水、防寒、防热辐射及耐火阻燃等功能。在传染病暴发疫情处置现场,最常用的是乳胶手套。

在接触患者的血液、体液、分泌物、排泄物、呕吐物及污染物品时,应戴一次性或清洁的手套。

(4)防护鞋靴

(5)防护用具穿脱程序

• 从清洁区进入潜在污染区:洗手→戴帽子→戴医用防护口罩→穿工作衣裤→换工作鞋后→进入潜在污染区。手部皮肤破损的戴乳胶手套。

• 从潜在污染区进入污染区:穿隔离衣或防护服→戴护目镜、防护面罩→戴手套→穿鞋套→进入污染区。

• 医务人员离开污染区进入潜在污染区前:摘手套、消毒双手→摘护目镜、防护面罩→脱隔离衣或防护服→脱鞋套→洗手和(或)手消毒→进入潜在污染区,洗手或手消毒。用后物品分别放置于专用污物容器内。

• 从潜在污染区进入清洁区前:洗手和(或)手消毒→脱工作服→摘医用防护口罩→摘帽子→洗手和/或手消毒后,进入清洁区。

• 沐浴、更衣→离开清洁区。

3. 免疫接种

(1)主动免疫:激发个体自行产生抗体的免疫过程,称为主动免疫,在救援队出组前,根据当地可能存在的疫情,给队员主动接种疫苗,可选择的疫苗包括卡介苗、乙肝、甲肝等各型肝炎疫苗,B型流感嗜血杆菌疫苗等基础疫苗。

并不是所有疫苗均适用于暴发疫情的应急接种或暴露后的预防。对于密切接触者等个体而言，如疾病的潜伏期相对较长，而且疫苗接种后能迅速产生免疫力，暴露后尽早对易感者进行预防接种可以获得一定保护。被疑似患狂犬病的动物咬伤后，除立即对咬伤部位进项清洁、消毒等紧急处理外，还应对暴露者进行狂犬病疫苗和免疫球蛋白接种。麻疹的病例接触者应该在暴露后72h内尽早接种麻疹疫苗。对于未能及时接种疫苗的易感家庭成员、易于发生并发症的高危接触者（<1岁、孕妇或免疫力功能低下者）以及有麻疹疫苗禁忌的情况下，在暴露后6d内尽早注射免疫球蛋白可获得部分或全部保护；对于接种免疫球蛋白者，如对疫苗无禁忌，应在5~6个月后再接种麻疹疫苗。在幼托机构、中小学校和大学等集体单位发生麻疹暴发，所有无法提供接种过2剂次及以上麻疹疫苗免疫史者，均要接种麻疹疫苗，除非既往有明确诊断的麻疹既往病史或有麻疹免疫力的实验室依据。白喉病例接触者中，除常规进行抗生素预防外，如果距上次接种已超过5年应加强1剂次白喉类毒素，无免疫史的接触者应进行基础免疫。

（2）被动免疫：而在救援当地，突发疫情，受到威胁的队员在状况紧急时，直接注射血清抗体，来压制病原的活动力，称为被动免疫。血清抗体包括各种针对病原体的免疫球蛋白。免疫球蛋白预防是对暴露人群接种某病原体免疫球蛋白，可使易感者短时间内即获得外源性保护性抗体，以预防感染和减少发病。如发生甲型病毒性肝炎暴发流行时，可对可疑暴露者进行免疫球蛋白接种，以减少发患者数。

（3）预防接种常见的异常反应及其处理原则

1）加重反应：反应性质与一般反应相同，但程度较重，或发生人数较多。需对症处理。

2）局部化脓：①操作不当或消毒不严引起感染化脓；②制品中含有吸附剂，造成局部组织坏死，引发无菌性脓肿。化脓性炎症抗感染，必要时切开引流；无菌性脓肿不宜切开。

3）发现预防用生物制品有质量问题：当发现预防用生物制品有质量问题时，应当通知生产单位，并按有关规定上报处理。送检生物制品数量要求：一般疫苗及类毒素，每瓶20ml以上者4瓶，5~10ml者8瓶，5ml以下者16瓶，其他包装的干燥制品8瓶。

（五）药物预防

化学药物预防是采用化学药物及抗生素预防暴露者的感染和发病，或消除病原体携带状态，以预防病原体传播。主要的适用条件是可能出现严重疾病，发现携带状态较为困难的传染病，同时再次暴露病原体的风险较小。药物预防不能盲目扩大人群范围,需要依据风险评估结果,对传染源的接触人群或同源暴露人群进行药物预防,如对有可能暴露于艾滋病病毒污染的血和其他体液的人员尤其是医务人员,可使用齐多呋啶和拉米呋啶药物,以预防感染的发生;对流行性脑脊髓膜炎的密切接触者,特别是家庭、同宿舍接触者及其他公用餐具者,可给予化学药物预防;与霍乱病例共享食物的同源暴露者和家庭成员,自末次暴露起应医学观察5d,给予化学预防,但没有必要开展整个社区大规模预防用药,既浪费资源又可导致抗生素耐药;对细菌性痢疾、埃希大肠菌肠炎的暴露者,不推荐使用抗生素进行预防,某些抗生素甚至可增加出现溶血性尿毒综合征(HUS)的危险性。

(六)物资药品器材准备

1. 常用化学消毒剂

(1)漂白粉(又称含氯石灰):主要成分为次氯酸钙,白色粉末,能溶于水,但有大量沉渣,含有效氯25% ~32%。不稳定,易吸湿,遇光或热易分解,对物品有漂白作用,对金属有腐蚀作用。

(2)漂粉精:主要成分为次氯酸钙,白色粉末,溶于水混浊并有少量沉淀,易吸水潮解,含有效氯80% ~85%。应注意,浮白粉和漂粉精(片)易吸水潮解,应保存于密封袋或玻璃瓶中。

(3)二氯异氰尿酸钠(又称优氯净):白色晶粉,易溶于水呈弱酸性,溶于水产生次氯酸,水溶液稳定性较差,含有效氯60% ~65%。

(4)三氯异氰尿酸钠:白色粉末,水中溶解度为1.2%,有效氯含量90%。国内市售的含氯消毒剂大部分为粉剂,漂白精和优氯净已制成片剂,便于灾区计量使用。

(5)二氧化氯:可用化学法或电解食盐法制取,其水溶液不稳定,应在制得后一周内使用,可用于环境、物品、饮水和污水消毒。

(6)碘伏:是碘和某些表面活性剂的络合物,属中低效消毒剂,有一定的去油污作用,有效碘浓度为50mg/L时,作用5min可杀灭细菌繁殖体,碘伏不能破坏肝炎病毒。可用于手和一般物品清洁卫生消毒。

(7)苯扎溴铵(新洁尔灭):常用季铵盐类消毒剂产品有苯扎溴铵(新洁尔灭)、苯扎氯铵等,使用液为淡黄色液体,具有芳香性,性质稳定。季铵盐类消毒剂属于低效消毒剂,只能杀灭细菌繁殖体、部分真菌与亲脂病毒;与醇复配的制剂能杀灭真菌、病毒、结核分枝杆菌而达到中水平消毒;适用于手、皮肤、黏膜与物体表面消毒。

(8)碱性戊二醛:2%碱性戊二醛为淡黄色液体,属于高效消毒剂。可杀灭各种微生物,包括细菌繁殖体、真菌、病毒、结核分枝杆菌和细菌芽孢,适用于不耐热、不耐腐蚀医疗器械与精密仪器等的消毒与灭菌,是唯一能浸泡灭菌的化学消毒液。

2. 杀虫药物 灾害救援中经常使用的杀虫剂主要为灭鼠剂和杀灭昆虫所用的杀虫剂两类。

(1)灭鼠剂:常用的有溴敌隆、大隆、杀它仗、硫敌隆等,为第二代抗凝血灭鼠剂,作用时间较长,一旦出现误食事故,有较长的时间进行救治;而且第二代抗凝血剂如溴敌隆等特效解毒剂为维生素 K_1,较为容易得到。新型鼠饵对老鼠适口性好,不易引起鼠类拒食,从而保证了毒鼠效果。杀灭效果好。

(2)杀虫剂:一般多为拟除虫菊酯类药物,如氯氰菊酯、氯氟氰菊酯等。这些药物相较于有机磷类药物如敌敌畏、锌硫磷、乐果等,具有安全、毒副作用小、易于降解、对环境与人体本身的影响较小等优点。

3. 防蚊蝇措施

(1)蚊帐:蚊帐可用 0.05% 大功达杀虫可湿性粉剂浸泡。

(2)蚊香:电的环境用电热蚊香,无电的环境采用盘式蚊香。

(3)避蚊剂:身体暴露部位涂抹。

4. 预防及治疗药物

(1)抗生素类:青霉素钠、诺氟沙星胶囊、复方磺胺甲噁唑、阿莫西林胶囊、乙酰螺旋霉素、庆大霉素注射液、阿米卡星、甲硝唑注射液、罗红霉素、阿昔洛韦片、氨苄西林、多西环素、小诺米星、环丙沙星注射液、环丙沙星片、氧氟沙星注射液、氧氟沙星胶囊、氧氟沙星片、红霉素、琥乙红霉素。

(2)消化道类:盐酸小檗碱片、西咪替丁片、呋喃唑酮片、雷尼替丁胶囊、蒙脱石散。

(3)解热镇痛类:复方阿司匹林、对乙氨基酚片、索米痛片、氨咖黄敏胶囊。

(4)止咳类:复方甘草片、喷托维林。

(5)眼科用药:利福平眼药水、氯霉素眼药水、磺胺醋酰钠滴眼液、利巴韦林滴眼液、环丙沙星滴眼液。

(6)外用药:地塞米松软膏、绿药膏、复方倍氯米松樟脑乳膏、醋酸氟氢松软膏、创可贴、碘酊、绷带、风油精、正红花油、伤湿膏、清凉油、强力碘溶液、复方酮康唑软膏。

(7)血吸虫病用药:吡喹酮片。

(8)抗疟疾药:伯氨喹、氯喹、乙胺嘧啶。

(9)中药:板蓝根冲剂、蛇药片、银黄口服液、藿香正气水、小儿速效感冒冲剂、十滴水等。

5. 消毒卫生器械 手动消毒器、超低容量喷雾器、电动/燃油喷雾器、烟雾发生器、干粉喷雾器、洗消架、洗消帐篷、背负式常量机动喷雾器、MD6026 背负式机动喷粉、喷雾两用机、2610 热烟雾机、手提式高压灭菌器等。

二、救援实施阶段

(一) 营区的设置

当救援队到达灾区执行救援任务时常常采取现场驻扎的方式,野外驻扎居住条件差,物资供应有限,而且受到当地气候、地理环境影响。因此要根据实际情况,因地制宜。

1. 营区选择原则

(1)面积:面积要足够,适宜营区的展开,防止过分密集而使得卫生状况恶化。

(2)布局:要符合卫生学的要求,对厨房、厕所、污染处理场和停车场等,要与营区保持足够的距离,并注意风向和地势的影响。

(3)安全性:要安全可靠,要选择在地势较高而干燥、地下水位较低、阳光充足、空气新鲜、坡度不大并便于排水的山坡上。避开危险建筑物、山川、河流,靠近河川营地位置要高于历年河道洪水上涨最高纪录的位置,避免发生意外事故。远离引起水源、空气、土壤污染的污染源如垃圾场、工厂下风处、粪场等。

(4)水源:要靠近水源,要选择水质好、水量充足的地点宿营。

(5)交通靠近公路和运输线,以便于伤员转运和生活必需品的补给。

2. 工作区 由医疗功能区、病房区、技术保障区三部分构成,根据医学救援需求和医疗单位规模大小,划分手术室、术前准备区、急救帐篷、X 线方舱、临床检验帐篷、卫勤作业帐篷、药械供应帐篷和卫生器材灭菌帐篷。

3. 隔离区

(1)通风:所有房间均有良好的通风条件,方向从洁到污。并保证空气在清洁区、半污染区及污染区之间不能对流。

(2)洗消、防护设备:各区之间的缓冲区域均要设置非手触式流动水洗手设备或快速手消毒剂,并应备有盛放使用过的防护用品的带盖容器,如隔离衣、口罩、帽子、防护目镜、手套、鞋套、防护服等按规定的容器放置并处理。

(3)区域划分:在隔离区应划分清洁区、半污染区及污染区,并规定人们在此区域活动的规则。各区域应有明显的标识和界线,如用醒目的颜色区别或用文字图标,以时刻提醒工作人员严格遵守隔离规范。

1)清洁区:没有被病原微生物污染的区域,如医疗队的办公区、职工生活区等。工作人员更衣室、配餐间、防护用品储物间等。

2)半污染区:可能被病原微生物污染的区域如传染病隔离区内的办公室、治疗室、护士站、内走廊、通过间、缓冲间等。

3)污染区:已被病原微生物污染的区域,如感染疾病科门诊患者候诊检查区、诊室污物处置室、患者检查室、标本存放室、X 拍片室。病房中患者的病室、洗漱间、外走廊、污染端等。

4. 厕所

(1)厕所选址距离生活区最近不少于10m,最远不宜超过50m。

(2)尽量远离临时水源,地势稍高;建在主导风的下风向。

(3)土质较坚硬,不要选择松软的沙质土层,也不要选择难以开挖的石质土层。

(4)要有专人负责清扫、喷药杀虫、消毒,粪便要行无害化处理。

• 粪尿分集脱水干燥处理:粪尿分集,加入草木灰吸水、吸臭。

• 密闭贮存发酵处理:粪便隔绝氧气封闭,高温发酵,降低和杀灭病原体。

• 化学处理法:按粪便量的1/10加漂白粉搅匀,粪便总量1/4左右的生石灰搅匀加水。

5. 垃圾处理点

(1)生活垃圾:及时清运,集中处理;避免雨水直接浇淋生活垃圾;不得擅自焚烧垃圾;严禁向水体倾倒垃圾;严禁将医疗垃圾、禽畜尸体等混入生活垃圾;以填埋为主,要与灾后无害化处理相结合。

(2)医疗垃圾:分类收集,禁混、禁漏、禁污(利器放入利器盒内,非利器放入包装袋内),并标识;确保包装物或容器无破损、渗漏和其他缺陷,破损的包装应按治疗废物处理;废物盛放不能过满,大于3/4时就应封口,封口紧实严密,注明科室和数量;运送时防止流失、泄漏、扩散和直接接触身体;专用运送工具,并有专用医疗废物标识;建立医疗废物暂存处、设备,不得露天存放,并设专人负责管理;全面消毒,并及时由专业人员收集并运送到医疗垃圾处理场。

6. 尸体处理点　受灾后暴露的人畜尸体很快腐烂,散发尸臭,污染环境,对灾民和救援人员的健康威胁很大,尽快做好尸体消毒、处理时卫生防疫的重要任务。尸体挖掘、搬运、掩埋作业人员,要戴防毒口罩、穿工作服、戴厚橡胶手套,穿高腰胶靴,扎紧裤脚袖口,防止吸入尸臭中毒和尸液刺激皮肤。作业完毕要在专门的消毒站脱下工作服、胶靴手套,由消毒人员进行消毒除臭。

(1)人尸体

1)消毒除臭方法:消毒人员紧跟挖掘人员,边挖边喷洒高浓度的漂白粉、三合二乳剂或除臭剂。尸体移开后用衣物包严,装塑料袋内将口扎紧,尽快装车运走。对疑似传染病尸体,用0.05%过氧乙酸溶液浸湿的布单严密包裹,口、鼻、耳、肛门、阴道要用浸过0.05%过氧乙酸的棉球堵塞后尽快火化。

2)处理方法:火化和掩埋两种。尸体少可以火化,尸体多可用掩埋。掩埋尸体一般按照喷药、包裹、捆扎、运出和掩埋处理流程,掩埋深度必须达1.5m以上。

3)烈性传染病尸体要采取最高级别防护,尸体应该严格消毒,火化处理。

(2)动物尸体:一经发现动物尸体立即集中深埋或焚烧,并应向死亡动物周围喷洒漂白粉。

（二）控制传染源

1. 传染病或疑似患者的隔离和治疗

(1)对传染病或疑似患者立即就地隔离。

(2)送检排泄物(痰、粪便等):传染病患者的体液、血液、分泌物可能具有传染性,因此从传染病患者采集标本,必须做好个人防护。标本采集过程中严格采取预防措施,防止针头等锐器刺伤(尤其是已经采集过患者血液的针头);采样人员应采取适当防护,如使用一次性隔离服、手套、防护口罩(以免飞溅)等防护措施。

现场采集标本要严格按照生物安全规定进行。严格无菌操作,避免不同标本之间的交叉污染。采集好的标本根据标本种类和检测内容确定标本的保存方式,如细菌检测常需无菌、无抗生素保存,4℃或室温保存;病毒检测常需要低温(-20℃)保存。血清标本在4℃可放3d、-20℃以下长期保存。

标本运送要严格做到生物安全,依据病因分析的病原体分类,如果为高致病性病原微生物,应严格按照《病原微生物实验室生物安全管理条例》(国务院424号令)和《可感染人类的高致病性病原微生物菌种或标本运输管理规定》(中华人民共和国卫生部第45号令)《人间传染的病原微生物名录》等有关规定执行。

(3)治疗(详见第四篇第二章感染性疾病相关章节):传染病一经发现,应该首先隔离,积极救治,加强支持与对症治疗:比如霍乱患者给与补液纠正水电解质失衡、频繁呕吐可给阿托品、剧烈腹泻可酌情使用肾上腺皮质激素等。

(4)及时上报当地卫生行政部门:按照《中华人民共和国传染病防治法》规定,责任报告人发现甲类传染病、和乙类传染病中的肺炭疽、传染性非典型肺炎、脊髓灰质炎的患者、高致病性禽流感的患者、疑似患者或病原携带者时,应于2小时内以最快方式向属地疾控中心报告。发现其他传染病和不明原因疾病暴发时也应及时报告。同时,通过传染病疫情监测信息系统进行报告;对其他乙、丙类传染病患者、疑似患者和伤寒副伤寒、痢疾、梅毒、淋病、白喉、疟疾等的病原携带者在诊断后24h内通过传染病疫情监测信息系统进行报告。

对其他符合突发公共卫生事件报告标准的传染病暴发疫情,按规定要求进行报告。

个别病种的确认须由相关单位认可后方能上报:

1)脊髓灰质炎,要由国家确认实验室进行审核确认。

2)甲类传染病及按甲类管理的传染病(如传染性非典型肺炎、肺炭疽、人感染高致病性禽流感等),须由省级有确认权限的单位或实验室进行审核确认。

3)艾滋病,应由省级有确认权限的单位或实验室进行审核确认。

4)每月29日前检查追踪上月和本月已报告病例卡片的诊断变化和转归情况,如疑似病例改为确诊病例或排除、未分型改为已分型、死亡等,要对原报告卡进行订正报告。

5）在传染病漏报自查、检查和暴发调查中发现的未报告病例，要及时补充录入。

（5）对患者曾接触过的环境和使用过的医疗器械进行处理消毒：目前，我国规定需要消毒的传染病有：①肠道传染病：病毒性肝炎、霍乱、伤寒、副伤寒、痢疾等；②呼吸道传染病：肺结核、天花、白喉、流行性感冒、传染性非典型肺炎等；③接触传染病：乙型病毒性肝炎、性病、皮肤病、艾滋病、病毒性结膜炎等；④动物源性传染病：炭疽、鼠疫、钩端螺旋体病、布鲁氏菌病等。

按照时间划分，分为随时消毒和终末消毒：

1）随时消毒：疫源地内有传染源存在时进行的消毒。其目的是及时杀灭或去除传染源所排出的病原微生物。

2）终末消毒：传染源离开疫源地后，对疫源地进行的一次彻底的消毒。如传染病患者住院、转移或死亡后，对其住所及污染的物品进行的消毒；医院内传染病患者出院、转院或死亡后，对病室及污染物品进行的一次彻底消毒。

传染病疫源地消毒应做到"三分开，六消毒"。

"三分开"即：①分住室（无条件时可用布帘隔开，至少要分床）；②分食；③分生活用具（包括餐具、洗漱用具、便盆、痰盂等）。

"六消毒"是指：①消毒排泄物；②消毒生活用具；③消毒双手；④消毒衣服被单；⑤消毒居室；⑥消毒生活污水。

（6）传染病患者或疑似患者的垃圾处理

1）焚烧：将不值得应用而可燃物质尽量焚烧。

2）消毒：喷洒有效氯含量为 10g/L 的消毒溶液，作用 60min 以上，消毒后再深埋。

（7）确保不污染环境、不引起疫情扩散上的前提下后送治疗：灾区出现传染病暴发时，应该立即将患者隔离，就地治疗，避免疫情扩散。当患者病情危重，当地无救治条件时或附近有传染病定点医疗单位，可以考虑转运患者至定点医疗单位治疗，转运工作必须周密安排，保证患者安全和避免疫情扩散。

1）转运要求

• 专车专用，驾驶室与车厢密封隔离，车内设专门的污染物品放置区域，配备防护用品、消毒液、快速手消毒剂。

• 医务人员、司机穿工作服、隔离衣、戴手套、工作帽、防护口罩和防护眼镜。

• 医务人员、司机接触疑似病例或确诊病例后，均要及时更换全套防护物品。

• 非负压救护车转运时应当开窗通风；负压救护车转运时应保持密闭状态，车辆消毒后打开门窗通风。

• 医务人员和司机的防护、车辆、医疗用品及设备消毒、污染物品处理等按照《医院感染管理办法》《消毒技术规范》及相关规定执行。

• 转运传染病疑似病例和确诊病例后，救护车辆必须消毒后再转运下一例患者。

2）转运流程：穿、戴全套防护物品→穿工作服→出车至医疗机构接患者→患者戴口罩和手套→将患者安置在救护车→将患者转运至接收医疗机构→返回→车辆及设备消毒→人员防护消毒。

3）穿戴及脱防护物品流程

穿戴防护物品流程：洗手或手消毒→穿工作服→戴防护口罩→戴工作帽→戴防护眼镜→ 穿隔离衣→戴手套。

脱防护物品流程：摘手套→洗手或手消毒→摘工作帽→ 摘防护眼镜→ 摘防护口罩→脱隔离衣→洗手或手消毒→ 脱工作服。

医务人员、司机清洁消毒：手消毒→淋浴→换干净衣服。

救护车清洁消毒：关闭门窗→ 2% 过氧乙酸气溶胶喷雾封闭 1h。

4）洗手六步法的正确要点及具体操作步骤

第一步：掌心相对，手指并拢相互搓擦。

第二步：手心对手背沿指缝相互搓擦，交换进行。

第三步：掌心相对，双手交叉沿指缝相互搓擦。

第四步：一手握另一手大拇指旋转搓擦，交换进行。

第五步：弯曲各手指关节，在另一手掌心旋转搓擦，交换进行。

第六步：搓洗手腕，交换进行。

2. 传染病或疑似患者尸体的处理 对疑似传染病尸体，用 0.05% 过氧乙酸溶液浸湿的布单严密包裹，口、鼻、耳、肛门、阴道要用浸过 0.05% 过氧乙酸的棉球堵塞后尽快火化。

3. 对同传染病或疑似患者接触者采取隔离观察措施。

（三）环境消杀，切断传播途径

1. 饮水源 为保证灾民能够得到安全的饮用水，必须做好饮用水水源地的保护、水质的消毒处理以及水质的检验。

饮用水水源的选择：水源的选择原则是水量充足、水质良好、便于防护、经济技术合理。选择顺序是应选择泉水、深井水、浅井水，其次才考虑河水、湖水、塘水等。

1）迅速评估原有水源卫生状况，如受到破坏或污染，应立即选择并建立新的取水点。

2）对于被淹没了的水井或供水构筑物应停止供水，待水退后经彻底清洗消毒后方可继续供水。

3）如条件许可，最好的办法是就地打机井或手压井，水源周围要保持清洁卫生，附近没有厕所、畜圈、垃圾及废水排出口，应避免在低洼地或过去是污染源的地方取水。

4）在内涝地区，应划出水质污染较少的水域作为饮用水取水点，禁止在此区域内排放粪便、污水与垃圾。

5）在流动的洪水地区，应在上游水域选择饮用水水源取水点，并划出一定范围，严禁在此区域内排放粪便、污水与垃圾。

6）只有河、塘、湖水可作水源时，要选择位置适当的上游河段或水塘，取水点要向河中心伸延一些，有条件的地方宜在取水点设水码头，也可在岸边挖砂滤井取水。水塘选定后，只能专供饮用水，不得做他用。

7）水井应有井台、井栏、井盖及井的周围 30 米内禁止设有厕所、粪坑、垃圾堆、猪圈以及其他可能污染地下水的设施；取水应用专用的取水桶；建立水源保护机制，设岗哨看管，防止人为投毒。

2. 饮用水水源的防护

1）对于有毒有害的化学物品，迅速将其转移到安全地带，一时无法转移的应加强保护，防止扩散或外溢。

2）对于露天堆放的含有有毒有害物质的废渣或废水池，也应及时清运到安全地带，或加高加固围堤。

3）对于放射性物质，应妥善使用和管理放射源，采取有效措施，防止含放射性的固体废弃物和废液污染水体。

4）应突击迁移水源防护带沿岸的粪坑，清除垃圾堆和无害化处理厕所内的粪便。

3. 水质的处理与消毒

1）缸（桶）水消毒处理：自然灾害发生后，若取回的水较清彻，可直接消毒处理后使用。若很混浊，可经自然澄清后（如澄清效果不佳，可使用明矾进行混凝沉淀和沙滤过滤）再进行消毒。常用的消毒剂为漂白精片或泡腾片。使用方法为每担水（50kg）加漂白粉精片 1 片或泡腾片 1 片。先将漂粉精片或泡腾片压碎放入碗中，加水搅拌至溶解，然后取该上清液倒入缸（桶）中，不断搅动使之与水混合均匀，盖上缸（桶）盖，30min 后测余氯不低于 0.3mg/L 即可使用。若余氯达不到，则应增加消毒剂量，缸（桶）要经常清洗。同时应注意：漂白粉精片和泡腾片易吸水潮解，应保存于密封塑料袋或玻璃瓶中。

2）手压井的消毒

①直接投加法：投消毒剂前先测量井水量及计算投药剂量，水井一般为圆筒状。

$$井水量(t)=井水深(m)\times0.8\times[水面直径(m)]^2$$

漂白粉的投加量(g)=加氯量应是井水需氯量与余氯之和,最好能通过检测找出数据,但实际工作中不易做到,可根据井水水质按一般清洁井水的加氯量为2mg/L,水质较混浊时增加到3~5mg/L,以保证井水余氯在加氯30min后在0.7mg/L左右,有条件的地区可进行水质细菌学检验。

投加的方法是根据所需投药量,放入容器中,加水调成浓溶液,澄清后将上清液倒入水桶中,加水稀释后倒入水井,用水桶将井水震荡数次,使之与水混匀,待30min后即可使用。井水的投药消毒至少每天2次,即在早晨和傍晚集中取水前进行。

②持续消毒法:将一定量(约500g)的漂白粉或漂粉精片(有效氯60%~70%、0.2g/片),装入开有若干个小孔的饮料瓶中,加水搅拌后放入井中,利用取水时的震荡作用使药液流出,达到持续消毒的目的。该法操作简便节省人力和药量,水中余氯较稳定,一次投药可维持数天,但每隔3~5d捞出饮料瓶检查是否阻塞,随时添加消毒剂,饮料瓶上的小孔数应根据余氯量在0.7mg/L左右而定,并同时系一空瓶,使药瓶漂浮在水面下10cm处。若水井较大,可同时放数个持续消毒瓶。

③过量氯消毒法:适用于水井被洪水淹没;新井开始使用前、旧井修理或掏井后;井水大肠菌值显著变化;在肠道传染病疫点并疑与水有关和水井落入脏物等情况下。

方法是:先将井水掏干(若井水中查出致病菌,应先消毒后再掏干),清除井壁和井底的污物,用3%~5%漂白粉溶液(漂粉精减半)清洗后,再按加氯量10~15mg/L投加漂白粉(或漂粉精)即每吨水加40g干漂白粉计,等待10~12h后把井水打完,待再来水即可消毒取用,必要时经细菌学检验合格后方可使用。

蓄水池(箱)的清洗消毒可参照此法。

3)个人饮水消毒:军用水壶加个人饮水消毒片一片,振摇1min,放置5min,即可饮用。

4)运送安全卫生水:瓶装水运输方便,水质安全,可用来解决应急饮水问题。用于送水的设备,无论是水车、消防车、洒水车、水箱(可用卡车、拖拉机载运)或聚乙烯塑料水桶,在运水前,都必须对盛水容器进行彻底的清洗和消毒,待运水的余氯含量至少要达到0.5mg/L,运水人员要专职且身体健康,分水时要有专用的清洁用具,待运水储存不得超过2d,中间加一次漂粉精片,加量按20片/t水或等效的其他消毒剂,并进行水质检测,防止运送的水受到二次污染,以确保运送水的卫生质量。

4. 蚊虫蝇类的灭防

(1)病媒生物控制原则

常规原则:坚持病媒生物监测,当病媒生物密度不高或未发生媒介相关疾病时，加强环境治理，对孳生地进行有效管理，辅以个人防护和药物杀灭。

应急原则：坚持病媒生物监测，当病媒生物密度过高或媒介生物性疾病流行时，应以化学防治为主，辅以个人防护和环境治理措施，迅速降低靶标病媒生物密度。

(2) 蚊蝇防制措施

保护人群，避免人与蚊蝇接触

①有条件的灾区，在帐篷、简易房或其他临时住所装置纱门、纱窗等简单的防蚊、蝇设施。

②睡觉前点燃盘式蚊香、电热蚊香片或电热蚊香液，应注意防火。

③使用市售驱避剂涂在身体暴露部位，也可使用花露水、风油精等。

④傍晚、清晨尽量穿长袖衣裤，减少蚊虫叮咬。

⑤有条件时使用经药物浸泡过的蚊帐。药物喷洒或浸泡处理蚊帐常用药物及剂量为：溴氰菊酯喷洒蚊帐，9~12mg/m^2，浸泡蚊帐 15~25mg/m^2；顺式氯氰菊酯浸泡蚊帐，25~40mg/m^2。其持效可达 3~6 个月，甚至更长。对门帘、纱窗等可做类似的处理。

⑥在临时住所内与周围 5~10m 范围外环境，使用 5% 顺式氯氰菊酯（奋斗呐）可湿性粉剂 100 倍稀释（或具有滞留效果的其他拟除虫菊酯类杀虫剂按照使用说明的剂量）进行滞留喷洒，防止蚊、蝇、蜱、螨、蚤等侵害。注意室内环境主要在墙面、床下等部位施药，用药后室内尽量减少清洗；外环境地面施药，雨后应补喷。

(3) 蚊蝇孳生地的治理

1) 治理原则：①广泛发动和组织群众，消除卫生死角；②及时清除生活污水和各种积水，重点要翻缸倒罐，防止雨天积水；③用泥土、石头等物填塞或填充水坑、洼地、废弃的池塘和沟渠，防止积水生蚊；④清除室内外垃圾污物，加强人畜粪便管理，重点对厕所、垃圾桶、垃圾堆放场所定期进行清查和清理，做到及时收集、外运、处理，达到日产日清，并进行无害化处理。

2) 治理措施

①蚊虫孳生地的控制：对蚊蚴的孳生地，要及时清除生活区周围的小型积水，将废弃容器倒置，盛水容器要加盖，减少蚊虫孳生地。对有大量蚊虫孳生且暂不能填平的水坑或池塘，通常可采用灭蚊蚴剂处理作为环境治理的补充。灭蚊蚴剂施用方法一般采用喷洒法，即根据各种药剂的用量，适当加水稀释，然后对孳生地水面进行喷洒。使用安备（1%双硫磷颗粒剂）等缓释剂，可以根据水体类型和蚊虫的发生期调整施药间隔期（清洁水体可以每 4 周投药一次，污水或蚊虫发生高峰期每 1~2 周投药一次）。

②蝇类孳生地控制：要加强人畜粪便的管理，及时收集，并进行无害化处理。对于公共厕所、私厕等，可以使用滞留喷洒处理厕所内距地面 1m 以下的

墙面，蹲坑挡板，两周处理一次。如果厕所内有大量蝇类飞舞，可以进行空间喷洒予以杀灭。杀灭粪坑内蝇蛆的方法，可以参考世界卫生组织推荐用于杀灭蝇蛆的常用方法，如马拉硫磷0.2%乳剂，每平方米500ml，12h内可杀死全部蝇幼。

5. 鼠类的防灭 对灾民安置点等有鼠的部位进行定点处理，对垃圾收集点、厕所等重点部位定期投放灭鼠毒饵。灾害期间的临时聚居地属于特殊环境，对各种灭鼠方法选择顺序和平时有所不同。

(1)多用器械灭鼠：如鼠笼、鼠夹、粘鼠板(鼠传疾病疫区慎用)等，但不能使用电子猫，禁止自拉电网捕鼠，还可用水或泥浆灌堵鼠洞，堵洞时可以配合磷化铝片(应急时用，由专业人员负责进行杀灭)。需要注意的是，避免徒手拿鼠，捕到的老鼠要焚烧或深埋在适当地点。

(2)慎用毒饵灭鼠：当鼠密度很高，或人群受到鼠源疾病严重威胁时，则应在严密组织、充分宣传的基础上，开展毒饵灭鼠。如有鼠传疾病发生须灭鼠时，须按照特定鼠源疾病的相关要求做好死鼠的收集、处理等。

灭鼠只能用国家登记注册的鼠药，尽可能使用高效、安全的抗凝血灭鼠剂，维生素K_1是特效解毒剂。如果情况紧急，必须使用急性鼠药，应首选0.5%~1.0%的磷化锌，但它对人和禽畜有一定危险，尤其对鸡鸭毒性大。使用急性鼠药，一定要注意安全，准备必要的解毒剂。若需当地配制毒饵，需由专业技术人员统一制备。为防止人畜中毒事故，严禁使用毒鼠强(424)、氟乙酰胺、氟乙酸钠、甘氟等急性剧毒鼠药。

(3)灭鼠毒饵使用方法：根据鼠情决定毒饵投放量，毒饵投药，室内沿墙根每10~15m^2投放两堆，每堆约5~10g，室外沿墙根或鼠道每5~10m投放一堆，每堆20g，晚上放，早上收或用物品掩盖，晚上再暴露，每天检查，按吃多少补多少，吃光处加倍补充。敌鼠钠盐、杀鼠迷连放5晚；氯敌鼠、溴敌隆、大隆、杀它仗在第1和第4晚各投1次，磷化锌连投三晚。对于粮食配制的毒饵，应该放置在毒饵盒或临时毒饵盒内以防雨防霉。常用灭鼠剂(表3-5-5)。

提倡用成品(商品)毒饵，如需现场配制毒饵，必须由专业技术人员严格按程序操作。

(4)确保人畜安全：要加强灭鼠毒饵使用安全知识的宣传，不能用熟食配制毒饵，更不能用饼或方便面等。毒饵必须有警告色。投饵点应有醒目标记。投饵工作由受过培训的灭鼠员承担。投毒后及时搜寻死鼠，管好禽畜，保藏好食品，照看好小孩。投饵结束应收集剩饵，并将其焚烧或在适当地点深埋。卫生部门要做好中毒急救的准备。

6. 蚤类防灭

(1)化学杀灭法：染蚤地区，用手持压缩式喷雾器或背负式常量喷雾器喷洒攻百害杀虫可湿性粉剂或大功达杀虫可湿性粉剂(0.01%~0.02%),100~200ml/m^{2}做地面喷洒。

表 3-5-5 灾区常用灭鼠剂

灭鼠剂	使用浓度 /%	配制方法	使用方法	特效解毒剂
敌鼠钠盐	0.05~0.2	浸泡法、毒水	饱和投药	维生素 K_1
杀鼠迷	0.03~0.05	浸泡法、毒水	饱和投药	维生素 K_1
杀鼠灵	0.025~0.1	黏附法、毒水	饱和投药	维生素 K_1
氯敌鼠	0.005~0.025	黏附法	间隔投药	维生素 K_1
溴敌隆	0.005	黏附法	饱和投药	维生素 K_1
大隆	0.005	商品化毒饵	间隔投药	维生素 K_1
杀它仗	0.005	商品化毒饵	间隔投药	维生素 K_1
磷化锌	0.5~2	黏附法	一次投药	无,常规中毒急救

(2)物理捕灭法:①粘纸法:利用黏蚤纸黏捕;②光诱法:有条件可采用电子捕杀灯,条件受限可采用白色搪瓷盘,内放少许浓肥皂水,中央放置一蜡烛,夜晚点燃,蚤被光诱入皂水。

7. 营区消毒 自然灾害发生后造成灾区卫生条件恶化,可根据传染病预防的需要,有针对性地在灾区开展预防性消毒,一般不必对无消毒指征的灾区外环境、交通工具、帐篷等进行广泛地、反复地喷洒消毒,防止过度消毒现象的发生。如有传染病发生时应以病原体可能污染的范围为依据确定消毒范围和对象。

(1)消毒药械的选择:应选择取得卫生部卫生许可批件的消毒产品;符合卫生部《次氯酸钠消毒液卫生质量技术规范》的产品也可以直接使用。

1)消毒方法的选择:应选择中效或高效消毒剂如含氯(溴)消毒剂、碘伏、二氧化氯等进行消毒,并尽量避免破坏消毒对象的使用价值和造成环境的污染。

2)常用化学消毒剂

• 漂白粉(又称含氯石灰):主要成分为次氯酸钙,白色粉末,能溶于水,但有大量沉渣,含有效氯 25% ~32%。不稳定,易吸湿,遇光或热易分解,对物品有漂白作用,对金属有腐蚀作用。

• 漂粉精:主要成分为次氯酸钙,白色粉末,溶于水混浊并有少量沉淀,易吸水潮解,含有效氯 80% ~85%。应注意,浮白粉和漂粉精(片)易吸水潮解,应保存于密封袋或玻璃瓶中。

•二氯异氰尿酸钠(又称优氯净):白色晶粉,易溶于水呈弱酸性,溶于水产生次氯酸,水溶液稳定性较差,含有效氯 60% ~65%。

•三氯异氰尿酸钠:白色粉末,水中溶解度为 1.2%,有效氯含量 90%。国内市售的含氯消毒剂大部分为粉剂,漂白精和优氯净已制成片剂,便于灾区计量使用。

•二氧化氯:可用化学法或电解食盐法制取,其水溶液不稳定,应在制得后一周内使用,可用于环境、物品、饮水和污水消毒。

•碘伏:是碘和某些表面活性剂的络合物,属中低效消毒剂,有一定的去油污作用,有效碘浓度为 50mg/L 时,作用 5min 可杀灭细菌繁殖体,碘伏不能破坏肝炎病毒。可用于手和一般物品清洁卫生消毒。

(2)常见污染对象的消毒方法

1)餐具:餐饮业、食堂等共用食饮具及家庭有传染患者时,首选煮沸消毒,消毒 15min,也可用含氯消毒剂消毒。消毒时将食具浸没在含有效氯 250mg/L 的消毒液中,作用 15min,然后用洁净水冲洗,除去残留消毒液。

2)墙壁、地面:用浓度为 250~500mg/L 的有效氯喷雾或喷洒,作用 2h。用量:土质地面 250~500ml/m^2、土质墙 200ml/m^2、水泥地面 300ml/m^2。对上述各种墙壁的喷洒消毒剂溶液不宜超过其吸液量。

3)生活污水:灾民安置点的生活污水应排入城市污水系统进行处理。不能纳入城市污水处理系统的,应通过排水沟或指定倾倒地点等方式尽量收集。收集的污水可用含氯消毒剂进行消毒。加氯量为 10~50mg/L,作用 30min 后,余氯应保持 5mg/L。

4)衣服被褥:被污染后的衣服被褥需用 80℃热水浸泡 15min,白色织物可用 2%漂白粉上清液浸泡 30min,然后用清水漂洗。

5)家具等一般用具:用 0.5%氯已定,或 0.5%苯扎溴铵擦拭,作用 30min。

6)畜舍:用 10%漂白粉上清液喷雾(200mL/m^2)或喷洒 1000ml/m^2,作用 2h,如疑有炭疽菌污染则可用 20%漂白粉上清液喷雾,作用 4h。

7)手的卫生消毒:日常生活中饭前便后可用肥皂流水洗手。无条件洗手时,可使用快速免洗手消毒剂涂擦双手;处理污染物后,可用肥皂加流水洗手,也可用有效氯 100mg/L 消毒液浸洗作用 3min,或使用消毒湿巾擦拭双手。

8)厕所、粪便:厕所数量应与安置点人数相适应,一般按每 45 人一个蹲位配置。有条件的应尽量采用水冲式厕所、流动厕所和无害化厕所,这类厕所不必在现场对粪便进行消毒处理。厕所蹲位不足时,可以选择合适的地点挖建简易厕所,厕所应建有围栏和顶盖,避免雨水漫溢粪便污染环境,厕所内可定时泼洒 20% 漂白粉乳液以除臭并消毒。当粪便接近便池容积 2/3 时,应及时加土回填覆盖，另建厕所。无法加土覆盖的，可使用生石灰或漂白粉覆盖，表面厚度达 2cm。

9）动物尸体处理点：对环境清理中清出的家畜家禽和其他动物尸体应用漂白粉或生石灰处理后进行深埋处理。地点应选择地势高，地下水位低，远离水源及居民点的地方，挖土坑深 2m 以上，在坑底撒漂白粉或生石灰，把动物尸体先用 10% 的漂白粉上清液喷洒（$200ml/m^2$），作用 2h 后，装入塑料袋，投入坑内，再用干漂白粉按 $20\sim40g/m^2$ 撒盖于尸体上，然后覆土掩埋压实。

10）积水洼地及淤泥等：清理积水洼地及淤泥等保持环境清洁卫生，减少蚊蝇类孳生场所，防止蚊蝇幼虫孳生。蚊类的环境治理要及时清除生活污水和各种积水，用泥土、石头等物填塞或填充水坑、洼地、废弃的池塘和沟渠，防止积水生蚊。

（四）保护易感人群

1. 救援人员的保护 在灾区的救援人员通常有专业救援队员、军人、医护人员、民间志愿者等，这类人群的防护要注意以下几点：

（1）任务、环境、条件再困难、再紧张，不要忘记个人有效防护、吃饭、睡觉。

（2）根据实际情况采用有效的防护措施。

（3）根据实际情况采用主动或被动免疫手段。

（4）根据实际情况，预防性服用药物。

（5）做好行动前的培训和辅导工作。

（6）保证安全的饮水、食品后勤补给。

（7）配备必要的装备、药品和耗材。

2. 受灾人群的保护

（1）疏散易感人群到安全地带。

（2）根据情况分别给人群注射疫苗或者抗毒血清等手段。

（3）隔离与治疗已经感染的患者。

（4）密切接触者进行医学隔离观察，避免疫情播散。

（5）结合实际情况，对重点人群特别是少年儿童和老人开展预防性服药。

（6）积极安置受灾人群，提供干净饮水以及卫生食品。

（五）培训和宣教

1. 自然灾害健康教育工作目标

（1）及时向公众传播普及卫生防病知识。

（2）正确引导公众的参与，防范公众心理恐慌，维护社会稳定。

（3）帮助受灾群众进行心理修复。

（4）指导公众采纳预防疾病和保护健康的生活方式和行为，提高个人和群体预防保健的能力。

2. 自然灾害中健康教育的主要内容

(1)饮水卫生。

(2)食物中毒预防:①教育群众不要采摘没有当地食用习惯的有毒野菜,防止误食野生植物中毒;②教育群众不要食用病死及死因不明或腐败变质的畜、禽肉、防止细菌性食物中毒;③救援食品应尽量采用定型包装食品,如罐头类(包括蔬菜、水果)食品,可有效补充饮水和各种营养物质;④一旦发生食物中毒,应及时向卫生防疫部门报告食物中毒发生的时间、地点、中毒人数及原因。发生误食野菜和其他食物中毒患者必须立即送医院进行抢救治疗。

(3)环境卫生:重点是环境卫生清理和粪便处理知识、技能。可介绍高温堆肥法。如当地缺少青草、秸秆等,不能堆制规范的高温堆肥,可指导灾区居民每天将垃圾、粪便堆好,用湿泥封闭1次以上;如果地面有污泥,要将污泥铲起,和垃圾、粪便一起堆积,用湿泥封闭,以防蝇蛆孳生。垃圾、粪便堆可层层加高加大,层层封闭。其次是庵棚通风,防止中暑;在住宅(庵棚)外周挖约5cm深浅沟,减轻室内地面潮湿程度;鼓励灾区居民把禽畜送往非灾区,有条件的也可以集中圈养等。及时清扫垃圾,拔除杂草,不给蚊蝇以滋生之地。

(4)防制有害虫媒和动物:重点是防蝇、防蚊、防鼠和灭鼠方法(包括鼠药使用知识、技能)。其次是对患病家禽家畜处理知识等。

(5)个人卫生:重点是饭前便后用清洁的水洗手,不在洪水中嬉戏。其次是不用手揉眼睛,防止"红眼病"流行,在烈日下活动戴草帽,尽量保持皮肤清洁等。

(6)心理卫生:重点是保持积极的心理状态,在被水围困的现状下,找些感兴趣的事做,保持良好的生活规律。其次是自力更生救灾防病的心理教育等。地震对人们心理的伤害远远大于生理上的伤害。因此,在地震灾害发生后还要加强危机心理干预健康教育。

(7)疾病防治:重点是患病后及时就医,特别是发热、腹泻患者,要尽快就诊。其次是遵医行为教育、传染病隔离、相关药物使用等知识宣教。

(8)家庭应急救援包:①应急逃生绳:承重力不小于200kg,绳直径为25~30mm,外裹阻燃材料;②简易防烟面具:当遭遇火警或遇到其他有害气体侵害时,取出面具戴在头上;③锤子、哨子、收音机、手电筒、电池等;④瓶装矿泉水、压缩饼干及巧克力等饮料、食品;⑤绷带、胶布、止血带等应急医药用品。

(9)家庭日常防灾自救装备:

1)家用灭火器;

2)应急药品(注意定期更换,不失效):

- 医用材料:胶布、体温计、剪刀、酒精棉球。
- 外用药:碘酒、眼药水、烫伤药膏、消炎粉、消毒水。

• 内服药：退烧片、保心丸、止痛片、抗生素、止泻药、催吐药等。

(10)家庭必备食品(注意定期更换，不失效)：①固体食品：饼干、面包、方便面等；②瓶装饮用水；③罐装食品。

(11)家庭常用电话表：包括家人紧急电话，相关急救中心、火警、交通事故等公安报警电话等。

三、撤收阶段

在紧急救援的后期，伤员减少的情况下，要及时进行清理整顿，保持驻地环境卫生，积极主动参与当地卫生防疫。接到准备撤收的命令后，抓紧现有伤员的救治后送，安排好分流和交接工作，有序组织撤收。撤离中要科学合理地进行组织，坚持"先近后远，先重后轻"的原则，选择污染最小、距离最短的途径作为转移的撤离路线，避开疫情传染期的危险时段。撤离后要定期检测疫情。

参考文献

1. 姚玉红．地震灾后心理危机干预．现代预防医学，2008，12：2403-2404.
2. 邱慧萍．灾难性危机事件的心理干预．江西农业大学学报，2004，3(1)：135-136.
3. 何立群，张涛．震后早期心理辅导探讨．西南交通大学学报(社会科学版)，2008，9(4)：28-34.
4. 钱革．汶川震后心理危机的早期干预：文献综述与评价．兰州学刊，2009，3：134-137.
5. Organization W H.Psychological first aid:guide for field workers [J].Geneva World Health Organization, 2011, 33(7):391-395.
6. National Child Traumatic Stress Network and National Center for PTSD, Psychological First Aid:Field Operations Guide, 2nd Edition.2006.
7. World Health Organization.Assessing mental health and psychosocial needs and resources:toolkit for humanitarian settings [M].World Health Organization, 2012.
8. 世界卫生组织．增进恢复：紧急情况发生后可持续的精神卫生保健概述．世界卫生组织：日内瓦，2013.
9. Tol W A, Patel V, Tomlinson M, et al.Research priorities for mental health and psychosocial support in humanitarian settings[J].PLoS Medicine, 2011, 8(9):e1001096.
10. IASC Reference Group on Mental Health and Psychosocial Support in Emergency Settings. IASC Reference Group Mental Health and Psychosocial Support Assessment Guide, IASC RG MHPSS, 2012.
11. IASC Reference Group for Mental Health and Psychosocial Support in Emergency Settings.(2012). Who is Where, When, doing What (4Ws) in Mental Health and Psychosocial Support:Manual with Activity Codes (field test-version).Geneva.
12. World Health Organization & King's College London (2011).The Humanitarian Emergency Settings Perceived Needs Scale (HESPER):Manual with Scale.Geneva.

13. Mental Health and Psychosocial Support in Disaster Situations in the Caribbean.Core Knowledge for Emergency Preparedness and Response.A Joint Publication of the Mental Health Program and the Area on Emergency Preparedness and Disaster Relief of the Pan American Health Organization.
14. Rapid Assessment of Mental Health Needs of Refugees, Displaced and Other Populations Affected by Conflict and Post-Conflict Situations.WHO, Geneva, 2001.

第四篇

医学专科救治操作技术

第一章

创伤救治技术

第一节　颅脑创伤

一、概述

突发公共事件现场颅脑损伤是指由于建筑物垮塌、山体滑坡、爆炸等各种暴力所致颅脑损伤的总称，是在灾害损伤中仅次于肢体骨折的损伤类型。颅脑损伤伤情与灾害的轻度、波及范围、自然人文环境、救援难度乃至所在国、所在地域的经济状况、综合国力等密切相关，以地震灾害为例，文献报道地震致颅脑损伤约占灾害中伤员总数的17.1%~30%。

根据伤后有无硬脑膜破裂、脑组织是否与外界相通，可分为开放性损伤和闭合性损伤。根据颅脑解剖部位和损伤病理形态改变，分为三类：头皮损伤、颅骨骨折和脑损伤。脑损伤可再分为原发性和继发性两类，前者包括脑震荡、弥漫性轴索损伤、脑挫裂伤、脑干损伤、下丘脑损伤，后者包括伤后脑水肿和颅内血肿（包括硬膜外血肿、硬膜下血肿及脑内血肿）。

二、诊断标准

鉴于灾害致颅脑损伤的特殊性，其诊治模式由平时的诊断→治疗变为抢救→诊断→治疗。因此灾害现场颅脑损伤的诊断应首先让位于对伤情的快速评估和对基本生命体征的维持，切忌过多的辅助检查，以免影响伤后的抢救时间。

头部CT扫描是颅脑损伤最常用、最可靠并且迅速的辅助检查手段。目前移动CT已投入使用，可根据影像表现明确硬膜下血肿、硬膜外血肿、脑挫裂伤、脑内血肿、蛛网膜下腔出血、急性脑积水等诊断，并对伤情严重程度进行判断。

三、伤情评估

（一）生命体征

血氧饱和度和血压是重要的监测指标，低氧血症和低血压是患者预后不良的重要指标，应尽量做到连续监测。

1. **低氧血症** 动脉氧饱和度低于90%。

2. **低血压** 成人收缩压低于90mmHg，儿童低于70mmHg + [2× 年龄(岁)]。

（二）瞳孔

1. 瞳孔的检查包括其直径和大小，是否对称，以及对光反射情况。
2. 双瞳孔不对称是指其直径相差大于1mm。
3. 瞳孔固定是指其对光照的反应小于1mm。
4. 瞳孔扩大，提示可能有脑疝的发生，需要紧急处理，降低颅内压。

（三）Glasgow 昏迷评分

1. 轻型颅脑损伤，GCS 13~15 分，意识障碍 20min 以内。
2. 中型颅脑损伤，GCS 9~12 分，意识障碍 20min 至 6h。
3. 重型颅脑损伤，GCS 6~8 分，意识障碍 6h 以上或再次昏迷。
4. 特重型颅脑损伤，GCS 3~5 分，伤后持续昏迷。

睁眼反应	计分	言语反应	计分	运动反应	计分
自动睁眼	4	回答正确	5	遵嘱活动	6
呼唤睁眼	3	回答错误	4	刺痛定位	5
刺痛睁眼	2	语无伦次	3	躲避刺痛	4
不能睁眼	1	只能发生	2	刺痛肢屈	3
		不能发生	1	刺痛肢伸	2
				不能活动	1

（四）区别闭合性和开放性颅脑损伤

有无脑脊液漏、脑组织外露溢出、颅骨骨折，头皮有无血肿、裂伤、大面积撕脱、活动性出血等。

（五）是否存在合并伤

如胸、腹部及肢体的损伤，做出伤情种类和轻重的判断，分析颅脑损伤为主还是合并伤为主。

四、救治原则

（1）检伤分类。

(2)维持生命体征,迅速有效地控制伤情发展。

(3)紧急手术处理和高效的后送机制。

(4)多学科联合贯序治疗复合伤。

五、现场救治

(一)紧急处置

1. 现场一般处理

(1)针对低氧血症:①确保气道通畅,气管插管是保持气道通畅最有效的方法;②若呼吸停止或通气不足,应连接简易呼吸器作辅助呼吸;③避免常规预防性使用过度通气,只在脑疝形成时使用;④正常通气:成人10次/min,儿童20次/min,婴幼儿30次/min;⑤过度通气:成人20次/min,儿童30次/min,小于1岁婴幼儿35~40次/min。

(2)针对低血压:①进行体液复苏,确保有足够的脑灌注压,减少继发性脑损害;②补液种类:首选等张晶体溶液。

(3)针对颅内压增高:①首选20%甘露醇,250ml快速静脉点滴(15~30min内);②也可以使用高渗盐水。

(4)控制活动性外出血:①对可见的动脉搏动性喷血可用止血钳将血管夹闭;②对头皮裂伤的广泛出血可用绷带加压包扎暂时减少出血;③静脉窦出血现场处理比较困难,在情况许可时使伤员头高位或半坐位转送到现场移动医院或后送再做进一步处理;④暴露脑组织的开放性创面出血用吸收性明胶海绵贴附再以干纱布覆盖,包扎不宜过紧,以免加重脑组织损伤。

2. 现场外科处理 在条件恶劣,手术设备、器械和药品相对短缺的情况下,在以保护伤员生命健康安全为第一要务的前提下,可以尽量简化手术,并临时采取一些非常规手术方法,施行损害控制性手术(damage control surgery)。如颅内血肿紧急钻孔减压等,为伤员后送、进一步完成彻底手术创造时机。

(二)手术治疗

1. 手术适应证

(1)急性硬膜外血肿:手术指征:①急性硬膜外血肿>30ml,颞部>20ml,需立刻开颅手术清除血肿;②急性硬膜外血肿<30ml,颞部<20ml,最大厚度<15mm,中线移位<5mm,GCS评分>8分,没有脑局灶损害症状和体征的患者可保守治疗。患者出现昏迷、颅高压症状、甚至瞳孔变化或CT血肿增大,应该立刻行开颅血肿清除手术。

(2)急性硬膜下血肿:手术指征:①急性硬膜下血肿>30ml、颞部>20ml、血肿厚度>10mm,或中线移位>5mm的患者,需立刻采用手术清除血肿;②急性硬膜下血肿<30ml、颞部<20ml、血肿最大厚度<10mm,中线移位<5mm、GCS

评分 <9 分急性硬膜下血肿患者，可以先行非手术治疗。如果出现伤后进行性意识障碍，GCS 评分下降 >2 分，应该立刻采用外科手术治疗。

(3)急性脑内血肿和脑挫裂伤：手术指征：①对于急性脑实质损伤(脑内血肿、脑挫裂伤)的患者，如果出现进行性意识障碍和神经功能损害，药物无法控制高颅压，CT 出现明显占位效应，应该立刻行外科手术治疗；②额颞顶叶挫裂伤体积 >20ml，中线移位 >5mm，伴基底池受压，应该立刻行外科手术治疗；③急性脑实质损伤(脑内血肿、脑挫裂伤)患者，通过脱水等药物治疗后仍出现脑疝征象，应该行外科手术治疗；④急性脑实质损伤(脑内血肿、脑挫裂伤)患者无意识改变和神经损害表现，药物能有效控制高颅压，CT 未显示明显占位，可在严密观察意识和瞳孔等病情变化下，继续药物保守治疗。

(4)急性颅后凹血肿：手术指征：①后颅凹血肿 >10ml、CT 扫描有占位效应(四脑室的变形、移位或闭塞；基底池受压或消失；梗阻性脑积水)，应该立刻进行外科手术治疗；②后颅凹血肿 <10ml、无神经功能异常、CT 扫描显示不伴有占位征象或有轻微占位征象的患者，可以进行严密的观察治疗，同时进行不定期的 CT 复查。

(5)凹陷性颅骨骨折：手术指征：①闭合性凹陷性骨折 >1.0cm；②闭合性凹陷性骨折位于脑功能区、压迫导致神经功能障碍；③开放性凹陷性骨折；④闭合性凹陷性颅骨骨折压迫静脉窦导致血液回流、出现颅高压患者；⑤凹陷性颅骨骨折位于静脉窦未影响血液回流、无颅高压患者不宜手术。

2. 术式和注意事项 对急诊开颅手术指征明确或已脑疝形成的患者，需立即手术挽救患者生命。但在条件不允许而无法行正规开颅手术的情况下，可采取先行简化手术，如迅速开颅清除颅内部分血肿及颅内异物、去骨瓣减压、经颅钻孔置管引流等初步处理，暂时降低颅内压，减轻脑受压的程度，解除危及生命的脑疝，为患者赢得宝贵的缓冲时间以转院治疗，最大限度地挽救患者生命。

(1)急性硬膜外血肿：首先根据神经系统定位体征(如瞳孔扩大的同侧)行钻孔术，如证实血肿，可扩大骨窗，或按照血肿部位采取相应区域骨瓣开颅，清除血肿和彻底止血，骨窗缘悬吊硬脑膜，骨瓣原位复位固定。但对于巨大硬膜外血肿、中线依位明显、瞳孔散大的患者，可采用去骨瓣减压和硬脑膜减张缝合技术，避免手术后大面积脑梗死造成的继发性颅高压和脑疝，再次行去骨瓣减压手术。

(2)急性硬膜下血肿：首先根据神经系统定位体征(如瞳孔扩大的同侧)行钻孔术，如证实血肿，可扩大骨窗。对于临床最常见的额颞顶急性硬膜下血肿，特别是合并脑挫裂伤颅高压的患者，提倡采用标准大骨瓣开颅血肿清除，根据术中颅内压情况决定保留或去骨瓣减压，硬膜原位缝合或减张缝合。双侧额颞顶急性硬膜下血肿应该行双侧标准外伤大骨瓣手术，也可采用前冠状开颅去大骨瓣减压术。

(3)急性脑内血肿和脑挫裂伤:①额颞顶广泛脑挫裂伤合并脑内血肿、CT出现明显占位效应者应该提倡采用标准外伤大骨瓣开颅清除脑内血肿和失活脑挫裂伤组织、彻底止血,常规行去骨瓣减压,硬膜减张缝合技术;②无脑内血肿、额颞顶广泛脑挫裂伤脑肿胀合并难以控制高颅压、出现小脑幕切迹疝征象的患者者应常规行标准外伤大骨瓣开颅,硬膜减张缝合技术,去骨瓣减压;③单纯脑内血肿、无明显脑挫裂伤、CT出现明显占位效应者按照血肿部位,采用相应部位较大骨瓣开颅清除血肿、彻底止血,根据术中颅内压情况决定保留或去骨瓣减压,硬膜原位缝合或减张缝合;④后枕部着地减速性损伤、对冲伤导致的双侧大脑半球脑实质损伤(脑内血肿、脑挫裂伤)导致的脑内多发血肿者应该首先对损伤严重侧病灶进行开颅手术,必要时行双侧开颅大骨瓣减压手术。

(4)急性颅后凹血肿:采用枕下入路开颅,彻底清除血肿,行硬脑膜原位或减张缝合。

(5)凹陷性颅骨骨折:①无污染的骨折片取出塑形后原位固定;②严重污染骨折片应该取除,待二期修补;③合并颅内出血和脑挫裂伤按相应外科手术规范处置。

3. 术后监护和治疗

(1)术后监护:①生命体征:血压、心率、血氧饱和度、体温等;②神经系统体征:意识、瞳孔、肢体活动情况、减压窗张力等;③条件允许时动态复查头部CT。

(2)治疗措施:①生命支持治疗;②脱水、止血、抑酸、预防和治疗感染;③营养支持治疗;④条件允许时迅速转移后送。

4. 围术期的应急处置

(1)呼吸道梗阻或中枢性呼吸抑制:紧急气管插管或气管切开,吸除呼吸道分泌物,应用呼吸兴奋剂。

(2)循环衰竭:补液,应用血管活性药物。

六、转运后送指征

1. 生命体征平稳。
2. 无明显脑疝征象。

七、设备、器械、耗材和药品的准备(列明所需设备、器械、耗材、药品的清单)

1. 设备 可移动CT,多功能监护仪,双极电凝器,便携式电钻及铣刀。

2. 器械 开颅手术器械包:消毒钳3,头皮夹钳3,针持2,刀柄3,剪刀4,脑膜镊2,齿镊2,大尖镊2,骨剥2,脑压板6,脑穿针1,神经剥离子3,吸引器头2,精细吸头2,线锯导板2,头皮拉钩3,钻头2,乳突牵开器1,手摇钻1,椎板咬钳1,

尖嘴咬骨钳 1,方头咬骨钳 1,鹰嘴咬骨钳 1,弯盘 3。

3. 耗材 止血纱布,吸收性明胶海绵,骨蜡,线锯,缝合针,缝线,脑棉,敷料。

4. 药品 甘露醇注射液,呋塞米注射液,10% 氯化钠注射液,头孢类抗生素,林可霉素,止痛药物,苯巴比妥钠注射液,地西泮注射液,地塞米松磷酸钠注射液,碘酊,75% 酒精,碘伏,过氧化氢溶液。

第二节 颌面颈部创伤

一、概述

突发公共事件现场颌面颈部损伤是指在各种自然灾害和人为灾难事故中,颌面颈部器官如眼、耳、鼻、咽喉、气管、口腔、颌面及颈部遭受的各种创伤的总称。目前颌面颈部创伤没有统一的分类,按照损伤的部位分类比较简单实用,如眼、耳、鼻、咽、喉、气管、口腔、甲状腺、颈部大血管及神经损伤等。还可按损伤的病因、伤口是否开放、受伤器官的数量等来分,不同类型的损伤在现场手术处理的原则不同。由于颌面颈部为身体暴露部位,容易遭受各种创伤。流行病学特点,根据救援队历次救援实践经验,颌面部创伤中鼻部外伤最常见,约占 1/3。颈部及咽喉外伤最严重,可能发生窒息死亡,多需现场急救处置。严重的异物伤导致喉、气管、食管、鼻颅底贯通伤,危及生命。

二、诊断标准

现场急救首先判明颌面颈部损伤的原因和部位,如鼻外伤、耳外伤、咽喉外伤、口腔颌面外伤、颈部外伤等,再按照不同部位创伤的临床表现及紧急检查情况进行诊断。

(一)鼻骨鼻窦眼眶骨折的诊断

1. 病因诊断 鼻骨、鼻窦、眼眶由于解剖关系密切,多形成鼻骨鼻窦眼眶复合骨折,多由交通事故、暴力、火器伤等所致。

2. 临床表现

(1)鼻骨骨折:表现为局部疼痛肿胀,鼻塞,鼻出血,可伴鼻中隔骨折,可形成开放性或闭合性骨折。检查见外鼻软组织挫裂伤,鼻梁下塌或歪斜,鼻背压痛,骨摩擦音,有时皮下气肿。鼻内镜检查可见鼻腔黏膜肿胀,附着血痂,鼻中隔偏曲、穿孔或形成鼻中隔血肿。

(2)鼻窦骨折:分上颌窦、额窦、筛窦及蝶窦骨折。上颌窦骨折可分为击出性骨折和击入性骨折,以前壁塌陷性骨折为常见,顶壁骨折可引起眼部症状,包括视力下降、眼球移位、复视等。额窦骨折常伴额叶脑组织损伤。筛骨骨折常合并于鼻骨及额骨骨折，损伤筛板容易出现嗅觉下降及脑脊液鼻漏，损伤纸样板出现一系列眼部症状。蝶窦骨折可导致视力下降和致命的颈内动脉破裂大出血。

(3)眼眶骨折：眼眶与鼻窦密切相关，其上壁、内侧壁及下壁与鼻窦毗邻，其外侧壁有颧骨，后方为海绵窦及视交叉，损伤时均出现严重的后果。临床表现有眶周淤血，眼睑肿胀，视力下降，复视，眼球移位，运动受限等。

(4)鼻额筛眶复合体骨折。表现为鼻根部塌陷，内眦距增加，鼻根及眼眶局部肿胀明显，有时伴有颌面骨折或颅脑外伤。

3. 影像学检查 X线片显示骨折线及移位、鼻窦及眼眶的骨折情况。

（二）耳外伤的诊断

1. 病因诊断 耳廓挫裂伤或缺损；耳廓烧伤及冻伤，如火灾时耳廓热辐射损伤，外界环境寒冷导致耳廓冻伤；强声导致鼓膜破裂或内耳损伤，可表现为爆震性聋或噪声性聋。

2. 耳部症状 耳部疼痛；听力下降，由于外耳及中耳损伤引起的听力下降表现为传导性聋，而内耳损伤或听神经损伤表现为感音神经性聋；耳鸣，表现为持续性或间断性的高音调或低音调耳部鸣声；眩晕，天旋地转感，伴有恶心呕吐；耳道溢液，如血性分泌物、脑脊液、外伤感染后出现耳流脓性分泌物。损伤面神经颞骨段可出现不同程度的面瘫症状，如口角歪斜、闭眼不全等。

3. 耳部检查 耳廓损伤分为皮肤擦伤、耳廓裂伤、耳廓部分缺失或完全断离；外耳道肿胀及溢液；电耳镜或耳内镜检查可见鼓室积血或鼓膜穿孔。

4. 耳内镜 检查外耳道、鼓膜、鼓室非常清楚。

（三）咽喉外伤的诊断

由于咽部与喉部解剖结构相同，同样处于上呼吸道和消化道交叉处，功能非常重要，因此将这两部分外伤放在一起叙述。

1. 病因诊断 明确的咽喉外伤病史，多由外界直接暴力引起，还有物理化学因素如烧伤烫伤及化学物质腐蚀伤所致。

2. 临床表现 声嘶及血痰、喉部疼痛、呼吸困难、吞咽困难、皮下气肿、大出血、休克等。

3. 喉外伤临床分型

Ⅰ型：喉顿挫伤，喉内黏膜水肿、血肿、或轻度挫裂伤。以血痰和声嘶为主诉，一般无呼吸困难。

Ⅱ型：喉黏膜撕裂伴喉软骨骨折，但移位不明显。喉腔一般无变形，无呼吸困难，但血痰和声嘶较Ⅰ型明显。

Ⅲ型：喉软骨骨折、移位，喉腔变形。此型受伤当时即有呼吸困难，皮下气肿、纵隔气肿呈进行性加重。

Ⅳ型：喉体碎裂、喉气管断裂。出现呼吸苦难，甚至窒息。

4. 体征 颈部肿胀变形，注意伤口部位及深浅，喉腔与颈部伤口是否贯通，喉软骨是否有摩擦音。患者意识、呼吸、脉搏、血压等情况。

5. 专科检查 直接喉镜检查。

（四）口腔颌面部外伤的诊断

1. 病因诊断 有明确的口腔颌面部外伤病史，辨清外伤的具体部位。

2. 临床表现 面部肿胀畸形、大出血、张口受限、牙关紧闭，呼吸困难、腮腺瘘、面瘫、休克等。常常伴有软腭损伤及上颌骨骨折表现，与鼻咽腔及鼻腔相通。有时伴有口底部贯通伤，同时伤及颌下腺及舌下腺。

3. 体征 面部畸形，口腔黏膜肿胀，检查伤口部位、类型及深浅，张口困难分度，牙齿缺失情况。

（五）颈部外伤的诊断

1. 病因诊断 有明确的颈部外伤病史。

2. 临床表现 颈部软组织挫裂伤及开放性损伤，出现大出血、呼吸及吞咽困难、失血性休克等、意识障碍。损伤颈部大血管如颈总动脉及其分支、颈内静脉可导致致命的大出血。损伤重要神经如迷走神经、副神经、膈神经、颈神经节导致功能障碍。若伴随有颈椎的严重损伤可导致颈椎骨折甚至高位截瘫等严重损伤。

3. 体征 检查伤口部位、类型及深浅，明确重要的神经和大血管的损伤情况，评估呼吸道的通畅情况，评估休克及伤员意识状态，了解颈椎受损情况。

三、伤情评估

1. 生命体征评估是最重要的。评估伤员意识状态、血压、呼吸、脉搏等。

2. 呼吸道是否通畅，开放气道，是否需要紧急气管切开术。咽喉外伤及颈部外伤常见上呼吸道阻塞。

3. 大出血部位的判断，尤其是颈部大血管破裂、颞骨和蝶窦骨折导致的颈内动脉破裂等。

4. 是否伴有颅脑及胸部损伤，是否伴有脑脊液耳漏及鼻漏。

5. 重要生理功能损伤的判断，如视觉、听觉、嗅觉、味觉、面神经功能、咀嚼功能等。

四、救治原则

1. 首先以挽救生命为最重要，而保留器官的功能为其次。由于颌面颈部外伤容易发生呼吸困难及窒息死亡，要通畅呼吸道；颌面及颈部血管丰富，损伤后常可导致大出血，甚至休克死亡，应实施紧急止血术和抗休克处理。

2. 及时有效的院前救治，采取各种有效的生命支持、防止损伤加重和减少痛苦的措施，如人工呼吸、胸外心脏按压、止血和保持呼吸通畅。在自然灾害、群体性事件现场，伤员多而且病情复杂，应迅速检查出危重伤员，及时发现创伤部位，采取迅速准确有效救治。

3. 伤后的不同时期救治的侧重点不同。伤后24h的早期阶段，多为外伤的直接影响，如呼吸困难、大出血、骨折等。伤后24h至1个月为中期阶段，多为伤后继发性感染或发生并发症，影响头面部器官功能。

4. 由于口腔、鼻腔、中耳腔、咽腔、喉腔、气管等为人体有菌器官，颌面颈部创伤的现场紧急手术一般按洁净标准，而颈部大血管开放性破裂出血在现场救治则尽量按无菌手术要求。

五、现场救治

（一）紧急处置

现场常见紧急手术包括气管切开术、颌面部止血术、创伤性休克预防、伴发颅脑的诊断和处理、重要器官功能的挽救、预防感染等。

1. 呼吸困难或窒息的抢救　应根据病史、症状、体征迅速诊断出呼吸困难，并尽早建立呼吸通道，是成功解除呼吸困难并挽救伤员生命的关键步骤。建立紧急呼吸通道的方法：

(1) 快速或紧急气管切开术：用快速气管切开刀一气呵成完成气管切开手术，快速建立气管呼吸通道。适用于伤员突发极度呼吸困难，濒临窒息，或无条件完成麻醉插管，需要在极短时间内缓解呼吸困难。常应用于交通事故、群伤或工伤等现场救治。

(2) 环甲膜穿刺或切开术：它具有简便和手术时间短的优点，特别在气道梗塞极其严重而现场无气管切开或气管插管时应用，对于颈短和合并颈椎损伤的伤员比较安全，并发症少。手术前摸到环状软骨和甲状软骨之间的环甲膜，用大针头或环甲膜切开刀操作，从环甲膜处快速建立呼吸通道，建议48小时改常规气管切开。

(3) 常规气管切开术：常规气管切开术是最常用的解除气道阻塞的急救手术，切开颈段气管前壁，伤员可经过新建的通道进行呼吸，主要应用喉阻塞(3~4度)，也可应用于昏迷、颅脑损伤、胸腹部严重损伤导致的下呼吸道分泌物潴留。

(4) 气管插管：方法见麻醉部分，维持在48~72h以上者应作常规气管切开。突发公共事件现场中，颌面颈部外伤常常伴有口腔或咽部异物及血凝块阻塞，因此气管插管前应及时清除上气道阻塞物，若短时间不能清除，则应尽快行快速气管切开或环甲膜穿刺开术。

2. 大出血的抢救 大出血的抢救包括止血处理和维持有效的循环血流量。对鼻腔外伤大出血可行鼻腔填塞紧急止血，若止血无效可行血管结扎术。对颈部大血管出血，应尽快找到破裂的血管进行结扎或吻合术，切不可盲目结扎或绷带颈部环形包扎，影响大脑血供，造成严重的中枢系统并发症。对失血量大于600ml 应注意休克的发生，及时扩充血容量和抗休克治疗。

3. 重要器官功能的抢救 颌面颈部的解剖非常复杂，功能十分重要，不但是人体视觉、听觉、嗅觉、味觉的重要器官，同时还是呼吸系统及消化系统的重要通道，毗邻颅脑及胸腔，涉及视觉、听觉、嗅觉、味觉、呼吸、吞咽、咀嚼等。尽量要保护和挽救这些器官功能，关键在于早期正确处理，及时准确恢复创伤组织的解剖结构和保留有活力组织，在条件不足时切勿草率过多剪除伤口周围的组织或丢弃断离的组织器官。尽量保护重要的大血管和神经，对于挽救患者生命，保留功能有重要意义。

4. 休克、感染、颅脑损伤的处理。参照第三篇第五章第三节，第四篇第一章第一节相关内容。

（二）手术治疗

1. 手术适应证

(1) 气管切开术适应证：①任何原因导致的 3~4 度喉阻塞；②下呼吸道分泌物潴留，因昏迷、颅脑损伤、胸腹部严重损伤、呼吸道烧伤等导致的呼吸道分泌物潴留。

(2) 止血术：①填塞法，如鼻腔填塞术、咽腔填塞术等，适用于鼻腔及咽腔内出血；②压迫法，如面动脉出血可压迫下颌缘的面动脉；③血管结扎术，对颈部大血管出血，如甲状腺动静脉出血，颈外静脉破裂或一侧颈内静脉破裂可找到破裂的血管进行结扎；④血管缝合或吻合术，对供应大脑的颈总动脉、颈内动脉、双侧颈内静脉出血造成的大出血则尽量使用血管缝合修补法或吻合术。

(3) 骨折复位术：①对于开放性鼻骨鼻窦眼眶骨折有明显移位，伴有大量脑脊液鼻漏者，可在鼻内镜下行脑脊液鼻漏修补术，并复位骨折片，缝合皮肤裂口；②下颌骨复位及固定术，如手法复位、牵引复位、手术切开复位，固定方法有单颌固定、颌间固定、骨间内固定法、颅颌固定等；③颌面部骨折，如颧骨骨折、上颌骨外侧面骨折、眶外侧壁骨折移位明显者可行复位术。

2. 术式及注意事项

(1) 鼻骨鼻窦眼眶骨折的处理要点

1) 鼻骨骨折：闭合式鼻骨骨折在现场一般无需处理。开放式鼻骨骨折可包扎伤口后送。

2) 鼻窦骨折处理：首先应判断是否合并颅脑外伤，后处理脑脊液鼻漏及面部畸形等问题。单纯鼻窦骨折无移位，且无功能受损，无特殊治疗；有移位者，可根据不同鼻窦及骨折情况进行处理。

3）眼眶骨折处理：眶纸样板骨折缺损，眼外肌及眶内容物嵌顿，眼球内陷明显，应行眶内侧壁修补术。

⑵耳外伤的处理要点

1）耳廓裂伤及耳廓软骨骨折暴露，彻底冲洗创面，清除异物，严格消毒，对游离破碎的耳廓软骨应修整去除，尽可能对位缝合，同时足量抗生素预防感染，注意伤口感染情况。如已形成化脓性软骨膜炎，应充分暴露脓腔，切除坏死软骨，用敏感抗生素冲洗术腔。若仍有脓腔，多因病灶清除不彻底，需再次手术。如能保留耳轮软骨则可避免耳廓畸形。

2）耳廓部分缺失甚至完全断离。尽量找到离体耳廓，生理盐水冲洗后低温保存组织待转院后备用。通常现场条件不允许进行移植吻合手术。

3）鼓膜穿孔。应保持外耳道干燥清洁，外耳道内勿进水或滴药。

4）颞骨骨折。应判断是否合并颅脑外伤。

⑶咽喉部外伤的处理要点

1）迅速通畅呼吸通道，防止窒息。清除咽腔或上呼吸道内的异物及血凝块，有明显吸气性呼吸困难者应行气管切开术，若情况紧急应立即行环甲膜穿刺术或快速气管切开术。选择合适大小的气管套管，为防止误吸可选择带气囊的气管套管。

2）若气管与环状软骨断裂，则行气管断端与喉部缝合术。

3）全身应用抗生素、糖皮质激素、止血药物、破伤风抗毒素等。

4）营养支持治疗。插入鼻饲管，以保证营养供应。

⑷口腔颌面部外伤的处理要点

1）保持呼吸道通畅，防止窒息。软组织移位、舌体后坠、异物阻塞、误吸等均可造成窒息，应及时清除口腔内异血凝块及物。体位：改侧卧位，将舌体前移固定，双手托起下颌角，也可放置口咽通气管，若仍不能解除呼吸道阻塞，应行及时行气管切开术。

2）及时有效的止血治疗。常用的止血方法有填塞止血法、指压出血动脉止血法、结扎血管法、药物止血法。

3）骨折线上牙的处理。对于骨折线上牙齿应尽量保留，若有松动应用缝线固定避免脱落至气管或消化道成为异物。

4）骨折的复位与固定。颌骨骨折治疗的基本原则是尽量在正常解剖位置上愈合，恢复原有的咬合关系。

5）腮腺导管吻合及面神经颅外段损伤吻合术。

⑸颈部外伤的处理要点

1）及时有效的止血和抗休克治疗。大出血可能因出血急多造成血容量骤减，出现失血性休克，也可能出血流入气管引起窒息。应密切注意观察生命体征，若出现休克症状与体征，及时进行抗休克治疗。

2）保持呼吸道通畅，防止窒息，必要时行气管切开术。

3）清创缝合术，若损伤甲状腺应缝合止血，术中应保护好重要的神经组织。

4）若伴有胸部及颈椎损伤应及时会诊处理。

5）全身应用抗生素、糖皮质激素、止血药物、破伤风抗毒素以及营养支持治疗。

3. 术后监护和治疗

(1) 生命体征监护：对于严重颌面颈部创伤，特别是合并有颅脑外伤、胸腹部外伤者，应监测呼吸、脉搏、血压、心电图、意识的变化。

(2) 抗生素的应用：颌面部外伤多与耳鼻咽喉管腔相通，术后应用敏感的抗生素预防和控制感染。

(3) 糖皮质激素的应用：颌面颈部组织相对疏松，外伤后容易出现肿胀，特别是咽喉部肿胀加重呼吸道阻塞，可减轻组织水肿。

(4) 扩充血容量和抗休克治疗：头面部血管丰富，外伤后出现大出血，需要止痛和输液，纠正水电解质紊乱。

(5) 气管切开术后处理：注意随时检查调整套管系带松紧，防止脱管。气管内定时滴入 α-糜蛋白酶溶液以稀释痰液、防止干燥、软化痂皮。应常规备有吸引器、氧气。保持呼吸道通畅，及时清除下呼吸道分泌物，注意观察气管切开术并发症，如纵隔气肿、气胸、皮下气肿、出血等。

4. 围术期的应急处置

(1) 气管切开套管脱出：分为完全脱管及不完全脱管，多由于气管套管系带太松或太细断裂或系带打结处松脱，患者剧烈咳嗽，气管套管完全或大部分脱出于颈部，或外套管已部分露出皮肤或方向、位置改变。术后早期气管瘘尚未形成，套管脱出后伤口闭合，喉部黏膜水肿明显，患者可出现明显的吸气性呼吸困难并常伴烦躁不安、急躁、恐惧，面色紫红或发绀，出汗。此时需医生迅速重新打开伤口、撑开气管切口放好气管套管。

(2) 术后再次出现伤口大出血：重新进行有效可靠的止血方法。

(3) 休克：抗休克治疗。

六、转运后送指征

1. 上呼吸道阻塞，已行紧急气管切开术需要行常规气管切开术，或已行气管切开术呼吸机及生命体征不稳定者需要密切观察。

2. 颌面部大血管压迫止血后需手术结扎血管或血管吻合者。

3. 颌面部骨折需进一步行复位固定术的。

4. 伤员伤情严重，需抗休克及抗感染治疗。

七、术前设备、器械、耗材和药品的准备

1. 设备器材准备 电耳镜、耳内镜、鼻内镜、移动光源、直接喉镜。环甲膜穿刺针、快速气管切开刀、气管切开包、鼻腔填塞止血材料纳西绵。

2. 药品准备 地塞米松注射液、甘露醇注射液、止血药物、抗生素、利多卡因注射液、肾上腺素注射液、破伤风抗毒素注射液、α－糜蛋白酶溶液。

第三节 颜面部皮肤软组织创伤

一、概述

突发公共事件现场面部皮肤软组织创伤是指人体运动系统、皮肤以下骨骼之外的组织所发生的一系列急性挫伤和/或裂伤，包括肌肉、韧带、筋膜、肌腱、滑膜、脂肪、关节囊等组织以及周围神经、血管的不同情况的急性损伤。急性软组织损伤一般是受外来的物体应力的作用，当应力作用达到一定的强度超过软组织承受负荷，即能诱发损伤，产生症状。流行病学特点：面部软组织损伤后清创缝合在急诊手术中最为常见，且急诊治疗主要以抢救生命为主，面部伤口易简单粗糙地进行缝合，忽视了应用整形美容外科原则去消灭创面，致使很多患者术后面部瘢痕明显，影响容貌外观，造成沉重的心理负担给患者心理和肉体上造成痛苦引起灾后心理障碍。

急性面部创伤，如果没有合并其他重要脏器的损伤，一般尽早修复为好。虽然伤口并不总在受伤当时就能够有条件立即进行修复，但应在受伤6h内进行，至少不要超出24h。如果伤口看上去可能被严重污染，或者被动物和人咬伤，进行一期闭合（甚至在广泛地清创和进行大量的冲洗后）可能会发生感染，那么可延期愈合。处理伤口时，对面部来说，特别是对眉、眼睑、鼻、耳及唇等特殊部位，清创要保守，去除失活组织，尽量保留血供可疑的组织。因为这些区域重建极其困难，即使以后需要进行较小的修复，也比牺牲大面积的其他组织要好。

二、诊断标准

现场急救首先判明软组织损伤的原因和部位，如擦伤、挫伤、挫裂伤、切割伤、刺伤、撕脱伤、剁碎伤及挫碎伤、动物咬伤、火器伤等，再按照不同部位创伤的病因、临床表现及紧急检查情况进行诊断。

（一）擦伤的诊断

擦伤(abrasion wound)多发生于颜面部较突起的部位如额部、颧部、下颏部及鼻唇部。当局部皮肤与粗糙物体表面或地面呈切线状摩擦后，皮肤的表皮层多有破损，并有少量渗血，创面上常附着沙砾或其他异物。由于皮肤的感觉神经末梢暴露，故伴有烧灼样疼痛。

（二）挫伤的诊断

颌面部软组织遭受钝器撞击或摔跌后，致使皮下组织及其深部组织痤挫伤(contusion)，而无开放性伤口，伤处组织内的小血管和小淋巴管发生破裂，因此常伴有组织内溢血，形成淤斑或血肿。较重的挫伤可涉及肌纤维撕裂、颞颌关节韧带受损、关节脱位及关节腔内出血；严重损伤则可合并颌骨骨折。

皮肤上的青紫瘀斑随着淤血的分解和吸收，颜色会逐渐变淡，最后变成淡黄色，一般在伤后3周左右可以全部消散。

（三）挫裂伤的诊断

力量较大的钝器伤，可使软组织发生挫裂伤(contusion and laceration wound)，即在深部组织遭受挫伤的同时，皮肤也出现裂口。挫裂伤的特点是创缘不整齐，裂口较深较广，伴有发绀色坏死组织及挫伤，严重的病例可伴发开放性颌骨骨折。

（四）切割伤的诊断

切割伤(incised wound)即为锋利的刃器或破碎的玻璃切割所致。其特点是创缘整齐，一般污染程度不重。如割破血管，可引起大出血；如切断面神经，可致面瘫；如割伤腮腺和导管，则发生涎瘘。

（五）刺伤的诊断

为尖头锐器如刺刀、匕首、利剑等所刺可致刺伤(puncture wound)。刺伤的特点是创口小，伤道窄，多为盲管伤，其深浅不一，可刺入鼻腔、鼻窦旁、眶底、眼窝，甚至深及颅底。刺入物如为棍棒、竹筷等物，易发生其末端折断而存留在伤道内。刺入物常可将污物和细菌 带入伤道深处，引起伤口感染。另外也可能刺伤重要的神经、血管或器官。

（六）撕脱伤的诊断

撕脱伤(avulsion wound)是一种严重的损伤，由于较大的机械力量可将软组织撕裂或撕脱。撕脱伤情重，伤口边缘多不整齐，出血多，皮下组织和肌肉有挫伤，骨面裸露，疼痛剧烈，多可发生创伤性休克和继发感染。撕脱伤常见于：发辫被卷入开动的机器中，造成大块头皮被撕脱，严重者甚至整个头皮及部分面颊组织撕脱，其挫伤程度和污染程度均较严重，并可并发颅面部骨折。

（七）剁碎伤及挫碎伤的诊断

剁碎伤是指锐器所致的损伤，由于有很大的机械力作用，伤口深浅不一，可伴有挫伤、组织碎裂及开放性骨折。如由粗暴力量所致的钝器伤，则可造成挫碎伤，伤口边缘常呈不整齐的锯齿状，裂开较深，组织损伤严重，伴有发绀色坏死组织，局部血肉模糊，颜面变形。这两型损伤的伤情均较严重，可引起失血、休克或昏迷等。

（八）动物咬伤的诊断

在山区可见狼、熊、豹等野兽咬伤，在农村及城市中可有狗咬伤，亦可偶见鼠咬伤。大型兽类咬伤或抓伤，可造成颅面颈部组织大面积撕裂、撕脱或缺损，甚至使骨质暴露。

乡村中尚可见到被牛角或被骡、马蹄踢伤的病例，除软组织有戳伤外，尚有挫伤，并可合并颌面骨骨折。

（九）火器伤的诊断

火器伤（firearm injuries）是指由火药作动力发射或引爆的投射物（如弹丸、弹片等）所致的损伤。其伤情多因各种武器的性质，投射物的距离、速度和方向而不同。如高速弹丸在近距离穿入软组织，则容易产生贯通伤，其入口与出口的损伤大小基本一致，但如撞击于骨组织引起炸裂伤后，其出口处的软组织炸裂外翻，或伴有组织缺损的较大伤口，四周的软组织可有被炸开的碎骨片或碎牙片嵌入、存留。

因土质的鸟枪爆炸或施工中爆炸误伤者，可在口腔颌面部的软组织内形成多处盲管伤，组织内有大量散在的小铁珠、铅片、泥沙和石砾等异物；因矿井爆炸致伤者，则有大量煤渣碎石，且易引起外伤性皮肤文身。

因误食于诱捕小动物的包有炸药、雷管的大枣、柿饼等而引起爆炸伤的病例屡有发生。这类病例由于在咬食时爆炸，致使唇、颊、舌及口底等软组织炸伤，呈典型的放射状撕裂伤（图 4-1-1 和图 4-1-2）。

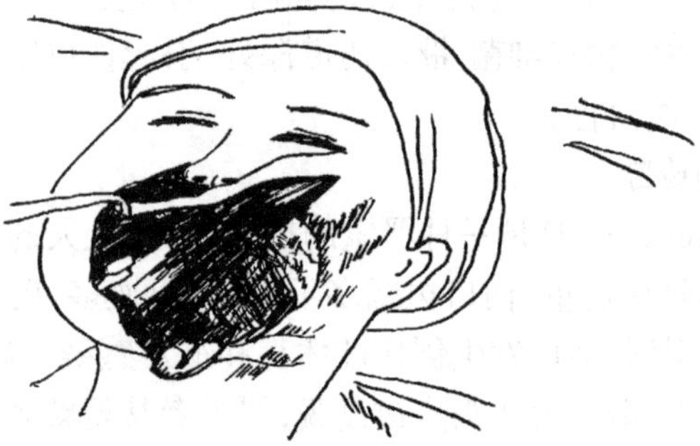

图 4-1-1

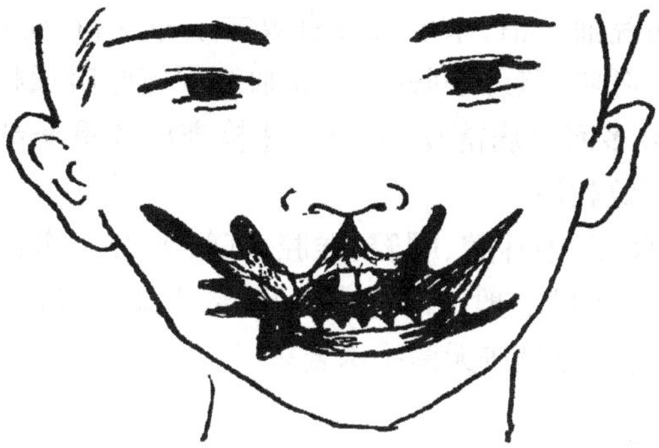

图 4-1-2

颌面部火器伤，尤其是爆炸伤，污染程度较重，气浪可以将地面的泥沙、尘土及细菌直接带入软组织深部；爆炸物穿过腔、窦，又可将其中的细菌带到组织中去；如牙齿被击碎，飞散至附近软组织中，则更易将牙面上的污物和细菌引入，导致感染。

三、伤情评估

1. 生命体征的评估，伤员意识状态的评估，血压、呼吸、脉搏及休克状态与否的评估是最重要的。

2. 呼吸道是否通畅，开放气道，是否需要紧急气管切开术。咽喉外伤及颈部外伤常见上呼吸道阻塞。

3. 大出血部位的判断，尤其是颈部大血管及颞骨和蝶窦骨折导致的颈内动脉破裂。

4. 是否伴有颅脑损伤及气胸。

5. 是否伴有脑脊液耳漏及鼻漏。

6. 颌面部及颈部创伤的类型和范围的判断。

7. 重要生理功能损伤的判断，如视觉、听觉、嗅觉、味觉、面瘫。

四、救治原则

1. 首先以挽救生命为最重要，而保留器官的功能为其次。由于颌面颈部外伤容易发生呼吸困难及窒息死亡，颌面及颈部血管丰富，损伤后常可导致大出血，甚至休克死亡。

2. 伤后的不同时期救治的侧重点不同。伤后 24h 的早期阶段，多为外伤的直接影响，如呼吸困难、大出血、骨折等，伤后 24h 至 1 个月为中期阶段，多为伤后继发性感染或发生并发症，影响头面部器官功能。

3. 及时有效的院前救治，采取各种有效的生命支持、防止损伤加重和减少痛苦的措施，如人工呼吸、胸外心脏按压、止血和保持呼吸通畅。在自然灾害、群体性事件现场，伤员多而且病情复杂，应迅速检查出危重伤员，及时发现创伤部位，采取迅速准确有效救治。

4. 由于口腔、鼻腔、中耳腔、咽腔、喉腔、气管等为人体有菌器官，因此这些部位止血术为紧急手术的一般洁净标准，而颈部大血管开放性破裂出血及气管切开术在现场实施时则尽量按无菌手术要求。

五、现场救治

(一) 紧急处置

口腔颌面部损伤患者，只要全身情况允许，或经过急救，情况好转，即应尽早对局部伤口进行初期外科处理，即清创术。尤其是火器伤的伤员，伤口和伤道内存在着因灼热、震荡后失去活力的组织或坏死组织，以及血凝块、金属弹丸或弹片、碎牙或碎骨片、从外界带入的其他异物和细菌等，而且创口内可能还有出血。如果不能在侵入的细菌大量生长繁殖并进入组织之前，将细菌和各种异物加以清除，则必将产生伤口感染，而妨碍正常的愈合。因此，应尽早通过清创术，进一步探查伤情，妥善止血，清除异物和细菌，将已污染的伤口改变为清洁的伤口，并设法将其关闭，为创伤愈合创造良好的局部条件。

由于口腔颌面部血供丰富，侧支循环多，组织修复和抗感染能力较强，伤口容易愈合等特点，所以缝合的时间和清创切除的范围均较身体其他部位的要求为宽。其基本原则是：清创要彻底，尽量保留组织，争取初期缝合，先关闭口腔伤口，减少感染的发生，分层缝合肌层和皮肤，最大限度地恢复外形和功能，减少面部畸形。

1. 冲洗伤口 细菌在进入创口的6~12h以内，多停留在损伤组织的表浅部位，且尚未大量繁殖，容易通过机械的冲洗予以清除。先用消毒纱布盖住创口，用肥皂水、外用盐水洗净创口四周的皮肤；如有油垢，可用洗洁剂或汽油擦洗。然后在局麻下用大量等渗盐水和1%过氧化氢冲洗伤口，同时用纱布团或软毛刷反复擦洗，尽可能清除创口内的细菌、泥沙、组织碎片和其他异物，并进一步检查组织损伤情况。

2. 清理伤口 冲洗伤口后，行创周皮肤消毒，铺巾，清理伤口。原则上尽可能保留颌面部组织。除却已坏死、失去活力的组织外，一般仅将创缘略加修整即可。唇、舌、鼻、耳及眼睑等处的撕裂伤，即使大部分已游离或完全离体，只要没有坏死和感染，也应尽量保留，争取原位缝合，仍有可能愈合。

清理伤口时要进一步去除异物，可用刮匙、刀尖或止血钳去除嵌入组织的异物。组织内如有金属异物，表浅者可探查取出；深部者要通过X线片定位以后取出。但如果创口已有急性炎症、异物位于大血管旁、定位不准确、术前准备不充分或异物与伤情无关系,可暂不摘除。止血必须彻底,找出断裂的血管和活跃的出血点,妥善结扎止血。在缝合伤口前,对污染较重的伤口,要用等渗盐水和3% 过氧化氢液进一步清洗创面。

3. 关闭伤口 颌面部软组织损伤的缝合可以不受时间的严格限制,即使与伤后 24h 或 48h 以内,均可在清创后行严密缝合;甚至超过 48h,只要创口无明显化脓感染或组织坏死,在充分清创后,仍可作严密缝合,可采用局部湿敷,待感染控制后再做处理。

关闭伤口时应首先缝合与口腔、鼻腔和上颌窦等腔窦相同的伤口;对裸露的鼓面应争取用软组织覆盖。创口较深者要分层缝合,创缘要对位平整,尤其在唇、舌及眼睑等部位,更要准确定位,细致缝合,尽量减少术后瘢痕和畸形。

如遇组织缺损、移位或因水肿、感染,清创后不能作严密缝合时,不要勉强拉拢缝合,否则缝合后张力过大,伤口对位不良,感染得不到控制,往往再次裂开。此时应先作定向拉拢缝合,使组织大体对位或接近正常位置,术后通过持续湿敷,控制感染,等组织水肿消退后,再作进一步对位缝合。这种定向拉拢缝合法常用钮扣褥式减张缝合或金属丝、铅丸定向缝合法(图 4-1-3 和图 4-1-4)。

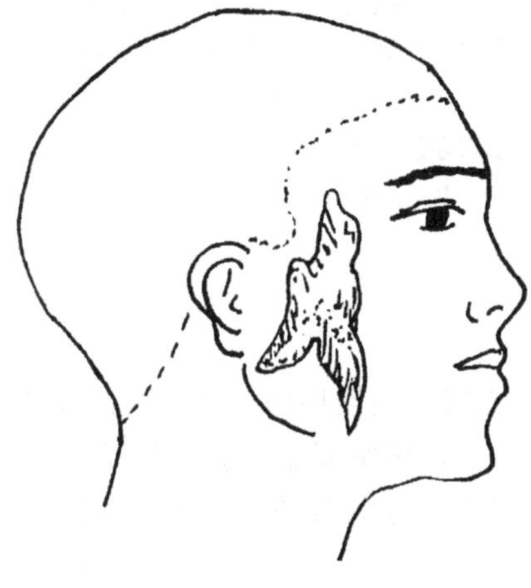

A

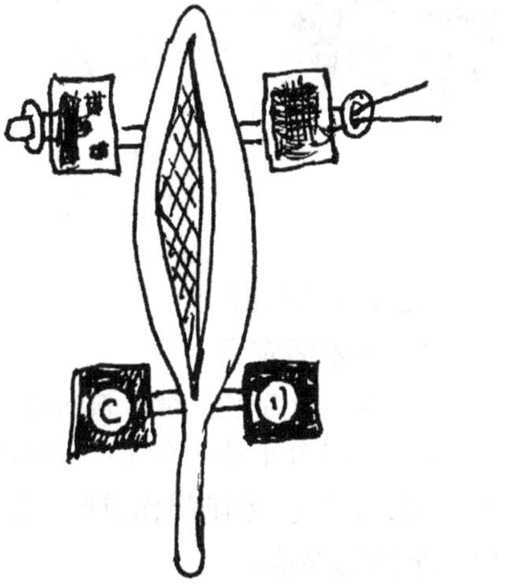

B

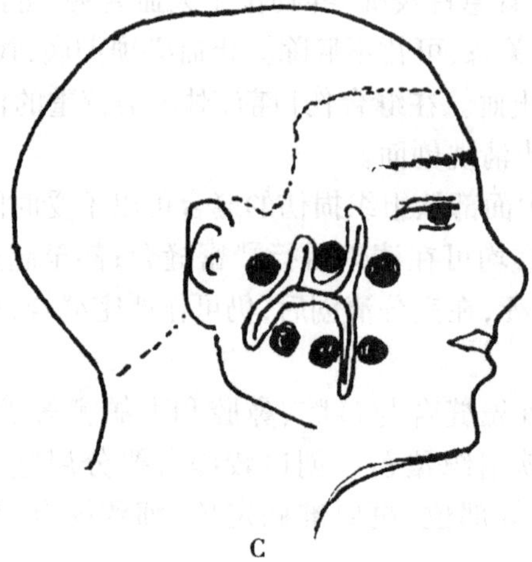

图 4-1-3 钮扣式定向缝合法

A. 右颊部裂伤 B. 创口缝合 C. 创口缝合完成

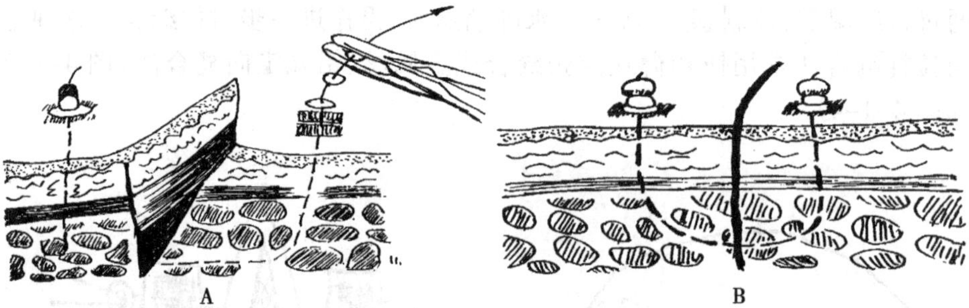

图 4-1-4 金属丝、铅丸定向缝合法

A. 定向缝合中的深度及走向 B. 缝合后

(二) 手术治疗

1. 手术适应证

(1)清创缝合术。对于颌面部单纯皮肤裂伤或开放性损伤可清创缝合处理。

(2)气管切开术适应证:①任何原因导致的3~4度喉阻塞。②下呼吸道分泌物潴留,因昏迷、颅脑损伤、神经麻痹、脑胸腹部严重损伤及呼吸道烧伤导致的呼吸道分泌物潴留。

(3)止血术:①填塞止血术,如鼻腔填塞术、后鼻孔填塞术、咽腔填塞术等,适用于鼻腔内出血及咽腔内出血。②压迫法,如面动脉出血可压迫下颌缘的面动脉。③血管结扎术,对鼻腔填塞术无效者可行颈动脉、上颌动脉、筛前动脉、上唇动脉等血管结扎止血。对颈部大血管出血,如甲状腺动静脉出血,颈外静脉破裂或一侧颈内静脉破裂可找到破裂的血管进行结扎。④血管缝合或吻合术，对供应大脑的颈总动脉、颈内动脉、双侧颈内静脉出血造成的大出血则尽量使用血管缝合修补法或吻合术。

2. 术式及注意事项

(1)舌损伤的处理要点：舌的血供丰富，较大的撕裂伤如不及时清创缝合，常发生错位愈合，或与口腔、下颌舌侧的牙龈创面粘连，严重限制舌的功能活动而影响进食、吞咽和言语。

舌组织由各种方向的肌纤维组成，富于血管和淋巴管，舌损伤后组织反应重，水肿剧烈。缝合舌组织时，如一般整形外科原则，用小针细线缝合舌的伤口时，要采用较粗的缝线(4 号丝线)，距创缘稍远些(0.4~0.5cm)进针，缝得深一些，这样可以多带上一些肌组织，并打三叠结，以防术后缝线松脱或伤口裂开。为了减少伤口的张力，一般可在间断缝合的基础上，辅以横褥式缝合。

当舌组织有缺损时，缝合创口应尽量保持舌的长度，使缝合后的创缘呈前后纵形方向，这样就不会过多地影响舌的功能；决不能将舌尖向后折转缝合，使舌的长度缩短而影响舌的功能(图 4-1-5)。

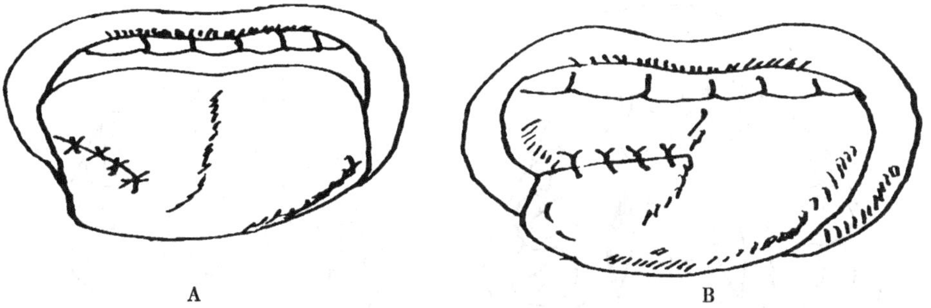

图 4-1-5 舌损伤的缝合

A. 正确缝合 B. 不正确缝合

如舌的侧面与邻近牙龈或舌的腹面与口底黏膜都有创面时不，应分别缝合，关闭各部的创口。如不能封闭所有的创面时，应先缝合舌的创口，以免日后发生粘连，影响舌的活动。

(2)颊部贯通伤的处理要点：颊部贯通伤的治疗原则是尽量关闭创口和消灭创面。①无组织缺损或缺损较少者，可按口腔黏膜、肌、皮肤的顺序分层缝合。②口腔黏膜无缺损或缺损较少而皮肤侧缺损较多者，应严密缝合口腔黏膜，关闭贯通创口。面颊部皮肤缺损可行皮瓣转移或游离植皮加以修复，或做定向拉拢缝合。如遗留缺损，以后再行整复治疗。③大面积面颊部洞穿性缺损清创后，可直接将创缘的口腔黏膜与皮肤相对缝合，消灭创面，同时修复口腔黏膜，并行面颊部皮肤覆盖。留下的洞形缺损，可在后期再行整复治疗。

如伤情和条件允许，也可在清创术中即时采用带蒂皮瓣、游离皮瓣及游离皮片移植行双层修复。

(3)腭损伤的处理要点：腭损伤是指硬腭软组织撕裂伤，作粘骨膜相对缝合即可。软腭贯通伤，应分别缝合鼻侧黏膜、肌层及口侧黏膜。如硬腭有组织缺损并与鼻腔或上颌窦相通者，可在邻近转移粘骨膜瓣，封闭缺损和瘘口；或在硬腭两侧作松弛切口，从骨面分离粘骨膜瓣后，将贯通口处拉拢缝合，松弛切口处裸露的骨面，可覆盖碘仿纱条，任其自行愈合（图 4-1-6）。

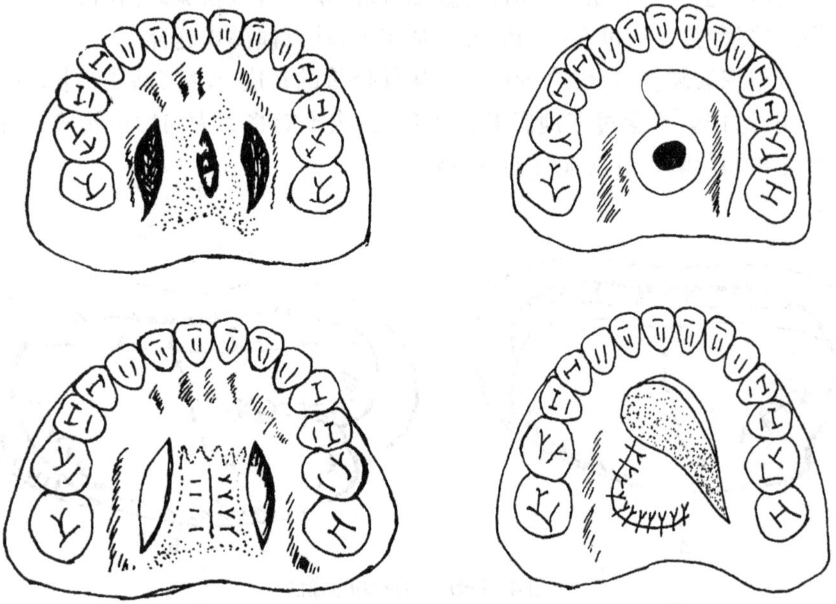

A　　B

图 4-1-6　腭部贯通伤缝合法

A. 两侧松弛切口法　B. 邻近粘骨膜瓣转移法

如腭部缺损太大，不能立即手术修复，可暂时做一个腭护板，使口腔与鼻腔隔离，以后再行手术修复。

(4)唇、舌、耳、鼻及眼睑断裂伤的处理要点：唇、舌、耳、鼻及眼睑断裂伤，如离体组织尚完好，伤后时间不超过 6h，原则上应尽量缝回原位。缝合前，离体组织应充分清洗，反复用等渗盐水和 1% 过氧化氢棉球作细致、轻柔的拭洗，清除肉眼可见的污物，修建破碎、污损的创缘，并浸泡于抗生素溶液中。受伤部位行清创术，并修剪成新鲜创面。然后将断离的组织放回缺损处，用细针细线作细致的缝合。术后注意局部保温，全身应用抗生素。

(5)腮腺和腮腺导管的处理要点：腮腺及其导管位于面侧部腮腺咬肌区的皮下深层，在表浅肌腱膜层下。腮腺导管的表面投影位置相当于耳垂至鼻翼与口角中点连线的中 1/3 段，长约 5~6cm，管径约 3mm，在腺体前缘发出，横越咬肌浅面，至咬肌前缘，即向内穿过颊肌，在相当于上颌第二磨牙相对的颊黏膜上开口。腮腺及其导管损伤后，涎液外溢，形成涎瘘，尤其在进食时，涎液漏出增多。

1)腺体损伤：腮腺腺体撕裂，在清创后应逐层作严密缝合，术后加压包扎，并应用抑制涎液分泌的药物，以防止涎瘘的发生。如果伤后出现涎瘘，则应将瘘道切除，在腺体破裂口周围作荷包缝合，再逐层缝合伤口。

2)腮腺导管断裂：腮腺导管断裂。可在清创时探查发现。处理时先解剖出一小段近心端导管，然后在口内的腮腺导管中，置入一条粗细适宜的硅胶管，将此管穿出于创口中的远心端断口，并使其插入近心端的导管内，作为内部支撑。用 7–0 尼龙线作管壁端端吻合，分层缝合伤口。硅胶管的口内端，用丝线将其缝合、固定在口腔黏膜或上颌牙上，并保留 10~14 天(图 4–1–7)。

3)腮腺导管缺损：清创中如发现腮腺导管有缺损，应查明近心端导管的长度。如断裂处接近口腔，导管尚有足够的长度，则可将其作充分游离，并使其向后移动位置；用弯止血钳在咬肌前缘分离组织，至口腔黏膜下作一通道，在此通道末端的颊黏膜上作一小切口，将导管送入口腔，并将导管断端与口腔黏膜的开口相缝合，使涎液通过改道的导管重新流入口内。

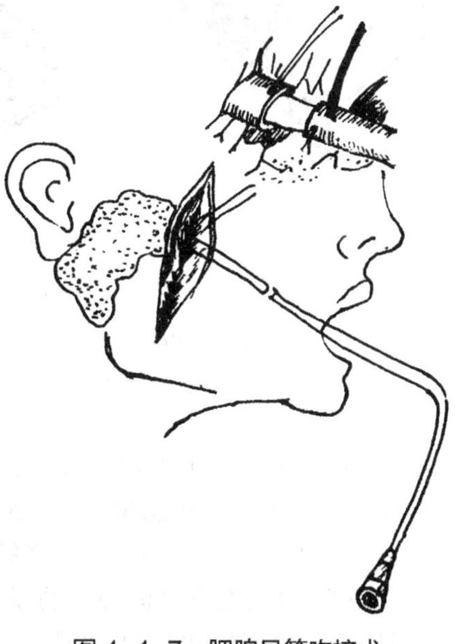
图 4–1–7 腮腺导管吻接术

如腮腺导管残余的近心端长度不足，不能作导管改道术时，可将远心导管断端找出，缺损段可以切取一段颈外静脉移植修复，与导管的两个断端吻合。如远心端导管已无法利用时，移植静脉的远端可通至口内，与颊部切口吻合，充当新的导管开口。

如导管缺损多，既不能缝合，又不能改道移植至口内，也可以利用颊部黏膜再造一个小管与断端吻合(图 4–1–8)。

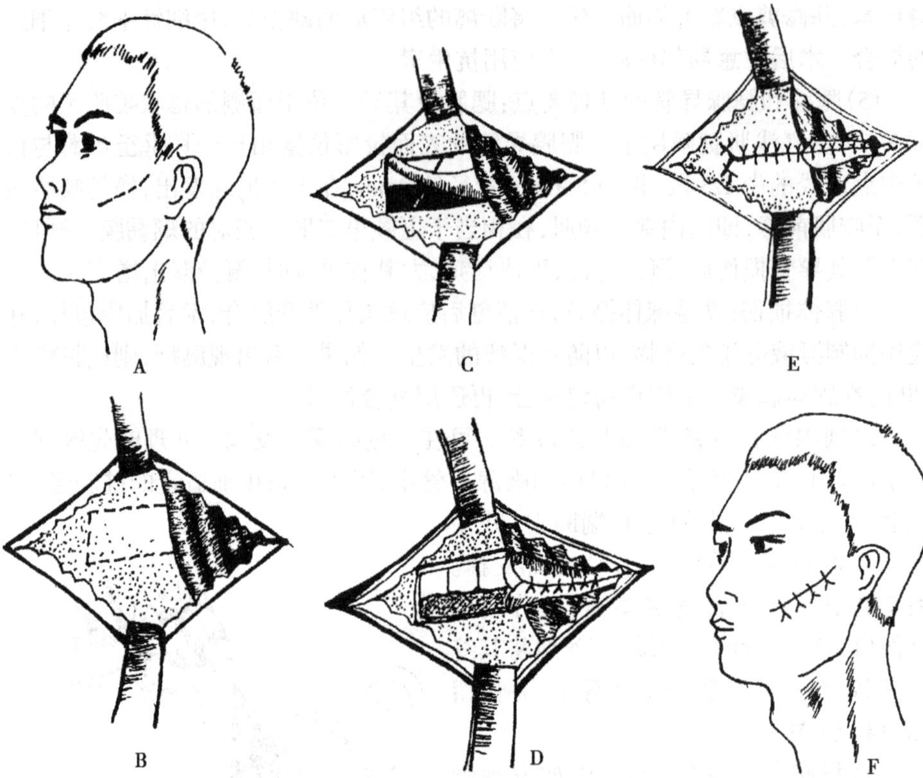

图 4-1-8 腮腺导管再造术

A. 颊部横切口 B. 制备颊黏膜瓣 C. 黏膜瓣卷成导管

D~E. 颊黏膜导管与腮腺导管吻合 F. 手术完成

(6)面部神经损伤的处理要点:在口腔颌面部分布的神经主要是三叉神经和面神经。三叉神经以司感觉为主,还支配咀嚼肌的运动;面神经以支配面部表情肌的运动为主,还司理舌的味觉。在颌面部损伤时,神经干和较大分支可被损伤,造成断裂或缺损,特别是面神经的损伤,对面部表情肌的功能活动和面容影响较大,根据损伤的部位和范围,可造成不同程度的面瘫。三叉神经分支受损后,则使其支配区失去知觉,发生麻木。偶见有舌下神经受伤的病例,表现为同侧舌运动功能丧失,伸舌时歪向伤侧。

早期清创中,应注意探查疑有损伤的神经主干或主要分支,特别是面神经如有离断,应尽量及时找出其断端,露出正常神经轴索正确对合后,作神经端端吻合术。一般可用 7-0~9-0 无损伤缝针缝线,在手术放大镜下,进行神经外膜缝合,一般 3~4 针即可。如神经分支的直径过细,可只缝合 1~2 针。神经吻合术适用于神经无缺损或缺损在 1cm 以内,直接缝合后无明显张力者。其缝合方法除外膜缝合外，还可作束膜缝合和外膜－束膜缝合。

如神经缺损较长，无法作对端缝合时张力过大，则应进行神经游离移植术。

最常用于修复面神经缺损的自体神经是耳大神经和腓肠神经。切取神经的长度应比实际缺损长 15% 左右，这是因为切取后的神经会发生短缩之故。

对于晚期损伤性面瘫的病例，必须在远端面神经的神经肌组织接头处尚未变性之前，作神经移植手术，才能收到良好的效果。在手术中应注意彻底切除两断端间及其周围的瘢痕组织，造成具有良好血供的软组织床，以利于移植神经的成活。

对于面神经已完全变性的晚期病例，可以采用横跨面部的神经移植及带血管神经的肌瓣移植，在一些病例中已取得了较好的效果。

3. 术后监护和治疗

(1) 生命体征监护：对于严重颌面颈部创伤，特别是合并有颅脑外伤、胸腹部外伤的伤员，应监测呼吸、脉搏、血压、心电图、意识的变化。

(2) 抗生素的应用：颌面部外伤多与耳鼻咽喉管腔相同，术后应用敏感的抗生素预防和控制感染。

(3) 糖皮质激素的应用：颌面颈部组织相对疏松，外伤后容易出现肿胀，特别是咽喉部肿胀加重呼吸道阻塞，可减轻组织水肿。

(4) 扩充血容量和抗休克治疗：头面部血管丰富，外伤后出现大出血，需要止痛和输液，纠正水电解质紊乱。

(5) 气管切开术后处理：注意随时检查调整套管系带松紧，防止脱管。气管内定时滴入 α－糜蛋白酶溶液以稀释痰液、防止干燥、软化痂皮。应常规备有吸引器、氧气。保持呼吸道通畅，及时清除下呼吸道分泌物：注意观察气管切开术并发症，如纵隔气肿、气胸或皮下气肿、出血等。

4. 围手术期的应急处置

(1) 气管切开套管脱出：分为完全脱管及不完全脱管，多由于气管套管系带太松或太细断裂或系带打结处松脱，患者剧烈咳嗽，气管套管完全或大部分脱出于颈部，或外套管已部分露出皮肤或方向、位置改变。术后早期气管瘘尚未形成，套管脱出后伤口闭合，喉部黏膜水肿明显，患者可出现明显的吸气性呼吸困难并常伴烦躁不安、急躁、恐惧，面色紫红或发绀，出汗。此时需医生迅速重新打开伤口、撑开气管切口放好气管套管。

(2) 术后再次出现伤口大出血：重新进行有效可靠的止血方法。

(3) 休克：抗休克治疗。

六、转运后送指征

(1) 上呼吸道阻塞，已行紧急气管切开术需要行常规气管切开术，或已行气管切开术呼吸机及生命体征不稳定者需要密切观察。

(2)颌面部大血管压迫止血后需手术结扎血管或血管吻合者。

(3)伤员伤情严重,需抗休克及抗感染治疗。

七、术前设备、器械、耗材和药品的准备

1. 设备器材准备 电耳镜、耳内镜、鼻内镜、移动光源、纤维喉镜、直接喉镜。环甲膜穿刺针、快速气管切开刀、气管切开包、鼻腔填塞止血材料纳西绵。

2. 药品准备 地塞米松注射液、氯化钠注射液、甘露醇注射液、止血药物如白眉蛇毒凝血酶注射液、抗生素、利多卡因注射液、肾上腺素注射液、破伤风抗毒素注射液。

第四节 四肢创伤

一、概述

四肢创伤是突发公共事件现场医疗救援过程中常见疾病,主要由机械因素引起人体四肢软组织和骨关节损伤,也可称为运动系统损伤。以四肢开放性骨折为主,往往合并软组织、血管神经的损伤,严重者需现场进行截肢手术。据文献报道,四肢创伤约占突发公共事件现场创伤患者发生率的50%~70%,其致残率占5%~15%。单纯四肢损伤很少立即危急到伤者生命,但当损伤引起大量的血液丢失,也会危及伤者生命。所致的死亡多是由动脉破裂造成的出血,以及挤压综合征中肌球蛋白及钾离子释放造成的多器官功能脏器衰竭造成的,尤其在地震等严重的自然灾害中,长骨骨折有较高的死亡率。

二、分类标准

按照受伤组织的深浅,四肢创伤分为软组织创伤和骨关节创伤。软组织创伤指皮肤、皮下组织和肌肉的损伤,也包括行于其中的血管和神经。单纯的软组织创伤一般较轻,但广泛地挤压伤可致挤压综合征。血管损伤可导致肢体血供受损,严重可导致肢体坏死,破裂大出血亦可致命。神经损伤可导致暂时或永久的感觉和运动功能损伤。骨关节创伤包括骨折和关节脱位,并按受伤的骨或关节进一步分类并命名。如股骨骨折、肩关节脱位等。

三、伤情评估

对四肢创伤患者进行紧急医学救治时,医疗救援人员需按照评估环境、初步检查和二次检查的顺序进行(图4-1-9)。

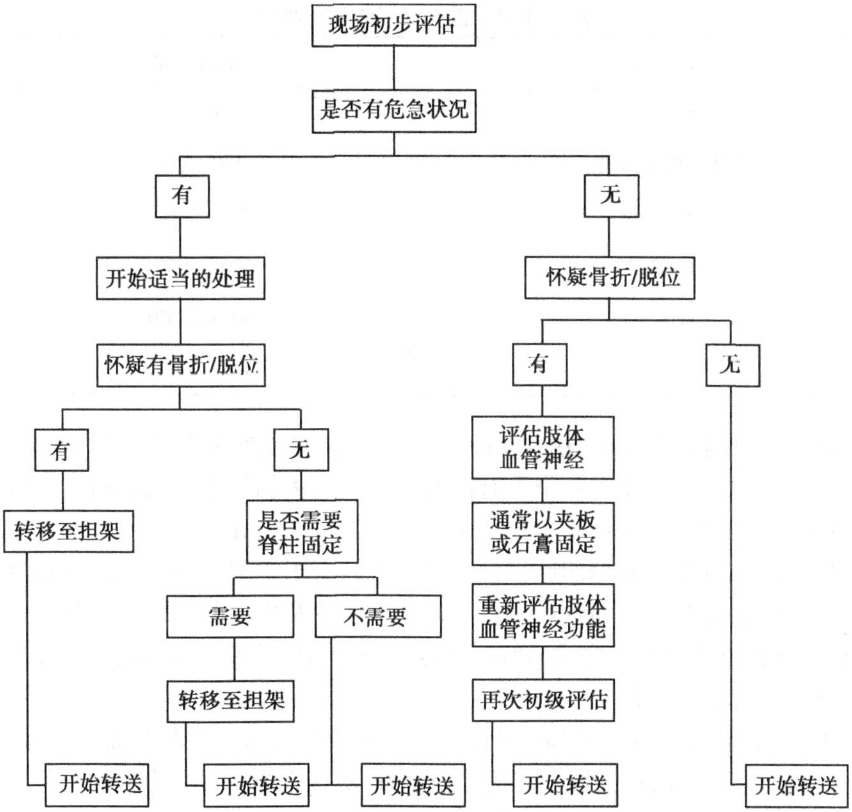

图 4-1-9 现场评估流程

1. 评估环境 所有的评估第一步是评估现场的安全。在确保现场安全的情况下，方可对患者进行评估。

2. 初步检查 初步检查的目的是识别并治疗危及生命的损伤。重点考虑三方面的问题：

(1)初步评估，不要为表面严重但不危及生命的四肢创伤分心。

(2)识别潜在的可能引起生命危险的四肢创伤。

(3)了解损伤动力学和其他由于能量传递造成的威胁生命的潜在损伤。

初步检查应专注于那些可能立即威胁到生命的伤情，尽管骨折成角畸形或部分断离可能会吸引施救者的注意力，但是威胁的生命损伤是放在第一位的。气道(airway)、呼吸(breathing)、循环(circulation)、失能(disability)、暴露(exposure)(ABCDE)是评估的重要组成部分。对于一个在初步检查中生命受到威胁的伤者，四肢创伤应当放在保持生命体征稳定后处理，同时开放性外伤的出血(表 4-1-1)也应包括在初步检查中，如危及生命需要紧急止血。如果患者生命体征稳定，可以进行后续检查。

表 4-1-1 四肢骨折所致出血量

骨折部位	内出血 /ml
肋骨	125
尺骨或桡骨损伤	250~500
肱骨	500~750
胫骨或腓骨	500~1 000
股骨	1 000~2 000
骨盆	2 000~3 000

对于危急的多系统损伤患者应遵守包括四肢损伤在内的多系统损伤患者初步评估的优先次序。面对一个没有四肢出血的危重创伤患者时，抢救生命优于肢体保护。此时应注重通过复苏维持生命体征，无论会出现多么严重的伤害，只能采取有限的措施来处理四肢损伤。将患者固定于担架上，所有肢体应当用夹板固定于解剖位置上。如果在检查中证实存在危及生命的伤情，需要进一步干预且转移时间有限时，未完成后续评估也无妨。如果后续评估因故延缓，院前急救人员应当简单记录原因。

3. 二次检查 在后续检查中包括对四肢骨与关节、软组织、血管和神经功能的评估。在环境允许的情况下，为方便检查，救援人员将患者身上的衣物去除。如果损伤的原因不是很清楚，救援人员可以向患者或者患者的陪同人员询问受伤原因，除了脊柱和周围神经损伤，大部分运动系统损伤的患者都会感到疼痛。

(1) 肢骨与关节：注意观察有无代表骨折或脱位的畸形，触诊时是否柔软，有无骨擦音。骨擦音是一种由于骨折断端彼此摩擦时产生的感觉。在触诊损伤部位或者移动断肢的时候可以引出骨擦音。救援人员应考虑到特殊骨折而导致的潜在损伤（表 4-1-2）。典型的关节脱位症状体征明显，诊断不难，多能得到恰当处理。但是在突发公共事件现场部分患者因损伤较轻，仅发生关节不完全脱位或者半脱位而被忽视，导致治疗延误（表 4-1-2 和表 4-1-3）。

表 4-1-2 四肢特殊骨折导致的潜在损伤

骨折	组织周围潜在损伤
锁骨骨折	胸壁损伤
肩胛骨骨折	尤其是肺部挫伤和肋骨骨折
肩关节骨折或脱位	

续表

骨折	组织周围潜在损伤
肘关节脱位 / 骨折	肱动脉损伤 正中神经、尺神经、桡神经损伤
股骨骨折	股骨颈骨折 / 髋关节后脱位
膝关节后脱位	股动脉断裂 / 髋关节后脱位
膝关节脱位 / 胫骨平台骨折异位	腘动脉神经损伤
跟骨骨折	脊柱损伤或骨折 跟骨骨折 胫骨平台骨折
开放性骨折	70% 其他相关损伤

表 4-1-3　常见的关节脱位畸形

关节	方向	畸形
肩关节	前位 / 后位	方肩、内旋固定
肘关节	后位	鹰嘴向后突出
髋关节	前位	屈曲、外展、缩短、外旋
	后位	屈曲、外展、缩短、内旋
膝关节	前后位	失去正常轮廓、伸直
踝关节	大多侧偏	外旋、内踝突出
距下关节	大多侧偏	跟骨外侧移位

(2)软组织损伤：评估软组织损伤时，急救者要注意观察肢体有无肿胀、撕裂伤、擦伤、血肿、皮肤色泽和创伤，任何邻近骨折的创伤都有可能是开放性骨折。软组织的坚硬和紧张可能提示有骨筋膜室综合征。

(3)血管功能：可以通过触诊肢体远端的动脉评估(桡动脉以及足背动脉与胫后动脉)。同时记录指端和趾端毛细血管充盈时间、末梢动脉搏动的消失可以提示动脉断裂、骨折碎片或出血压迫血管或者骨筋膜室综合征。大出血或者逐渐扩大的血肿表明有大血管损伤。

(4)神经功能：施救人员需要同时对四肢的感觉和运动功能进行评估。如果怀疑长骨骨折，不要让患者移动患肢，因为移动会增加伤者疼痛感并且可能使一个闭合性的骨折转变为一个开放性骨折。在院前的大多数紧急救治场所，进行大体的神经功能评价已经足够。

(5) 运动功能：如果一个患者神志清楚，可以通过直接询问患者来评估，上肢的运动功能可以通过让患者握紧和放松拳头来检测患者握力（让患者握紧急救者手指）。下肢的运动功能可以通过运动脚趾来测试。评价感觉系统功能可以通过询问有无麻木和异常感觉而实现。急救者也可以触摸四肢，包括手指和脚趾询问患者是否有感觉，表 4-1-4 和表 4-1-5 列出了一些在检查四肢运动和感觉功能时更加细节的信息。

表 4-1-4　上肢周围神经评估

神经	运动	感觉	损伤
尺神经	食指外展	小指	肘关节损伤
正中神经	鱼际肌萎缩	食指	腕关节脱位
骨间前神经	食指弯曲		肱骨髁上骨折
肌皮神经	肘部弯曲	小臂侧面	肩关节前脱位
桡神经	拇指、掌指关节外展	第一手背感觉区	肩关节前脱位
腋神经	三角肌	肩部侧面	肩关节前脱位、肱骨近端骨折

表 4-1-5　下肢周围神经评估

神经	运动	感觉	损伤
股神经	膝关节伸直	膝前	耻骨骨折
闭孔神经	臀外展	大腿中部	闭孔环骨折
胫后神经	脚趾弯曲	足	膝关节脱位
腓浅神经	踝外翻	足背	腓骨颈骨折 / 膝关节脱位
腓深神经	脚趾 / 踝背曲	第一到第二感觉区	腓骨颈骨折 / 骨筋膜间室综合征
坐骨神经	跖背曲	足	臀后脱位
臀上神经	髋关节		髋臼骨折
臀下神经	髋伸直		髋臼骨折

四、救治原则

包括维持生命体征、专科手术处理和及时后送，需要在转送前就解决大出血和由骨折和关节脱位造成的肢体反常活动。常用方法包括：

1. 评估伤者生命体征及四肢损伤的伤情，将伤者转移到安全区域。

2. 对下肢损伤排尿困难伤者及时给予导尿处置。

3. 根据伤者情况给予伤肢外固定，并给予止痛药物，减轻伤者疼痛。

4. 对于肿胀严重，远端苍白麻木的肢体及时切开减压，并对症补液，碱化尿液，输注葡萄糖及胰岛素，减低血钾浓度。

5. 如果怀疑存在骨折，不要让患者移动患肢，以免由闭合性骨折转变为开放性骨折。

五、各类四肢创伤诊断与处置

(一) 大出血诊断与处置

四肢损伤通常也伴有内出血，源自于断裂的肌肉、大血管的破裂，也可能由于骨折后骨髓腔的出血。四肢如果表现为持续肿胀或者苍白、冰冷、脉搏消失提示有动脉或静脉出血。骨折可伴有明显的内出血，急救人员需要同时考虑肢体创伤有关的潜在内出血和四肢外伤出血的失血量。

处置：直接压迫止血是对外出血最基本的处理方法。如果不能直接压迫止血或者衣物压迫止血，则需要用止血带止血。如果不便于用止血带进项止血的部位，比如腹股沟和腋窝处，可以使用止血剂配合加压包扎止血。

在控制了危及生命的四肢出血后，急救患者需要再次进行评估，并且将注意力集中于对患者的复苏上，同时将伤者向能提供良好的治疗的机构转运。在转运过程中，开始给休克患者吸氧和静脉补液复苏，当怀疑患者有内出血时，应当提高警惕，将伤者的收缩压控制在 80~90mmHg。对于出血量较少，没有生命危险以及没有休克征象的伤者，可以直接压迫止血。

止血带使用的注意事项：

1. 扎止血带的部位应在伤口近心端，尽量靠近伤口。前臂和小腿不适于扎止血带，因此处有两根骨头并列，骨间隙可通过血流，止血效果不佳。上臂止血不可扎在中部，以防勒伤桡神经。

2. 扎止血带前，应先垫上三角巾或毛巾，避免止血带直接接触皮肤而损伤皮肤。

3. 扎止血带时，应将胶皮管适当拉长，绕肢体 2~3 圈后再固定，借胶皮的弹力回缩压迫动、静脉。绑扎不要过紧或过松，以远端动脉搏动消失为合适。

4. 尽量缩短扎止血带时时间，以 1h 左右为宜，最长不超过 4h。

5. 使用止血带期间，每隔半小时至 1h 应放松止血带一次，放松时可用指压法临时止血，以缓解局部肢体的缺血。松解 1~2min 后，立即在稍高的平面上扎止血带，不要在同一部位反复绑扎。

6. 放松止血带时动作应缓慢，防止患肢血流突然增高，使末梢血管容易受损，并影响全身血液的重新分布，使血压下降。

（二）关节脱位诊断与处置

凡关节遭受外力作用，使构成关节的骨端关节面脱离正常位置，引起功能障碍者，称为脱位。脱位类似于骨折，急救前需要院前急救人员确保不稳定区域的安全。脱位会造成严重的疼痛。

处置：一般来说，疑似的脱位应该用夹板固定于被发现的位置。当脉搏微弱时，应当采取轻柔的操作来尝试恢复血液回流。一旦具备将患者转移至医院的短暂时机，应立即将患者转送，而不是尝试复位等其他操作。这些操作会对患者造成巨大的疼痛，因此移动四肢之前应当让患者做好准备。用夹板来固定受伤部位。关于伤情是如何发现的，以及脉搏的变化、感觉，夹板固定前后皮肤颜色的变化的记录是非常重要的。患者转运期间，利用冰袋冷敷来减轻患者的疼痛和肿胀。所有的复位操作都应做完整的记录。当转运时间持续较长应早期复位。原因是当关节长期处于脱位状态时，将更难以复位。只有经过正规培训的医师，在有医疗条件的支持的情况下才能尝试进行脱位复位。

（三）骨折

骨折可以分为开放性骨折和闭合性骨折。对于闭合性骨折，皮肤没有被骨折端刺穿，而开放性骨折的皮肤完整性遭到破坏。

闭合性骨折的情况是骨骼断裂但是皮肤的完整性没有遭到破坏。闭合性骨折的表现有触痛、血肿、肿胀以及畸形、反常活动、骨擦音和骨擦感。对于某些伤者来说，触痛可能是唯一的症状。对于怀疑骨折的部位，远端末梢部位的评估包括脉搏、皮肤色泽和运动感觉功能。让伤者移动患肢可能会导致开放性骨折。当患者可以自主移动自己的肢体时，并不能排除骨折的存在。

当一个锋利的骨折端刺破皮肤或者深入骨面的皮肤肌肉撕裂伤会导致开放性骨折。当骨刺破皮肤，其断端可以被皮肤或患者环境中的细菌污染。这样可能会引起严重的骨髓炎。尽管一个开放性骨折伴随的皮肤破损并不会引起严重的大出血，但持续的出血来自可能来自骨髓腔或者因皮肤破裂压力降低的组织深部血肿。任何可能存在周围开放性损伤的骨折都当视为开放性骨折。注意，突出的骨折端不应该直接复位。不可靠的和粗暴的固定有可能使闭合性骨折转变为开放性骨折。开放性骨折在伤者身上很容易定位。尽管伤口凸出的骨显而易见，接近骨折或畸形的伤口可能由于骨折端戳破伤口然后又回纳于组织中造成的。

处置：在现场治疗骨折时首先要做的是控制出血和治疗休克。直接压迫和利用敷料压迫一般可以在现场控制所有的出血。开放的伤口和暴露的骨折端应用无菌生理盐水或氯己定溶液浸湿的无菌敷料覆盖。发生内出血时，应当首先进行固定，固定的同时能减轻伤者的疼痛。如果在对一个开放骨折的伤者进行的固定的过程中发生骨折端退回伤口内，应当记录下来。对于延迟转运的开放性骨折患者，有必要注射抗生素预防感染。

固定应该固定受伤部位的上下关节。有多种方法可供选择，并且大部分同时适用于闭合性和开放性骨折。对长骨骨折一般给予小夹板、石膏及牵引固定。由于短时间内患者众多，石膏及小夹板固定具有使用简便且创伤较少的优点。受场地及设施的限制，皮肤牵引或骨牵引仅用于小夹板、石膏无法固定的患者。在进行固定时，以下4个方面需要注意：①夹板或石膏内应当放置衬垫，以阻止肢体移动，并使患者舒适，避免压痛。②将患者肢体上的首饰盒手表之类的饰品去下，使其不要阻碍肢体循环而导致肢体肿胀。③在固定之前，评估损伤部位末梢血管神经情况，并在固定之后定期检查。若有四肢末端动脉搏动消失表示可能出现骨筋膜室综合征或血管损伤，应及时转送和处理。④固定之后需要适当抬高患肢，减轻肿胀。

在进行后续检查和固定时尽可能地不要移动受伤的患肢。首先进行固定，一个受伤的患肢应当放在解剖的位置，包括通过轻柔的牵引使患肢恢复到正常长度，患肢有剧烈疼痛以及感觉牵引有大的阻力是牵引复位的两个禁忌证。复位骨折能减轻对血管和神经的压迫，促进血液灌注和神经系统功能的恢复，同时也会减少出血。如果开放骨折外露，骨折端应该用生理盐水或氯己定溶液清洗，去除显而易见的污染物，并尝试恢复到正常的解剖位置。在操作过程中，骨折端回缩到皮肤内并不是首先要关注的问题，无论怎样，开放性骨折在手术时都一定要进行清洗和清创。对伤者骨折进行复位尝试最多不要超过两次。如果两次尝试没有成功，就按照骨折的现有状态进行固定，避免进一步的损伤。

由于开放性骨折所致软组织完整性的破坏，现场手术过程中感染、骨延迟愈合、骨不连甚至截肢的风险极大，负压封闭引留技术为开放性骨折的早期处理缩短伤口愈合时间提供良好解决方案。此外，外固定支架技术在可使多发伤、多发骨折患者在现场手术额外损伤下降到最低，是一种快速、便捷的手术方法（图 4-1-10）。

（四）神经损伤诊断与处置

周围神经损伤的主要由于各种原因引起受该神经支配的区域出现感觉障碍、运动障碍和营养障碍。周围神经损伤的原因可分为：牵拉损伤，如重物坠落等引起的臂丛损伤；切割伤，如刀割伤、玻璃割伤等；压迫性损伤，如骨折脱位等造成的神经受压；火器伤，如枪弹伤和弹片伤；缺血性损伤；肢体缺血挛缩，神经亦受损；电烧伤及放射性烧伤。现场救援中的神经损伤一般是由于压迫引起的暂时性失用。

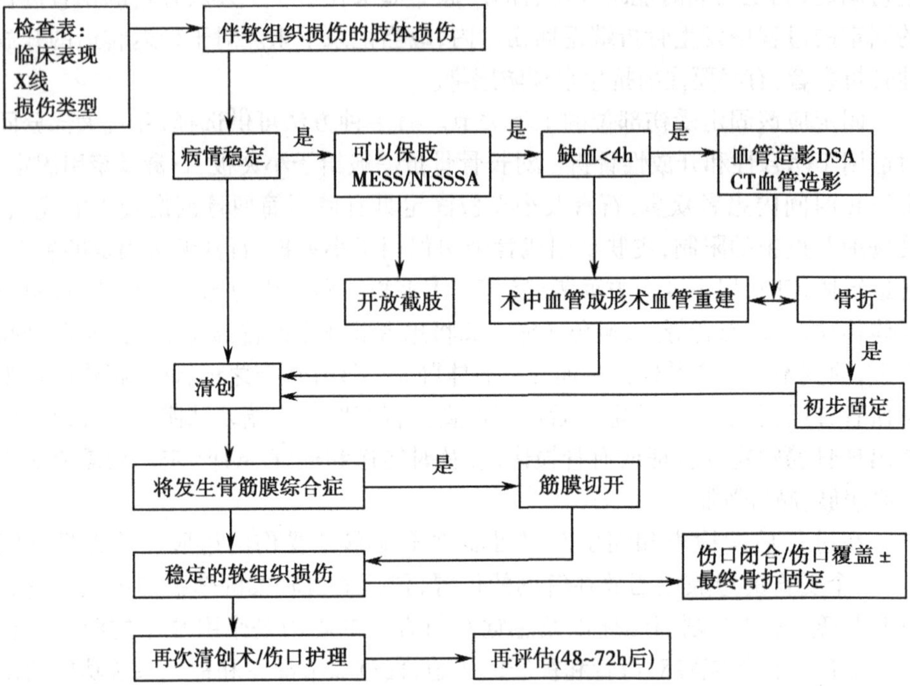

图 4-1-10 四肢创伤治疗策略

处置：及时解除压迫是现场救援的主要目的。一般只要及时解除压迫四肢神经损伤基本可以恢复。必要时后期手术治疗。

（五）骨筋膜室综合征

骨筋膜室综合征是指骨筋膜室内的肌肉和神经因急性缺血、缺氧而产生的一系列早期综合征。又称急性筋膜间室综合征、骨筋膜间隔区综合征。最多见于前臂掌侧和小腿。骨筋膜室综合征的早期临床表现以局部为主。只在肌肉缺血较久，已发生广泛坏死时，才出现全身症状，如体温升高、脉率增快、血压下降，白细胞计数增多，血沉加快，尿中出现肌球蛋白等。

1. 诊断

(1) 创伤后肢体持续性剧烈疼痛，且进行性加剧。

(2) 指或趾呈屈曲状态，肌力减弱，被动牵伸指或趾时，可引起剧烈疼痛，为肌肉缺血的早期表现。

(3) 患肢表面皮肤略红，温度稍高，肿胀，有严重压痛，触诊可感到张力增高。

(4)远侧动脉脉搏动减弱或正常。

(5)毛细血管充盈时间延长或正常。

(6)缺血性肌挛缩和坏疽:①由疼痛转为无痛;②苍白或发绀、大理石花纹等;③感觉异常;④麻痹;⑤无脉。

2. 治疗 骨筋膜室综合征一经确诊,应立即切开筋膜减压。早期彻底切开筋膜减压是防止肌肉和神经发生缺血性坏死的唯一有效方法。切不可等到出现"5P"征之后才行切开减压术,从而导致不可逆的缺血性肌挛缩。切开的皮肤一般多因张力过大而不能缝合。可用凡士林纱布松松填塞,外用无菌敷料包好,待消肿后行延期缝合,或应用游离皮片移植闭合伤口。切不可勉强缝合皮肤,失去切开减压的作用。局部切开减压后,血液循环获得改善,大量坏死组织的毒素进入血液循环,应积极防治失水、酸中毒、高血钾症、肾衰竭、心律不齐、休克等严重并发症,必要时还得行截肢术以抢救生命。骨筋膜室综合征可能在长距离转运中发展,一系列的早期诊断和处理是必要的。

(六)术后监护和治疗措施

1. 术后监护

(1)生命体征:血压、心率、血氧饱和度、体温等。

(2)局部体征:肢体肿胀,血运,感觉活动情况。

(3)影像学检查:条件允许时动态复查X线。

2. 术后治疗措施

(1)生命支持治疗。

(2)脱水、止血、抑酸、预防和治疗感染。

(3)营养支持治疗。

(4)条件允许时迅速转移后送。

(七)围术期的应急处置

1. 治疗休克 在积极治疗原发病的基础上,补液,应用血管活性药物。

2. 预防骨筋膜室综合征 脱水,观察病情变化,必要时及时切开。

3. 防治血管危象 抗凝,舒张血管,预防痉挛,及时行血管探查术。

六、术前设备、器械、耗材和药品的准备

1. 设备 可移动X线,超声设备、车载CT。

2. 器械 血管神经便携式手术箱、便携式截肢手术包。

3. 耗材 止血纱布,吸收性明胶海绵,骨蜡,线锯,缝合针,缝线,钢针,钢丝,钢板,外固定架,支具,石膏,敷料。

4. 药品 甘露醇注射液,10%氯化钠注射液,注射用头孢曲松,碘酊,75%酒精,碘伏,双氧水。

第五节 脊柱、脊髓创伤

一、概述

突发公共事件现场脊柱脊髓创伤是指突发事件发生后，由于重物撞击、高处坠落、挤压等暴力造成的脊柱脊髓损伤的总称。它不仅可危及生命，且常合并严重的并发症，处理上难度大、预后差。

根据临床治疗意义可分为：压缩骨折、爆裂骨折、Chance 骨折（又称安全带骨折）及骨折脱位。根据损伤部位可分为颈椎、胸椎、腰椎、骶椎骨折和（或）脱位。按椎骨解剖部位可分为椎体、椎弓、椎板、横突、棘突骨折等。

二、诊断标准及现场诊断技术

（一）诊断标准

1. 严重的外伤史。

2. 局部疼痛，活动障碍。

3. 如合并脊髓损伤，则在损伤平面以下的感觉、运动、反射、括约肌功能及自主神经功能受到损害。根据损伤的程度可分为完全性瘫痪和不完全性瘫痪。

（二）现场诊断技术

突发公共事件现场，由于条件限制，一些诊断技术无法开展。但可采用如下诊断技术：

1. **X线** 最为常见的诊断技术，可清楚地显示骨折。

2. **CT** CT可全方面地了解骨折形态。

3. **椎管造影** 由于目前尚未配发移动 MRI，对于神经损伤的影像学判断，可采用椎管造影技术。

三、伤情评估

突发公共事件现场出现的脊柱脊髓损伤通常为合并其他部位的严重多发伤。尤其是合并颅脑及腹部脏器的损伤，后果严重、死亡率高。因此，需对伤者的病情快速做出评估，以指导治疗，抢救伤者生命。

（一）一般检查

以最快速度了解受伤时间、受伤原因（如塌方、坠落、挤压等），查清受伤部位、明确受伤机制。

（二）全身快速检查

1. 生命体征检查 迅速检查伤员神志、脉搏、呼吸、血压、心率。

2. 休克及重要脏器损伤判断。

3. “CRASH PLAN”检查，不遗漏伤情：①“C”代表“cardiac（心脏）”；②“R”代表“respiration（呼吸）”；③“A”代表“abdomen（腹部）”；④“S”代表“spine（脊柱）”；⑤“H”代表“head（头颅）”；⑥“P”代表“pelvis（骨盆）”；⑦“L”代表“limbs（四肢）”；⑧“A”代表“arteries（动脉）”；⑨“N”代表“nerves（神经）”。

（三）神经功能评估

定位脊柱损伤部位，明确脊柱、脊髓损伤程度。需对损伤部位以下的躯干及肢体行感觉、运动、括约肌及反射检查，并明确是完全性瘫痪还是不完全性瘫痪，此对手术的选择具有重要意义。

目前常用Frankel分级对脊髓损伤后神经功能进行评估：

A级：受损平面以下无感觉及运动功能。

B级：受损平面以下有感觉但无运动功能。

C级：受损平面以下有肌肉运动，但无功能。

D级：受损平面以下存在有用之运动功能，但不能对抗阻力。

E级：受损平面以下运动与感觉基本正常。

四、救治原则

原则上以抢救生命为主，挽救功能其次。在生命体征平稳的基础上再尽快挽救伤者的功能。对于严重合并伤及合并症者，应视危及生命之程度，择严重者而优先处理。脊柱为骨关节系统部分之一，因此对脊柱脊髓损伤的治疗也应遵循骨折的基本原则，包括急救、复位、固定及功能锻炼这一程序。开放性脊柱脊髓损伤应首先将其变为闭合性骨折，再按上述原则处理。

五、现场急救

（一）紧急处理

在抢救生命的基础上挽救功能。具体急救措施如下：

1. 脊柱骨折外固定，稳定脊柱，防止进一步加重损伤。

2. 监护生命体征：意识、血压、脉搏、呼吸、心率、血氧饱和度、体温。

3. 评估神经功能：四肢及躯体感觉、运动、大小便、反射情况，并进行Frankel分级评估。

4. 补液，必要时输血，维持生命体征平稳。

5. 激素治疗、预防神经水肿。

6. 预防感染(头孢类抗生素)。

7. 甘露醇脱水消肿。

8. 奥美拉唑预防应激性溃疡。

9. 神经营养药物的应用。

10. 基础营养支持。

(二)手术治疗

1. 手术适应证及术式 由于脊柱、脊髓损伤涉及解剖部位广泛,常常每一具体部位手术处理具有其特殊性,而且有些脊柱骨折脱位手术操作复杂、突发公共事件现场开展具有非常高的风险,且发生率不高,故此处仅综合性地概述常见的脊柱、脊髓损伤。并介绍颈椎、胸椎、腰椎、骶椎骨折及脱位的手术适应证选择。由于现场条件限制,需严格把握脊柱、脊髓创伤的手术适应证。

(1)颈椎前路椎间盘切除、融合、钛板螺钉内固定术:①不稳定型颈椎骨折(椎体压缩大于1/3,或椎体位移大于3mm,或椎体成角大于20°);②颈椎骨折合并脊髓、神经根损伤,颈椎骨折脱位。

(2)颈椎后路椎管减压、融合、侧块螺钉内固定术:①单节段或多节段颈椎后侧骨性或韧带结构损伤致颈椎不稳定,同时不伴有明显的椎体损伤;②颈椎小关节脱位牵引无法复位;③椎板骨折内陷压迫脊髓或神经根。

(3)胸腰段前路骨折复位、椎管减压、融合、钉棒系统内固定术涉及胸11、胸12、腰1、腰2的骨折,临床上称为胸腰段骨折,因其位于胸椎与腰椎结合部,故发生率高,其治疗具有特殊性。①胸腰段不稳定性骨折;②骨折块或椎间盘组织从前方压迫脊髓或神经根。

(4)胸椎后路骨折复位、融合、椎弓根螺钉内固定术:单纯胸椎不稳定性骨折,不伴有脊髓或神经根损伤。

(5)腰椎后路骨折复位、减压、融合、椎弓根螺钉内固定术:①单纯腰椎不稳定性骨折或骨折脱位;②腰椎骨折伴硬膜囊或神经根压迫。

2. 围术期注意事项

围术期应注意下述并发症:

(1)颈深部血肿

1)术式:颈前路手术24h内较易发生的并发症,尤其是术后当晚。

2)发病原因:结扎血管线头脱落;骨创面渗血;颈长肌创面渗血或出血。

3)防治措施:

- 术中注意止血;闭合切口前再次探查颈深部术野。
- 术后加强护理及观察。
- 24h后方可戴颈围。
- 紧急情况下可就地处理,立即切开缝线及放出积血。

(2)喉头痉挛

1)术式:发生于颈前路手术24h内,虽不多见,但可因窒息而死亡。

2)发病原因:术中气管牵拉过久;异常气味或冷空气刺激喉头。

3)防治措施:

- 术中牵拉适度,注意避免刺激性气体。
- 一旦发生喉头痉挛,应立即静脉推注或静滴地塞米松5~10mg。
- 已有严重呼吸困难者,则需行气管切开。
- 伤者床头应常规放置气管切开包。

(3)椎管内血肿

1)术式:颈椎前路、胸椎后路、胸腰段前路及腰椎后路手术。

2)发病原因:术中止血不彻底、骨创面渗血等。

3)防治措施:

- 术中彻底止血,应注意活动性出血,骨渗血面可用骨蜡封闭。
- 证实椎管内血肿后,应紧急手术清除血肿。

(4)脑脊液漏

1)术式:脑脊液漏为脊柱手术较为常见的并发症;

2)发病原因:骨折块刺破硬脊膜;术中行椎管减压时,椎板钳咬破硬脊膜;术中减压过程中,形成的尖锐骨刺刺破硬脊膜;

3)防治措施:

- 术中仔细操作,行椎管减压时注意保护好硬脊膜。
- 腰椎术后脑脊液漏时,抬高床尾,严格卧床10~14d。
- 如颈椎术后脑脊液漏,则可行腰椎穿刺,引流脑脊液,减压。
- 维持水及电解质平衡。

(5)下肢深静脉血栓形成

1)发病原因:

- 手术导致血凝固性增高。
- 手术应急导致静脉内皮细胞破坏。
- 卧床致下肢血流变慢。

2)防治措施

- 一旦明确诊断,严格卧床,抬高患肢,抗凝及溶栓治疗。
- 必要时于下腔静脉放置滤网。
- 抗凝时,应警惕由于出血倾向,从而导致椎管内血肿形成。

(6)切口感染

1)术式:脊柱手术切口感染以腰椎多见,颈部血运丰富,故较少发生。

2)发病原因

• 手术时间长，创伤大，坏死组织未清除干净。
• 手术室污染、术中污染。
• 手术人员无菌操作不严。
• 伤者抵抗力低下，如患有糖尿病等。

3）防治措施：

• 术中仔细操作，严格无菌操作。
• 切口表浅感染可充分引流，加强换药，应用抗生素等措施控制。
• 深部切口感染一般需行手术清除深部感染坏死组织。
• 必要时需取出内固定，行灌注冲洗引流。
• 细菌培养、药敏试验，选择敏感抗生素治疗。

六、转运后送指征

1. 经初步急救处理，病情平稳，为改善功能，需后送治疗者。
2. 公共突发事故现场无法开展的上颈椎手术。
3. 合并其他重要脏器损伤，经评估无法开展手术救治者。

七、术前设备、器械、耗材和药品的准备

1. 设备 X线机，可移动CT，多功能监护仪，电动磨钻。

2. 器械 脊柱外科手术器械包，椎管穿刺包，气管切开包，各型脊柱内固定器械。

3. 耗材 脑棉片，止血纱布，吸收性明胶海绵。

4. 药品 地塞米松磷酸钠注射液，注射用头孢呋辛钠，注射用头孢曲松钠，20%甘露醇注射液。

第六节 骨盆创伤

一、概述

骨盆骨折是一种严重外伤，多由直接暴力骨盆挤压所致。突发公共事件现场多见于塌方及高处坠落。骨盆骨折创伤的存在，半数以上伴有合并症或多发伤。最严重的是创伤性失血性休克及腹腔、盆腔脏器合并伤，救治不当有很高的死亡率，主要分为三类：

（一）骨盆边缘孤立性骨折（Ⅰ型）

1. 髂前上棘或坐骨结节撕脱骨折。

2. 髂骨翼骨折。

3. 骶骨骨折或尾骨骨折脱位。

(二) 骨盆环单处骨折(Ⅱ型)

1. 髂骨骨折。

2. 一侧耻骨上下支骨折。

3. 耻骨联合轻度分离。

4. 骶髂关节轻度脱位。

5. 髋臼骨折合并股骨头中心型脱位。

(三) 骨盆环双处骨折(Ⅲ型)

1. 一侧耻骨上下支骨折伴耻骨联合分离。

2. 双侧耻骨上下支骨折。

3. 骶髂关节脱位伴耻骨上下支骨折或耻骨联合分离。

4. 髂骨骨折伴耻骨联合分离或耻骨上下支骨折。

二、诊断标准及现场诊断技术

(一) 诊断标准

1. 严重外伤史,尤其是骨盆受挤压的外伤史。

2. 疼痛广泛,活动下肢或坐位时加重。局部肿胀,在会阴部、耻骨联合处可见皮下瘀斑,压痛明显。从两侧髂嵴部位向内挤压或向外分离骨盆环,骨折处均因受到牵扯或挤压而产生疼痛(骨盆挤压分离试验)。

3. 患侧肢体短缩,从脐至内踝长度患侧短缩。但从髂前上棘至内踝长度患侧常不短缩,股骨头中心脱位者例外。在骶髂关节有脱位时,患侧髂后上棘较健侧明显凸起,与棘突间距离也较健侧缩短。表示髂后上棘向后、向上、向中线移位。

(二) 现场诊断技术

1. X线　最为常见的诊断技术,可清楚地显示骨折。

2. CT　可全方面地了解骨折形态。

三、伤情评估

1. 观察生命体征　检查伤员神志、脉搏、呼吸、血压、心率。骨盆为松质骨,骨折后失血量大,易出现失血性休克。

2. 明确骨盆损伤及其分类　X线及CT检查可全面评估骨盆骨折情况。

3. 相关并发症的评估　骨盆骨折的常见并发症有:血管损伤、神经损伤、尿道和膀胱损伤、直肠损伤、腹膜后血肿。需行腹部B超检查及肛门指诊。

四、救治原则

骨盆骨折死亡率较高，需度过两大难关：休克关和感染关。故救治原则是先稳定生命体征，控制活动性出血（骨盆兜带固定），再进一步行手术治疗。

五、现场急救

（一）紧急处理

1. 生命体征的监护。

2. 骨盆骨折并发症的监护：①股神经功能评估；②有无活动性出血；③有无血尿、黑便；④腹部脏器 B 超检查。

3. 紧急救治措施：①输血补液，维持生命体征平稳；②预防感染（喹诺酮类、头孢类抗生素）；③甘露醇脱水消肿；④奥美拉唑预防应激性溃疡；⑤基础营养支持。

（二）手术治疗

1. 手术适应证　对于骨盆边缘孤立性骨折（Ⅰ型）、轻度移位骨盆环单处骨折（Ⅱ型），因其属于稳定性骨折，故不需手术治疗。而骨盆环双处骨折（Ⅲ型），及部分移位较大的骨盆环单处骨折，因其稳定性遭到破坏，故常需手术处理，即需行骨盆外固定术及切开复位螺钉或钢板螺钉内固定术。

(1) 骨盆边缘性骨折：只需卧床休息。髂前上棘骨折患者置于屈髋位；坐骨结节骨折置于伸髋位。卧床休息 3~4 周即可。

(2) 骨盆单环骨折有分离：用骨盆兜带悬吊牵引固定。

(3) 骨盆双环骨折有纵向错位时：在麻醉下行手法复位。复位后用宽胶布条环绕骨盆予以固定。同时患肢作持续骨牵引。

(4) 有移位的骶骨或尾骨骨折脱位：可在局麻下，用手指经肛门内将骨折向后推挤复位。陈旧性尾骨骨折疼痛严重者，可在局部作泼尼松龙封闭。

(5) 髋关节中心性脱位：除患肢作骨牵引外，于大粗隆处宜再作一侧方牵引，予以复位。

(6) 累及髋臼的错位性骨折：手法不能整复时，应予以开放复位内固定，恢复髋臼的解剖关节面。

(7) 骨盆双环骨折移位明显，且不能复位，需开放复位内固定。

2. 术式和注意事项

(1) 骨盆骨折的外固定术：伤者病情稳定后，如抗休克、栓塞止血后，可行骨盆骨折复位。复位依靠牵引及手法旋转矫正骨盆向上和旋转移位。术中应尽量在 X 线透视定位及监视下操作。

(2) 耻骨联合入路开放手术：该入路适用于耻骨联合分离及耻骨支的骨折。

(3)髂腹股沟入路开放手术:行此入路手术前,为控制出血,可行髂内动脉栓塞术。该入路为经典的骨盆手术入路,采用从前方进入骨盆,可显露从耻骨联合到骶髂关节,包括耻骨上下支。该入路可同时用于双侧,广泛显露整个骨盆环的前半部分、耻骨联合、髂窝、双侧骶髂关节的前面。

六、转运后送指征

下列情况需后送处置:

1. 伤者经初步急救处理,病情平稳,为进一步改善患者功能,后送治疗。
2. 无法控制的感染。
3. 无法控制的活动性出血。

七、设备、器械、耗材和药品的准备

1. 设备 X线机,可移动CT,多功能监护仪,电钻。

2. 器械 骨科手术器械包,骨盆内固定器械及骨盆外固定架。

3. 药品 注射用头孢呋辛钠,左氧氟沙星注射液,20%甘露醇注射液,低分子右旋糖酐,低分子肝素钠。

第七节 胸部创伤

一、概述

突发公共事件现场胸部创伤是指突发事件发生后,由于重物撞击、高处坠落、挤压、爆炸等暴力造成的胸部损伤的总称。根据外力的性质分为钝性伤和锐性伤,根据胸壁是否穿透分为闭合性和开放性创伤,我们把需要在灾害现场进行手术操作的胸部创伤根据创伤部位分为:①肋骨骨折;②胸骨骨折;③闭合性气胸;④开放性气胸;⑤张力性气胸;⑥血胸;⑦心脏压塞。

胸部创伤的特点是:①严重创伤会引起呼吸循环功能障碍;②伤情变化快,常合并多发伤。因此在未判明伤情轻重之前,均应以重伤对待。

二、诊断标准

突发公共事件现场诊治的模式是"边抢救、边诊断、边治疗",对于胸部创伤要以重伤对待,快速评估伤情,现场的常规诊断应让位于对伤情的快速评估和对基本生命体征的维持,切忌过多纠结于辅助检查,以免错过抢救生命的宝贵时机。

(一) 肋骨骨折

肋骨骨折的诊断并不困难,受伤史和临床表现结合胸部X线检查即可确诊,但需注意合并伤的诊断。胸部CT扫描对了解病情严重程度有帮助,对是否合并肺挫伤及其程度和范围的诊断有价值。

1. 受伤史。
2. 胸壁骨折局部疼痛,深呼吸或咳嗽时加重。
3. 骨折部位有压痛,胸廓挤压试验阳性。
4. 多根多处肋骨骨折可见胸廓反常呼吸运动、胸壁浮动,甚至出现呼吸困难和发绀。
5. 影像学检查。
6. 血气分析。

(二) 胸骨骨折

胸骨骨折的诊断依据受伤史和临床表现,结合侧位或斜位胸部X线检查确诊并不困难,但需排除胸内脏器和其他部位的并存损伤。

1. 受伤史。
2. 骨折局部疼痛,深呼吸或咳嗽时加重。
3. 骨折部位有压痛,可触摸到骨折端摩擦感。
4. 合并多根多处肋骨骨折时可见胸廓反常呼吸运动和前胸壁塌陷。
5. 影像学检查。

(三) 闭合性气胸

闭合性气胸的诊断依据受伤史和临床表现,结合胸部X线检查可以确诊。

1. 受伤史。
2. 胸闷、胸痛和气促表现。
3. 体检伤侧胸壁叩诊呈鼓音。
4. 伤侧肺呼吸音低或消失。
5. 影像学检查可见伤侧肺组织被压缩,有时伴有少量积液。

(四) 开放性气胸

胸壁伤口的检查非常重要,结合胸部X线检查即可确诊。

1. 受伤史。
2. 严重呼吸困难、烦躁不安、心悸。
3. 胸壁伤口通向胸腔,可听到空气随呼吸进出伤口的“嘶嘶”声。
4. 伤侧肺呼吸音减低或消失。
5. 影像学检查可见伤侧肺组织被压缩,纵隔向健侧移位。

(五) 张力性气胸

根据以下症状和体征,张力性气胸的诊断并不困难。当胸腔穿刺时有高压气体排出亦可诊断。但在诊断过程中，要注意避免为明确诊断强求X线检查而延误抢救时间。伤情危急时可行诊断性胸腔穿刺。

1. 受伤史。

2. 极度呼吸困难、躁动、大汗、发绀甚至休克。

3. 体检可见胸壁广泛皮下气肿，伤侧胸壁饱满，呼吸运动减弱；若胸壁有伤口，吸气时可听到“吸吮”声。

4. 叩诊呈鼓音，伤侧呼吸音消失。

5. 影像学检查可见伤侧肺组织被压缩。

（六）血胸

根据外伤史和以下临床表现，胸腔穿刺时抽得不凝血液即可诊断。在血胸的诊断过程中，更为重要的是判断胸腔内是否存在持续的较大量的活动性出血。

1. 受伤史。

2. 内出血症状，面色苍白、血压下降、脉搏细速、呼吸困难、躁动甚至休克。

3. 体检可见伤侧呼吸运动减弱、呼吸音减弱或消失、叩诊呈浊音，气管向健侧移位。

4. 影像学检查可见伤侧胸部有积液阴影，纵隔向对侧移位，合并气胸时可见液平面。

5. 胸腔内有持续较大量活动性出血的征象：①在积极抗休克和补充血容量后血压仍不能维持，或好转后又恶化；②胸腔穿刺抽得血液很快凝固；③胸腔穿刺抽出积血后很快又见积血增长，胸部X线片显示胸腔内液面无变化或增长；④实验室检查血红蛋白、红细胞计数及血细胞压积呈进行性下降；⑤胸腔闭式引流后，引流量每小时超过200ml，持续3h以上。

（七）心脏压塞

胸部X线检查对心脏压塞的诊断帮助不大，超声心动图对心脏压塞的诊断有决定性意义，并能估计心包积血量。心包穿刺对心脏压塞的诊断和治疗均有价值。对于重症患者，千万不能因做过多的检查而延误治疗。

1. 受伤史。

2. 内出血症状。

3. 静脉压升高、血压下降、心率增快、心音遥远、颈静脉怒张，静脉压升高最早出现，动脉压下降出现在病程后期，心音遥远较为少见。

4. 心包穿刺抽出不凝血液。

5. 超声心动图可明确诊断。

三、伤情评估

突发公共事件现场检查伤员需依据生命体征进行快速检伤分类，对于胸部创伤来说:①重视听诊;②区别开放性和闭合性创伤;③是否存在合并伤。胸部创伤现场伤情评估所需的辅助检查以便携式超声检查仪最为便捷,小型 X 线检查设备最为常用,移动 CT 的投入使用使伤情评估更加便捷和准确。另外由于胸部创伤常常合并呼吸循环功能障碍,因此需重视血气分析。

(一) 肋骨骨折

直接暴力引起的肋骨骨折多发生在直接受伤部位,骨折端向内易刺破胸膜或血管而产生气胸、血胸或血气胸。间接暴力引起的骨折多发生在肋骨角或肋骨外侧处。第 3~7 肋最易发生骨折,第 8~12 肋不易发生骨折。第 1~2 肋短有肩胛骨和锁骨的保护,但一旦发生骨折,多为严重创伤,应警惕颈部血管和神经损伤的可能。多根多处肋骨骨折常引起胸壁浮动、反常呼吸和循环障碍。

(二) 胸骨骨折

多数骨折发生在临近胸骨柄的胸骨体部,有时也可发生在胸骨体与胸骨柄之间的软骨结合部位。如无移位或同时合并较为严重的胸内脏器损伤,骨折本身常被忽视。当合并多根肋骨或肋软骨骨折时,可见前胸壁下陷或不稳定,并有反常呼吸运动,严重者引起呼吸循环功能障碍。胸骨骨折合并严重胸内脏器损伤,其病死率可高达 30%。

(三) 闭合性气胸

肺萎陷在 30% 以下者为少量气胸,对呼吸和循环功能的影响较小,大多无明显症状。肺萎陷在 30%~50% 者为中量气胸,伤员可出现胸闷、胸痛和气促的表现。肺萎陷超过 50% 以上者为大量气胸,气管健侧向移位,伤员出现呼吸困难的表现。

(四) 开放性气胸

在开放性气胸中,胸膜腔负压消失,伤侧肺受压塌陷,呼吸面积减少,严重影响肺通气功能。严重时纵隔随呼吸摆动,影响静脉回心血流,导致循环功能障碍,引起或加重休克。胸壁伤口越大,病势越严重,死亡率越高。

(五) 张力性气胸

张力性气胸的病理生理改变是严重的。伤侧肺组织受压萎陷,通气量大为减少,但受压肺组织仍有血流灌注而无气体交换,导致动 – 静脉分流,引起严重的呼吸功能障碍及低氧血症。同时因为纵隔向健侧移位,导致静脉回心血量减少,心排血量降低,循环功能衰竭。此外,胸腔内的气体可进入胸壁软组织和纵隔,导致胸部、头颈部及纵隔气肿,进一步加重了呼吸循环功能障碍。

(六) 血胸

血胸可引起一系列的病理生理改变,与胸腔内的出血量和速度有关。大量出血可引起急性循环血量减少,导致出血性休克。根据胸腔内积血量的多少,血胸分为:

1. 少量血胸 胸腔积血量在500ml以下，胸部X线片仅见肋膈角变钝消失，液面不超过膈顶。

2. 中量血胸 积血量在500~1500ml，胸部X线片见液面上界达肺门平面。

3. 大量血胸 积血量在1500ml以上，胸部X线片可见液面达肺上野，严重压缩肺组织。

（七）心脏压塞

心脏压塞典型症状出现与否，取决于心包腔内积血量和压塞的部位。典型症状包括：动脉血压下降、静脉压升高、心动过速或过缓、颈静脉怒张、尿少等，不典型症状包括：突然出现与肾功能不全不相一致的少尿、周围肢体厥冷。

四、救治原则

突发公共事件现场救治和医院抢救有所不同，救治现场自然环境恶劣、无菌条件有限、并受医疗设备和药品的限制，因此不能套用临床指南，必须有相应的现场救治规范，要有所为，有所不为，使灾害现场有限资源获取利益最大化。

救治的总体原则：①维持生命体征，迅速有效地控制伤情发展；②紧急手术处理和高效的后送机制；③多学科联合序贯治疗复合伤。

现场的一般处理：①纠正呼吸障碍，解除呼吸道原发损害；②确保血压、保护循环功能；③控制活动性外出血，肉眼可见的动脉搏动性出血可用止血钳夹闭，广泛渗血可用加压包扎或无菌纱布压迫止血，现场处理困难的出血应及时送后送。

现场的专业外科处理：在条件恶劣，手术设备、器械和药品相对短缺的情况下，以保护伤员生命安全为第一要务，在此前提下可以尽量简化手术，并临时采取损害控制性手术，如骨折固定、胸腔穿刺置管引流等，为伤员后送创造时机。

五、现场救治

（一）紧急处理

1. 肋骨骨折 肋骨骨折的现场紧急救治原则包括：①止痛；②保持呼吸通畅；③纠正呼吸功能障碍；④肺部并发症的防治。

止痛方法包括止痛药物、肋间神经阻滞封闭、骨折痛点封闭等。采用外固定方法纠正单根肋骨骨折出现的反常呼吸和浮动胸壁。对于多根多处肋骨骨折合并严重呼吸功能障碍者可采用开胸手术内固定法。

2. 胸骨骨折 一般不需紧急处理。如合并多根多处肋骨骨折，需紧急处理纠正呼吸功能障碍。

3. 闭合性气胸 少量闭合性气胸可自行吸收，不需特殊处理。中到大量气胸可行胸腔穿刺抽气，如一直抽气不尽、抽气不久又达到抽气前的积气量者应行胸腔闭式引流。

4. 开放性气胸 一经发现，必须紧急处理。其紧急处理包括：①在现场应迅速采用厚大的消毒敷料，在伤员呼气末封闭伤口，切实牢靠包扎固定；②胸腔闭式引流；③吸氧、抗休克、抗感染等治疗。

5. 张力性气胸 一经诊断，必须迅速及时正确处理，紧急情况下可在伤侧锁骨中线第2肋间用粗针头穿刺排气减压，穿刺针尾端连接一橡胶指套，其顶端剪一小口，制成活瓣状排气针，或是条件允许的情况下连接水封瓶做胸腔闭式引流。

6. 血胸 对于快速大量的出血，应及时给予输血并防治低血容量性休克的发生。处理得同时应尽快完善检查，明确出血的部位与原因，为下一步的处理提供依据。

7. 心脏压塞 在行心包穿刺或心包开窗手术之前，应注意防治低血容量的发生和循环功能的保护。

（二）手术治疗

1. 现场手术的适应证

⑴肋骨骨折：单处肋骨骨折可给予整复与固定，目的是止痛和稳定胸壁，大多采用内固定的方法。对于大面积多发多处肋骨骨折的患者，开胸手术内固定法是一种有效的治疗手段，主要适用于体质较好或青壮年伤员，以立即达到稳定胸壁、恢复呼吸功能、早日康复的目的。

⑵胸骨骨折：无移位的胸骨骨折一般不需手术处理，以止痛和卧床休息为主，一般卧床2~3周即可适当活动。对于有移位的胸骨骨折，需待伤情稳定后行骨折复位。一般采用悬吊牵引的闭式手法复位，适用于胸骨完全横断并有移位的骨折。当骨折移位明显、上述方法复位有困难，或胸骨骨折伴有多发肋骨骨折、胸壁浮动及反常呼吸运动明显、采用悬吊牵引法仍不能使胸骨骨折稳定的伤员，需行手术复位固定。

⑶闭合性气胸：少量气胸一般不需特殊处理，中到大量气胸应行胸腔闭式引流，经胸腔闭式引流处理后仍反复出现胸腔积气、疑有肺裂伤者，应及时转运后送开胸探查。

⑷开放性气胸：开放性气胸一经发现，必须紧急处理，无菌纱布包扎固定闭合胸壁破损并行胸腔闭式引流。较小的胸壁破损经上述处理大多可自然愈合。对于胸壁破损较大及污染严重者，应进行手术清创缝合术。

⑸张力性气胸：张力性气胸一经诊断，处理必须迅速、及时、正确。在条件

允许的情况下连接水封瓶做胸腔闭式引流。行闭式引流后应严密观察伤员症状体征是否改善、闭式引流排气情况、拍摄胸片了解肺复张情况。若闭式引流持续大量漏气，症状仍不能缓解，胸部X线片提示伤侧肺仍未能复张，疑有严重肺裂伤，气管支气管损伤或食管损伤者，均应及时后送行开胸探查。

(6)血胸：绝大多数血胸需胸腔闭式引流，以尽快将胸腔积血排除。少数血胸需要开胸手术止血。

1)胸腔闭式引流术的指征

• 血胸每日穿刺抽液，经3d以上仍未能抽吸干净者。

• 血液较为黏稠或已有小凝血块，不易抽出者。

• 血胸疑有继发感染者。

2)开胸探查止血手术的指征：凡已明确或疑有胸腔内持续大量活动出血者。

• 如病情及时间允许的情况下及时后送开胸探查。

• 如病情紧急、时间不允许的情况下可尝试现场开胸探查止血。

(7)心脏压塞

1)一旦诊断确立，应立即行心包穿刺置管引流。

2)心包开窗手术，适应证包括：

• 突发性急性心脏压塞。

• 心包穿刺失败。

3)对反复出现的心脏压塞，应及时后送行心包切开探查可能的出血点，必要时可行心包剥脱治疗。

2. 术式和注意事项

(1)肋骨骨折：外固定的方法包括胶布固定、沙袋加压包扎、手巾钳牵引固定、胸壁牵引固定板架外固定等。

内固定的术式有多种，可采用克氏针骨髓腔内固定，也可用20#带针钢丝肋骨钻孔或缠绕固定，或是选用Judet固定架或钢板螺丝钉及抱合器固定。具体选择应视具体条件而定。

注意事项：如果有胸膜破损，应安置胸腔闭式引流瓶并及时后送行开胸探查。

(2)胸骨骨折：用钝性骨膜剥离器或持骨器撬起骨折端，使骨折端上下复合对位，然后骨折上下端胸骨钻孔，不锈钢针结扎固定。

注意事项：胸骨骨折应除外胸内脏器及其他部位的并存损伤。

(3)闭合性气胸，术式选择：取伤侧放置闭式引流。

注意事项：①注意观察胸腔积气变化；②警惕发展为张力性气胸的可能。

(4)开放性气胸，常用术式有三种：①带蒂肌瓣填补法：根据缺损部位就近取材；②骨膜片覆盖法：将上下肋骨骨膜仔细剥离，向缺损翻转并缝合在一起，适用于较小缺损的修补；③人工代用品修补法：涤纶片、毡片等。

注意事项：

• 手术的目的是清创胸壁缺损区的坏死组织、死骨、血块及其他异物，同时需探查胸腔，清除胸腔内残留的血块和异物，并彻底清洗胸腔。

• 皮肤切口根据伤口污染程度可采取不同的缝合方法，伤口污染轻者可一期缝合，污染较重者敞开引流，待二期缝合。

(5) 张力性气胸：术式多取伤侧后外侧开胸切口，经第 6 肋间进胸，清除胸腔内积血，仔细探查胸内脏器有无损伤。撕裂伤如缺损不大，可直接采用较深的重叠褥式缝合。如属较深而严重的肺组织裂伤，则积极转送后方后行胸腔手术。

注意事项：修补完成后彻底冲洗胸腔，除保留原有引流管，需在腋下部第 7 肋间腋后线处再安置一胸腔闭式引流。

(6) 血胸：术式以清除积血合探查出血为主，清除所有血块后对整个胸腔内结构进行探查，寻找出血点。如为胸廓内血管或肋间血管出血，可用血管钳钳夹结扎，也可用 Clip 血管夹钳夹两次止血。如为相对表浅的肺组织裂伤出血，可直接重叠褥式缝合止血。如肺组织为大而深的撕裂伤，则需转送后方行肺叶切除术。

注意事项：开胸止血多为紧急手术，有时被迫在伤员休克尚未完全纠正的情况下进行，此时有可能在胸腔积血块清除后找不到出血点，应待血液补充至血压上升时，再予以仔细检查，往往其时可发现出血处而给予处理。

(7) 心脏压塞：如果初步判断伤员心包内未再有活动性出血，可尝试心包穿刺引流。如果心包穿刺失败，可采用剑突下小切口，心包开窗引流。

注意事项：心包引流后应注意补充容量，必要时给予补充蛋白或羧甲基淀粉制品。

3. 术后监护和治疗

(1) 肋骨骨折：术后的治疗措施主要是止痛，方法包括：①止痛药物；②肋间神经阻滞封闭；③骨折痛点封闭。

(2) 胸骨骨折：术后的治疗措施以止痛和卧床休息为主，一般卧床 2~3 周即可下地适当活动。

(3) 闭合性气胸：术后的治疗措施：①加强肺部护理，改善呼吸功能；②观察胸腔闭式引流情况，了解肺复张情况。

(4) 开放性气胸，术后的处理包括：①严密观察胸壁伤口，尽早发现伤口的异常情况；②保持胸腔闭式引流通畅，必要时行胸部 X 线检查；③适当应用抗生素。

(5) 张力性气胸，术后的治疗措施包括：①加强肺部护理，鼓励咳嗽咳痰；②观察胸腔闭式引流情况，结合体征和胸部 X 线片了解肺复张情况；③适当应用抗生素。

(6) 血胸，术后的治疗措施包括：①加强肺部物理治疗，鼓励咳嗽咳痰，促进肺膨胀，消灭胸内积气积血及残腔；②观察胸腔闭式引流情况，结合体征和胸部

X 线片了解肺复张情况;③足量抗生素预防感染。

(7)心脏压塞 术后的治疗措施包括:①注意补充血容量;②适当补充蛋白和胶体;③加强利尿。

4. 围术期的应急处置

(1)肋骨骨折:对于严重患者出现呼吸循环功能障碍者,可在围术期气管插管或气管切开采用正压通气辅助呼吸。

(2)胸骨骨折:对于胸骨骨折合并多根多处肋骨骨折或是合并胸内脏器损伤者,如果出现严重呼吸循环功能障碍,需在围术期行气管插管或气管切开辅助通气。

(3)闭合性气胸:对于年老体弱、肺功能差,合并其他部位严重创伤或休克的伤员,应积极放置胸腔闭式引流。

(4)开放性气胸:开放性气胸应第一时间封闭胸部破损,否则影响肺通气功能,严重者出现循环功能障碍。

(5)张力性气胸:对于张力性气胸,紧急情况下可在伤侧锁骨中线第 2 肋间用粗针头穿刺排气减压,穿刺针尾端连接一橡胶指套,其顶端剪一小口,制成活瓣状排气针。正确的处理可以为闭式引流赢得时间。

(6)血胸:如果抽取的积血开始出现凝块、血常规提示血红蛋白呈下降趋势、血压不能有效维持,应疑有胸腔内持续大量活动出血,此时需及时迅速开胸探查止血。

(7)心脏压塞:一旦确诊,应尽快补充血容量,及时解除心脏压塞。

六、转运和后送指征

1. 肋骨骨折 绝大多数肋骨骨折可在灾害现场处理,如果合并胸膜破损,应安置胸腔闭式引流瓶并及时后送完善检查,必要时行开胸探查。

2. 胸骨骨折 胸骨骨折应除外胸内脏器及其他部位的并存损伤,当确定或疑似胸内脏器损伤时,应及时转运后送,确定诊断后行开胸探查。

3. 闭合性气胸 闭合性气胸放置闭式引流后仍反复漏气、疑有肺裂伤者,应积极转运后送开胸探查。

4. 开放性气胸 对于胸壁破损较大及污染严重者,需行清创缝合手术。如探查中见胸内脏器损伤者,应及时转移后送,必要时开胸探查。

5. 张力性气胸 若闭式引流持续大量漏气,症状仍不能缓解,胸部 X 线片提示伤侧肺仍未能复张,疑有严重肺裂伤,气管支气管损伤或食管损伤者,均应及时后送行开胸探查。

6. 血胸 凡已明确或疑有胸腔内持续大量活动出血者,如病情紧急、时间不允许的情况下可尝试现场开胸探查止血。如病情及时间允许的情况下应及时后送开胸探查。

7. **心脏压塞** 反复出现心脏压塞者,或是急性心脏压塞疑似心脏大血管损伤者,应及时后送行心包切开探查可能的出血点,必要时可行心包剥脱治疗。

七、设备、器械、耗材及药品的准备

1. **设备** 除常规诊断设备外,特殊需要:便携式超声波检查仪;移动CT;小型或移动式X线机或数字摄片机;血气分析仪。

除常规手术设备外,特殊需要:野外手术床或移动方舱;术中头灯;开胸器械套包;胸腔穿刺套包。

2. **手术器械和耗材**

(1)肋骨骨折:克氏针(肋骨骨髓内固定),钻孔器、带针钢丝(肋骨钻眼或缠绕固定),Judet固定架(内固定),钢板、螺丝钉、抱合器(钢板内固定术)。

(2)胸骨骨折:钝性骨膜剥离器、钻孔器、带针钢丝。

(3)闭合性气胸:胸腔穿刺针、闭式引流瓶、引流管,50ml注射器。

(4)开放性气胸:胸腔穿刺针、闭式引流瓶、引流管;骨膜剥离器;涤纶补片;聚氟乙烯毡片。

(5)张力性气胸:胸腔穿刺针、闭式引流瓶、引流管。

(6)血胸:胸腔闭式引流瓶、引流管;血管夹(clip);各种血管缝线。

(7)心脏压塞:心包穿刺针、心包引流瓶、引流管。

3. **药品**

(1)抗生素类:注射用头孢呋辛钠;亚胺培南;注射用盐酸去甲万古霉素;左氧氟沙星注射液。

(2)麻醉及镇痛类:盐酸利多卡因注射液;芬太尼注射液;咪达唑仑注射液;丙泊酚注射液。

(3)体液复苏类:乳酸林格液;羟乙基淀粉注射液;人血白蛋白;氯化钠和葡萄糖注射液。

(4)血管活性药:多巴胺注射液;盐酸肾上腺素注射液;盐酸去甲肾上腺素注射液;硝酸甘油注射液;苯肾上腺素注射液。

(5)呼吸兴奋剂:尼可刹米注射液。

第八节 腹部创伤

一、概述

腹部创伤是指自然灾害或其他突发公共事件发生后,由于建筑物垮塌、山体滑坡、爆炸、人为暴力等各种暴力所致腹部损伤的总称。根据损伤后体表完整性，腹部损伤分为两大类，即开放性和闭合性腹部损伤。开放性损伤有腹膜破损者为穿透伤，多伴内脏损伤，无腹膜破损者为非穿透伤，偶伴内脏损伤，其中投射物有入口、出口者为贯通伤，有入口无出口者为盲管伤。闭合性损伤为伤后体表完整性存在，多由挤压、碰撞、坠落和爆震等钝性暴力等原因所致。

腹部损伤无论在平时和战时都是较为常见的严重创伤，其发生率约占平时损伤的0.4%~1.8%和战时损伤的5%~10%。在平时的腹部损伤中，70%~80%为腹部闭合性损伤，如腹部挫伤、挤压伤、爆震伤，以脾、小肠损伤居多；战时损伤以开放伤为主，小肠、大肠、肝脏损伤的几率较大。腹部创伤常常引起大出血与休克、感染与腹膜炎，是导致伤员死亡的主要原因。腹部伤的死亡率与诸多因素有关，主要与下列因素相关：①受伤距早期救治的时间；②致伤原因；③有无内脏损伤；④内脏损伤的部位、类型、数目；⑤全身合并伤情况；⑥现场救治技术能力和技术水平。

二、诊断标准

（一）定性诊断

即经过必要的体格检查和实验室检查，明确创伤的性质，有无内脏损伤。

1. 明确开放性或闭合性损伤，开放性损伤则需要进一步明确穿透伤还是非穿透伤；分析具体的脏器损伤的性质、部位和严重程度。

2. 生命体征及全身情况 脉率、呼吸、体温和血压的测定，注意有无休克征象。

3. 全面而重点的体格检查 ①有无腹部压痛、肌紧张和反跳痛等腹膜刺激征，以及其程度及范围；②有无肝浊音界的改变或移动性浊音；③必要时行直肠指检；④有无腹部以外部位损伤。

4. 实验室检查 包括血、尿常规和血、尿淀粉酶检查。

5. 诊断性腹腔穿刺 依据穿刺是否阳性明确是否有腹腔内脏器损伤。

6. 诊断性腹腔灌洗。

（二）定系诊断

即明确是实质性脏器损伤还是空腔脏器损伤。

1. 参考腹腔穿刺的结果 ①肉眼观为血液，则实质性脏器破裂出血的可能性大；②胃肠道内容物，提示空腔脏器损伤；③胆汁提示胆道或胆囊损伤；④尿液提示泌尿系损伤。

2. X线检查可发现膈下游离气体，则明确空腔脏器损伤。

3. B超可探查腹腔是否有积液，了解肝、脾等实质性脏器的大小及完整性，有助于确定是空腔脏器还是实质性脏器损伤。

(三)定位诊断

即明确是什么脏器的创伤。

1. 腹部体征,如腹膜刺激征明显的部位是损伤脏器部位。

2. 条件允许的情况下,腹部CT检查基本可以明确具体损伤脏器。

3. 腹腔镜探查可以明确具体损伤脏器,同时还可以对一些损伤脏器直接进行修复。

三、伤情评估

创伤严重程度评分(PATI)是专门用于腹部损伤严重程度的评价标准,腹腔内各脏器定为1~5不同的危险系数,各脏器损伤的严重程度,由轻到重定为1~5分,损伤脏器的危险系数乘以损伤严重程度之积即为该脏器的创伤严重程度评分,各损伤脏器评分相加之和,即为PATI(表4-1-6)。

表4-1-6 PATI评分方法

脏器	脏器危险系数	评分				
		1	2	3	4	5
十二指肠、胰	5	单纯肠壁浅表	≤25%的肠壁穿透(胰管无损)	>25%的肠壁大清创术 大清创术或远侧胰管损伤	肠壁及血供 近侧胰管损伤	胰十二指肠切除 胰十二指肠切除
肝 大肠 大血管	4	边缘出血已止 浆膜 ≤25%的管壁	中心出血或小清创术 单纯肠壁 >25%的管壁	大清创或肝动脉结扎 ≤25%的肠壁 完全横断	肝叶切除 >25%的肠壁 血管移植或旁路手术	肝叶切除并腔静脉修补或两叶清创 肠壁及血供 扎结
脾 肾 肝外胆道	3	出血已止 出血已止 挫伤	电灼或药物止血 小清创术或缝合 胆囊切除	小清创或缝合 大的清创 ≤25%的胆总管壁	部分切除 肾蒂或大的肾盂 >25%的胆总管壁	脾切除 肾切除 胆肠吻合
小肠 胃 输尿管	2	单纯肠壁 单纯肠壁 挫伤	穿透 穿透 裂伤	≤25%肠壁或2~3处伤 小清创 小清创	>25%的肠壁或4~5处伤 楔形切除 节段切除	肠壁及血供或多于5处伤 >35%的胃切除 重建

续表

脏器	脏器危险系数	评分				
		1	2	3	4	5
膀胱	1	单纯膀胱壁	穿透	清创	楔形切除	重建
骨		骨膜	皮质	穿透	关节内	大块骨质缺损
大血管		不继续出血的小血肿	不继续出血的大血肿	缝合止血	无名血管结扎	有名血管的结扎

四、救治原则

现场的外科处置目的是尽量缩短伤后至确定性手术时间，提高现场抢救及诊治技术。总体原则是：

1. 现场实施简便、可行、有效的应急救命手术治疗，处理致命性创伤，避免再损伤和伤势恶化。

2. 暂时控制与分期处理，以较小损伤代价，为后期复苏治疗和分期手术处理争取救治机会，即先救命、后治病。

3. 积极完全纠正或控制伤情发展。

4. 就近处理严重多发伤，尽量不搬动伤员。

5. 平稳转送伤员，边治疗边转送，防止途中发生生命危险。

6. 多学科协作救治创伤患者，即行政部门协调、多学科协作、共同实施抢救。

五、现场救治

(一) 紧急处置

1. 维持呼吸道通畅。

2. 有效制止出血。

3. 正确处理受伤部位及妥善包扎。

4. 对有内脏脱出者，用急救包或大块敷料遮盖，然后用碗或其他替代物作为保护圈盖住脱出的内脏，外面再加以包扎。

5. 如果脱出的肠管有绞窄可能，可将伤口扩大，将内脏送回腹腔，防止肠管缺血坏死，而将感染置于第二重要位置。

6. 脱出的内脏如有破裂，为防止内容物流出，可在肠破口处用钳子暂时钳闭，将钳子一并包扎在敷料内，随伤员后送。

7. 如果腔壁大块缺损，脱出脏器较多，在急救时应将内脏先送回腹腔，以免因暴露而加重休克。

(二) 术前准备

尽快明确伤情,并根据不同的伤情采取相应的急救措施。评估现场手术治疗指征,积极进行术前准备,术前准备主要包括:

1. 保持呼吸道通畅,吸氧。
2. 积极抗休克,可采用多通道输液、输血。
3. 放置胃肠减压管,留置导尿管。
4. 开放性创伤给予破伤风预防处理。
5. 术前使用有效的抗生素预防感染。
6. 禁忌灌肠。

(三) 手术治疗

1. 手术适应证 现场手术处理模式不同于常规手术操作,手术适应证的选择常常受限于现场医疗环境、伤员的生理潜能参数、创伤类型和复杂性等诸多因素。根据不同的创伤类型、不同的脏器损伤程度而采取相应的治疗方式。

单纯性腹壁损伤,实施清创术,修补腹壁缺损,并严密观察病情变化。

腹部复合伤,伤员病情为重,诊断不明确者,出现下列情况者需要进行剖腹探查手术治疗,麻醉方式优先选择气管内插管全身麻醉:

(1)剖腹探查手术指征:①早期出现休克,积极抗休克治疗,血压不升或升后复降者;②持续性进行性腹部剧痛者;③闭合性腹部创伤有明确的腹膜刺激征,开放性腹部伤有腹膜炎征象者;④有腹腔游离气体者;⑤腹部出现移动性浊音,腹腔积液、积血者;⑥呕血、便血、血尿者;⑦直肠指检指套染血者;⑧腹腔穿刺或酒洗阳性者;⑨持续低血压难以用腹部以外的原因解释者;⑩诊断性腹腔穿刺。

- 肉眼观为血液、胃肠道内容、胆汁或尿液者。
- 镜下红细胞计数超过 1.0×10^{11}/L。
- 白细胞计数超过 5.0×10^{8}/L。
- 灌洗液中发现细菌者。
- 淀粉酶含量超过 1 000 索氏单位者。

(2)各损伤部位确定性手术指征。

1)肝脏损伤手术指征

- 创伤后出现出血性休克和腹膜刺激症状。
- 伤后白细胞很快升高,通常在 $12\sim15 \times 10^{9}$/L 之间。
- 大量出血,出现心率增快、血压下降、少尿或无尿等休克表现。
- B 超、X 线、CT 检查可见肝脏破裂及腹腔内出血征象。
- 腹腔穿刺或腹腔灌洗可确定腹腔内出血。

2）脾脏损伤手术指征

• 创伤后出现腹膜刺激症状和出血性休克。

• 左肋下可触及痛性包块，脾浊音区扩大，且左上腹有固定性浊音。

• 大量出血者可出现心率增快、血压下降、少尿或无尿等休克表现。

• B 超、X 线、CT 检查可见脾脏增大，或有破裂出血征象。

• 腹腔穿刺或腹腔灌洗可确定腹腔内出血。

3）胰腺损伤手术指征

• 腹膜刺激症状明显，伴休克。

• 实验室检查：可有血清和腹腔穿刺液淀粉酶升高。

• 腹部超声可发现胰腺密度增高或减低和胰周血肿。

4）胃损伤手术指征

• 剧烈腹痛和腹膜刺激征象，多为胃内容物进入腹腔所致。

• 肝浊音界消失。

• 腹部 X 线检查可见服下有游离气体。

5）十二指肠损伤手术指征

• 血淀粉酶的升高。

• 腹部平片显示脊柱有轻度侧弯，右腰大肌阴影模糊或者腹膜后有气体，显示肾囊的轮廓，提示有十二指肠破裂。

• 腹部 CT 扫描十二指肠壁有血肿。

6）小肠损伤手术指征

• 明显腹膜刺激征：腹痛、压痛、腹肌紧张。

• 腹腔灌洗阳性。

• 腹部 X 线检查可见膈下游离气体。

• B 超检查见腹腔积液。

7）结肠损伤手术指征

• 腹膜炎症状明显。

• 腹部 X 线检查可见膈下游离气体。

• 指套染有血迹或排血便或血。

2. 术后监护和治疗措施

（1）恢复血容量，维持血流动力学稳定。

（2）复温治疗：手术时间超过 2h，腹腔开放时，体温将急剧下降，1h 可下降 4.6℃，因此需要防止低体温的发生。建议应用光辐射加热器、电热毯、暖湿气体呼吸支持、复温输液装置等，使伤员恢复热平衡。

（3）纠正凝血机制紊乱。

（4）纠正代谢性酸中毒。

(5)其他:①应用广谱抗生素预防和控制感染;②观察和预防并发症,如腔隙综合征,遗漏内脏损伤;③加强器官功能支持,防治多器官功能障碍和多器官功能衰竭。

3. 围术期的应急处置

(1)补充血容量:控制血压在90mmHg(收缩压),不宜过高,以防止细小血管初期凝固的血栓脱落。在大量失血情况下,以补充全血或混合的血液制品为宜,防治和纠正凝血机制障碍,浓缩红细胞、冷冻血浆与血小板的比例可按3:2:1、2:1:1,甚至1:1:1输入。

输入的血制品应加温(40℃),注意输入的血液量,如超过10单位,易出现凝血障碍。因此,输血6~8单位后,应给予重组Ⅶ因子制剂,改善凝血机制。

控制晶体液的输入量,有条件放置静脉导管,监测中心静脉压。

(2)保持呼吸道通畅:患者一律给予吸氧,如患者出现神志不清、呼吸困难和口唇发绀时,需要进行气管置管给氧。缺氧严重者可行机械辅助呼吸,当PO_2低于60mmHg或有胸部损伤、颈部损伤时,可考虑气管切开置管,行机械辅助呼吸。

(3)防治腹腔间室综合征。

1)临床表现

- 高度腹胀:腹内压力增加,呼吸困难。
- 心功能障碍:低排出量、血压下降。
- 肾功能障碍:出现少尿或无尿。
- 下肢静脉血滞留、栓塞。

2)腹内压分级及处置原则

- Ⅰ级:10~14mmHg,不需要治疗。
- Ⅱ级:15~24mmHg,根据患者情况治疗。
- Ⅲ级:25~34mmHg,多数需要剖腹减压。
- Ⅳ级:>35mmHg,需要紧急剖腹减压。

3)腹压增加的治疗方式

- 低血压时需要扩充血容量。
- 减压:胃肠减压。
- 腹水或血腹时性腹腔穿刺引流。
- 水肿:利尿、血液滤过脱水。
- 呼吸困难:气管插管行呼吸末正压通气。
- 腹内压高,症状严重则需要紧急行剖腹敞开腹腔。

六、术前设备、器械、耗材和药品的准备

1. 设备 除常规手术设备外，特殊需要准备下列设备：

(1)便携式超声波检查仪：常规设备及术中超声设备和相关耗材，尤其是术中超声的使用，为术中快速明确创伤部位和程度提供准确证据。

(2)便携式CT(计算机体层摄影)。

(3)X线机或数字摄片机。

(4)光学腹腔镜及腹腔穿刺器：便于快速高温高压消毒，一次性腹腔穿刺器和金属腹腔穿刺器，可消毒后再次使用。

(5)诊断性腹腔灌洗设备。

(6)野外手术床。

(7)术中头灯。

2. 器械和耗材

(1)常规物品：导尿包、各类引流管、无菌吸引管、静脉穿刺包、无菌纱布、绷带、刀片、缝针、缝线、无菌敷贴、止血用无菌硅胶管以及洗消用消毒液体等。

(2)特殊物品：各类止血纱布、一次性使用血管夹、腹腔镜切割闭合器、自体血回输套装、加温毯、输血加压器、防护面罩、血管缝线等。

3. 药品

(1)抗生素类：①注射用头孢曲松钠；②链霉素粉针；③头孢丙烯片；④注射用盐酸去甲万古霉素；⑤左氧氟沙星注射液；⑥氧氟沙星片；⑦利巴韦林(病毒唑)注射液。

(2)麻醉药及辅助药物：①盐酸利多卡因注射液；②盐酸普鲁卡因注射液；③盐酸地卡因注射液；④盐酸布比卡因注射液；⑤芬太尼注射液；⑥安氟醚注射液。

第九节 泌尿及生殖系创伤

一、概述

泌尿系统创伤是各种暴力所致泌尿系统损伤的总称，泌尿系统损伤包括肾脏损伤、输尿管损伤、膀胱损伤和尿道损伤。以男性尿道损伤最多见，肾、膀胱次之，输尿管损伤最少见。与其他器官损伤的显著不同之处是，除出血以外，常伴有尿液外渗，若未经发现和积极控制可引起脓毒血症，是泌尿系统损伤后期致死原因之一。泌尿系统损伤在腹部损伤中占8%~10%，常与胸、腹、腰部或骨盆的损伤合并存在。根据损伤后体表完整性，泌尿系统损伤分为开放性和闭合性损

伤。此外,按照泌尿系统解剖学,泌尿系统损伤分为肾损伤、输尿管损伤、膀胱损伤。

二、诊断标准

(一) 肾脏损伤

肾脏损伤在泌尿系统损伤中仅次于尿道损伤,以闭合性损伤多见,1/3 常合并有其他脏器损伤。

1. 病史 重点关注任何腹部、背部、下胸部外伤或对冲力损伤者。

2. 血尿 绝大多数肾损伤的重要标志,多为肉眼血尿,然而血尿的严重程度不一定与肾脏损伤的程度一致。

3. 体格检查 全面的体格检查,密切关注腰部有无伤口或瘀斑、伤侧肾区压痛、不规则增大的肿块、肋骨骨折及腹肌及腰肌强直情况。

4. 特殊检查 首选 CT,而 B 超简便实用。排泄性尿路造影可评价肾损伤的范围和程度。选择性肾动脉造影可显示肾动脉和肾实质损伤情况。但是不宜采用逆行肾盂造影(易导致感染)。

(二) 输尿管损伤

输尿管位于腹膜后间隙,受到周围组织的良好保护,因此外界暴力所致的输尿管损伤很少见,损伤后易被忽视。

1. 血尿。

2. 尿外渗 可发生与损伤时或数日后,尿液由输尿管损伤处渗入后腹膜间隙,引起腰痛、腹痛、腹胀、局部肿胀。

3. 尿瘘 如尿液与腹壁、阴道、肠道创口相通即形成尿瘘。

4. 梗阻症状 一侧损伤因肾盂压力增高可有患侧腰部胀痛、腰肌紧张、肾区叩痛及发热等。

(三) 膀胱损伤

膀胱空虚时位于骨盆深处,为腹膜外位器官,外力常不易损伤。病理改变分为膀胱挫伤和膀胱破裂。

1. 病史与体检 如为腹膜外膀胱破裂,则常出现腹痛、血尿及排尿困难,伴耻骨上区压痛,直肠前壁有饱满感;如为腹膜内膀胱破裂,则全腹疼痛腹肌紧张,压痛及反跳痛,移动性浊音,腹穿抽出尿样腹水。

2. 导尿测漏试验。

3. 腹部平片。

4. 膀胱造影。

(四) 尿道损伤

1. 病史 会阴部骑跨史。

2. 典型症状 尿道外口出血、尿潴留、尿外渗。

3. X线检查尿道造影 显示尿道损伤部位及程度;造影剂外渗。

三、伤情评估

(一) 肾损伤

根据CT表现或术中发现,美国创伤外科协会(AAST)将肾损伤分为五级(表4-1-7)。

表4-1-7 肾损伤的分级及损伤表现

分级	损伤类型	损伤表现
Ⅰ	挫伤	镜下或肉眼血尿,泌尿系检查正常血肿位于包膜下,不扩大,没有肾实质裂伤
Ⅱ	血肿	位于肾周,局限于后腹膜,不扩大裂伤<1cm的肾皮质裂伤,没有血液外渗
Ⅲ	裂伤	>1cm的肾皮质裂伤,没有集合管小管系统裂伤或尿外渗
Ⅳ	裂伤	肾实质裂伤贯穿肾皮质,髓质到达集合管系统,主要的肾动静脉损伤,但出血尚可控制
Ⅴ	裂伤	完全的肾碎裂,血管伤肾蒂撕脱,肾血管断裂

注:Ⅰ和Ⅱ级肾损伤如果是双侧性的,则损伤程度加重1级

(二) 输尿管损伤

美国创伤外科协会(AAST)对输尿管损伤分为五级(表4-1-8)。

表4-1-8 输尿管损伤的分级

分级	损伤类型	损伤表现
Ⅰ	血肿	挫伤或血肿形成,但无血供障碍
Ⅱ	裂伤	输尿管离断<50%
Ⅲ	裂伤	输尿管离断>50%
Ⅳ	裂伤	输尿管完全离断,<2cm的输尿管血供障碍
Ⅴ	裂伤	输尿管撕脱,>2cm的输尿管血供障碍

注:Ⅰ和Ⅱ级输尿管损伤如果是双侧性的,则损伤程度加重1级

(三) 膀胱损伤

膀胱损伤的分级(表4-1-9)。

表 4-1-9 膀胱损伤的分级

分级	损伤类型	损伤表现
Ⅰ	血肿	挫伤，膀胱壁内血肿，裂伤部分膀胱壁，裂伤未达全层
Ⅱ	裂伤	<2cm 的腹膜外膀胱壁裂伤
Ⅲ	裂伤	腹膜外（≥2cm）或腹膜内（<2cm）膀胱壁裂伤
Ⅳ	裂伤	≥2cm 的腹膜内膀胱壁裂伤
Ⅴ	裂伤	腹膜外或腹膜内膀胱壁裂伤至膀胱颈或输尿管开口（三角区）

注：Ⅰ和Ⅱ级膀胱损伤如果是双侧性的，则损伤程度加重 1 级

（四）尿道和阴茎损伤

尿道损伤分五级（表 4-1-10）。

表 4-1-10 尿道损伤的分级

分级	损伤类型	损伤表现
Ⅰ	挫伤	尿道口滴血但尿道造影正常
Ⅱ	牵拉伤	尿道延长但尿道造影无造影剂外渗
Ⅲ	部分破裂	尿道造影损伤处有造影剂外渗，但可在膀胱内看到造影剂
Ⅳ	完全破裂	尿道造影损伤处有造影剂外渗，膀胱内看不到造影剂，但尿道分离<2cm
Ⅴ	完全破裂	尿道分离≥2cm，或尿道损伤延及前列腺，或延及阴道

注：Ⅰ和Ⅱ级膀胱损伤如果是双侧性的，则损伤程度加重 1 级

（五）阴囊、睾丸、附睾和精索损伤

阴茎损伤分五级（表 4-1-11）。

表 4-1-11 阴茎损伤的分级

分级	损伤表现
Ⅰ	皮肤裂伤或挫伤
Ⅱ	阴茎 Buck 氏筋膜裂伤但无组织缺损
Ⅲ	皮肤撕脱伤，龟头或尿道口裂伤，阴茎或尿道海绵体缺损<2cm
Ⅳ	阴茎或尿道海绵体缺损≥2cm，阴茎部分离断
Ⅴ	阴茎完全离断

注：Ⅰ和Ⅱ级膀胱损伤如果是双侧性的，则损伤程度加重 1 级

阴囊损伤分五级(表4-1-12)。

表4-1-12 阴囊损伤的分级

分级	损伤表现
Ⅰ	挫伤
Ⅱ	<25% 阴囊直接的裂伤
Ⅲ	≥25% 阴囊直接的裂伤
Ⅳ	<50% 的撕脱伤
Ⅴ	≥50% 的撕脱伤

睾丸损伤分五级(表4-1-13)。

表4-1-13 睾丸损伤的分级

分级	损伤表现
Ⅰ	挫伤或血肿
Ⅱ	临床不明显的白膜裂伤
Ⅲ	白膜裂伤,但组织缺损<50%
Ⅳ	白膜严重裂伤,组织缺损≥50%
Ⅴ	整个睾丸破坏或撕脱

注:Ⅰ和Ⅳ级睾丸损伤如果是双侧性的,则损伤程度加重1级

四、救治原则

灾害现场的外科处置目的是尽量缩短伤后至确定性手术时间,提高现场抢救及诊治技术。总体原则是:

1. 现场实施简便、可行、有效的应急救命手术治疗,处理致命性创伤,避免再损伤和伤势恶化。

2. 暂时控制与分期处理,以较小损伤代价,为后期复苏治疗和分期手术处理争取救治机会,即先救命、后治病。

3. 积极完全纠正或控制伤情发展。

4. 就近处理严重多发伤,尽量不搬动伤员。

5. 平稳转送伤员,边治疗边转送,防止途中发生生命危险。

6. 多学科协作救治创伤患者,即行政部门协调、多学科协作、共同实施抢救。

五、现场救治

(一) 肾脏损伤

1. 紧急治疗 控制大出血、治疗休克。

2. 保守治疗 绝对卧床休息、密切观察、补充血容量和维持水电解质平衡、应用广谱抗生素以预防感染、使用止痛、镇静剂和止血药物。

3. 手术治疗 开放性肾损伤的患者常需要施行手术探查;一旦确定为严重肾裂伤、肾碎裂及肾蒂损伤需尽早经腹施行手术。

(二) 输尿管损伤

1. 病情允许,输尿管损伤应尽早修复,以利尿液通畅,保护肾功能。

2. 输尿管小穿孔需要经输尿管切口插入双J形输尿管支架引流管。

3. 输尿管断离则需行输尿管膀胱再吻合。

(三) 膀胱损伤

1. 紧急处理 抗休克等及使用广谱抗生素预防感染。

2. 保守治疗 尿道插入导尿管持续引流尿液7~10d。

3. 手术治疗 腹膜外破裂则清除外渗尿液、修补膀胱穿孔,并作耻骨上膀胱造瘘;如为腹膜内破裂则行剖腹探查,处理其他脏器伤,修补腹膜与膀胱壁,并行耻骨上膀胱造瘘。

(四) 尿道损伤

1. 紧急处理 立即压迫会阴部止血,预防及抗休克。

2. 尿道挫伤及轻度裂伤 抗生素预防感染,插入导尿管引流。

3. 尿道裂伤 经会阴尿道修补术或断端吻合术,留置导尿管2~3周。

4. 尿道断裂 断端吻合术,或膀胱造瘘术待Ⅱ期手术。

六、术前设备、器械、耗材和药品的准备

1. 设备 除常规手术设备外,特殊需要准备下列设备:

(1)便携式超声波检查仪:常规设备及术中超声设备和相关耗材,尤其是术中超声的使用,为术中快速明确创伤部位和程度提供准确证据。

(2)便携式CT(计算机体层摄影)。

(3)X线机或数字摄片机。

(4)光学腹腔镜及腹腔穿刺器:便于快速高温高压消毒,一次性腹腔穿刺器和金属腹腔穿刺器,可消毒后再次使用。

(5)诊断性腹腔灌洗设备。

(6)野外手术床。

(7)术中头灯。

2. 器械和耗材

(1) 常规物品：导尿包、各类引流管、无菌吸引管、静脉穿刺包、无菌纱布、绷带、刀片、缝针、缝线、无菌敷贴、止血用无菌硅胶管以及洗消用消毒液体等；

(2) 特殊物品：各类止血纱布、一次性使用血管夹、腹腔镜切割闭合器、自体血回输套装、加温毯、输血加压器、防护面罩、血管缝线等。

3. 药品

(1) 抗生素类：注射用头孢曲松钠；链霉素粉针；头孢丙烯片；注射用盐酸去甲万古霉素；左氧氟沙星注射液；氧氟沙星片；利巴韦林(病毒唑)注射液。

(2) 麻醉药及辅助药物：盐酸利多卡因注射液；盐酸普鲁卡因注射液；盐酸地卡因注射液；盐酸布比卡因注射液；芬太尼注射液；安氟醚注射液。

第十节 烧 伤

一、概述

火灾是导致烧伤的主要灾害类型，突发的爆炸事件、汽车自燃、恐怖袭击也会造成大批量的烧伤伤员。其他自然灾害中，地震引发的烧伤以热力烧伤多见，占 85%~90%，以男性居多，并以中小面积烧伤占大多数。与烧伤死亡率主要相关的因素是吸入性损伤、多器官功能衰竭、重度感染等，死亡率与烧伤严重程度及面积、伤者年龄、是否及时接受医疗救治等有关。

二、诊断标准

灾害发生后由于暴露于热力、化学、电流、热辐射源、危险品爆炸等原因，引起皮肤、皮下组织或者内部器官烧伤。吸入火焰、热空气、蒸汽、烟雾等引起急性呼吸系统损伤和全身中毒症状为吸入性损伤，多发生在密闭或有限空间内。

三、伤情评估

依据烧伤部位、烧伤面积、烧伤深度来评估烧伤程度。呼吸道属于特殊的烧伤部位。人体体表烧伤面积由手掌法或九分法计算，烧伤深度采用三度四分法判别，进行烧伤严重程度的分类：

1. **轻度烧伤** Ⅱ度烧伤面积 10% 以下。

2. **中度烧伤** Ⅱ度烧伤面积 11%~30%，或Ⅲ度烧伤面积不足 10%。

3. **重度烧伤** ①总面积 31%~50%，或Ⅲ度烧伤面积 11%~20%；②烧伤面积虽不达上述百分比，但有下列情况之一者，仍属重度烧伤范围：全身症状较重或已有休克、复合伤或中毒、中重度吸入性损伤、婴儿头面部烧伤超过15%。

4. 特重烧伤 总面积50%以上，或Ⅲ度烧伤21%以上，或已有严重并发症。

注意：儿童（≤12岁）烧伤严重程度在以面积为判断标准的情况下，烧伤面积及Ⅲ度烧伤面积减半；老年（≥65岁）烧伤严重程度在以面积为判断标准的情况下，严重程度向上浮动一级。

四、救治原则

首要原则是脱离热原、物理降温、保护创面；维持气道通畅，积极补液扩容抗休克；抗感染、创面早期处理。不能进行上述烧伤基础救治，而伤者为重度、特重度烧伤，应立即后送。液体复苏、气道管理与后送同步进行。

五、现场救治

1. 脱离热原 评估现场条件，帮助伤者尽快脱离热原，脱去燃烧的衣物，清除皮肤上残留的化学品。

2. 局部冷疗

（1）局部冲洗：冷清水冲洗Ⅰ度~Ⅱ度中小面积烧烫伤的肢体伤处，头面部等特殊部位用冷水湿敷、冲洗。水温以15~20℃为宜，不宜用冰水或以冰敷，一般需0.5~1h。

（2）现场对Ⅲ度烧伤和大面积烧伤则无此必要。

3. 保护创面

（1）脱下伤处衣物，应先剪开或撕破，不应剥脱、以免再受损伤。

（2）一般不刺激表皮水疱，直径在1cm以上大水疱表面消毒后，在低位剪小口引流水疱液或用注射器将疱液吸出，不涂抹任何油脂或膏装药物。

（3）用三角巾、消毒敷料或清洁的被单、毛巾、衣服等覆盖并进行简单包扎，以减少创面的污染和再损伤。

4. 液体复苏 尽早有效的补充液体有利于预防和治疗低血容量性休克，降低脏器衰竭发生率，是中度以上烧伤早期治疗重点。

（1）口服补液法：当伤员清醒而输液延迟时，且没有明显的腹部和胃肠道损伤，应在伤后1h内尽早开始口服或胃肠补液，推荐葡萄糖－电解质溶液口服，禁止大量口服白开水。

（2）静脉补液方法常选用外周静脉，如容量不足或因烧伤创面导致常规输液。

1）静脉切开术适用于急需抗休克补液治疗而静脉穿刺困难者，或者周围静脉穿刺部位是Ⅲ度烧伤创面无法常规建立液路者。内踝部大隐静脉、上臂头静脉及腹股沟大隐静脉主干是常用的部位。

2)锁骨下静脉穿刺术适用于需要快速大量补液者,可进行中心静脉压监测。

3)静脉液体复苏:胶－晶混合补液法:伤后第1个24h总补液量(ml)＝Ⅱ、Ⅲ度烧伤面积(%)× 体重(kg)×1.5(晶胶体量)+2 000~3 000ml(基础水量);胶体液和晶体液比例为1:2;如果Ⅱ度烧伤面积超过70%或Ⅲ度烧伤面积超过50%者,可按1:1的比例补给,在8h内输入补液总量的一半。第2个24h补液量:晶胶体量的半量＋基础水量。推荐“先盐后糖”,林格液应为首选,可使用羟乙基淀粉注射液等血浆代用品。

5. 抗感染治疗 严重烧伤早期尤其是伴有严重休克时,在未确定致病菌前,可根据经验选用广谱抗菌药物,并予以破伤风抗毒素注射,选择抗感染敷料包扎创面。

6. 烧伤急性疼痛的镇痛治疗 应用数字评分法进行烧伤急性疼痛强度评价,一旦伤者有镇痛需求,均应积极实施有效的疼痛控制方案,用阿片类药物治疗中重度疼痛,非甾体类抗炎药用于轻中度疼痛的治疗。

7. 其他合并症的救治 早期行末端肢体环状焦痂的切开减张以及胸廓减张术。观察肢体肿胀程度,如水肿导致组织压力增高可行十字切口切开减压,避免引发挤压综合征。对伴有外伤大出血者应予止血;对可疑骨折作临时骨折固定,尤其是疑似脊椎骨折伤者,需予以颈托、脊椎板固定;对窒息者清除气道梗阻,施行人工呼吸,及时气管插管或切开;对呼吸心跳停止者应立即施行心肺复苏术。

8. 简单清创法

(1)手术指征适用于中小面积烧伤,以及经积极治疗后生命体征平稳的大面积烧伤。

(2)手术目的清洁与保护创面,减轻创面疼痛,减少创面渗出物与水肿,防止创面感染,预防再次损伤,促进早期修复,封闭创面。

(3)清创时机在重度烧伤伤员全身情况基本稳定时,可与复苏补液抗休克治疗同步进行。在现场无清创条件,也可以抗休克、转运后再进行彻底清创。

(4)清创方法清除创面上烧坏的腐皮、毛发,以及附着的异物,使创面清洁、干净,如手足烧伤应减除指(趾)甲,使用碘伏蘸湿纱布或棉花球轻轻擦拭创面,用生理盐水冲洗即可。

六、吸入性损伤的诊断依据与治疗

吸入性损伤分为轻、中、重度,现场主要依靠伤者呼吸情况结合全身状态来判别气道损伤程度。

(一)诊断依据

多于密闭空间内发生的烧伤;多见于有面、颈和前胸部烧伤,尤其是口鼻周围深度烧伤的伤者；伴有刺激性咳嗽、发音嘶哑；检查可发现鼻毛烧焦、口唇肿胀或口咽部黏膜烧伤，听诊肺部喘鸣音。重度吸入损伤伤者常烦躁不安，意识障碍甚至昏迷。

(二) 现场救治

1. 基础支持监测伤员血压、心率、呼吸频率、经皮氧合等指标，维持气道通畅、吸氧，鼓励咳嗽及深呼吸，翻身拍背。

2. 液体复苏及药物治疗补液抗休克的同时早期使用广谱抗生素抗感染，氨溴索稀释痰液、促进排痰。根据伤者气道情况给与支气管解痉药及激素抗炎，采用雾化吸入湿化气道，帮助气道分泌物排出。

3. 气道维护中重度吸入性损伤伤者尽早行气管切开，或施行气管内插管保持气道通畅，持续低流量给氧，使动脉血氧分压 > 70mmHg；适当使用呼吸兴奋剂，防止 CO_2 潴留；警惕插管 48h 至 72h 后出现的呼吸道水肿。

4. 呼吸机辅助呼吸伤者呼吸困难症状明显，呼吸频率 > 35 次 /min 且持续 30min；吸氧状态下动脉血氧饱和度 < 90% 且持续 30min，应及时行呼吸机辅助呼吸，选用低 PEEP 通气模式，湿化气道、及时吸痰。

七、转运后送指征

1. 经紧急救治后，需要进一步创面处理或呼吸机支持等治疗而现场不能提供。

2. 经抗休克液体复苏后，收缩压 ≥ 90mmHg 或平均动脉压 ≥ 65mmHg，尿量 ≥ 0.5ml/(h·kg)。

八、物资准备

1. 耗材　三角巾或烧伤三角巾、无菌敷料、纳米银敷料、绷带、碘伏、深静脉穿刺包。

2. 药品　阿奇霉素片、头孢地尼分散片、散利痛、口服补液盐、破伤风抗毒素、氨溴索、地塞米松、尼可刹米、利多卡因、肾上腺素、生理盐水、羟乙基淀粉、林格液、莫匹罗星软膏。

3. 器械及设备　换药包、清创包、气管切开包、气管插管设备、负压吸引器、剪刀。

第十一节　挤压综合征

一、概述

2011 年 INSARAG 挤压综合征(crush syndrome，CS)治疗指南中将 CS 定义为：

四肢或躯干等肌肉丰富部位，遭受重物长时间挤压，在解除压迫后可能出现的一种潜在的威胁生命的全身性并发症。它并非单纯的挤压伤(crush injury)，挤压伤是指挤压造成的直接伤害，而CS是挤压导致的肌细胞损伤带来的一系列全身性表现。在地震、高楼坍塌等灾害中为仅次于灾害直接死亡的第二大死因。

二、诊断标准

处理被压埋的被困者时，需优先考虑并发挤压综合征，CS的现场诊断大体基于三个标准：

1. 大量肌肉组织受累。
2. 长时间的压迫(通常4~6h，但是也可能小于1h)。
3. 受影响部位循环受阻。

三、伤情评估

现场实验室诊断较为有限，若条件充分可考虑以下三方面检验，评估病情：肌红蛋白尿、血清肌酸激酶升高及电解质紊乱。临床上可见肌酸激酶最高至10 000U/L以上，少尿(尿排出量＜400ml/24h)，血尿素氮升高(＞40mg/dl)，血清肌酐(＞2mg/dl)，尿酸(＞8mg/dl)，血钾(＞6mg/dl)或血磷(＞8mg/dl)和低血钙(＜8mg/dl)。

除伤情评估外，现场环境的评估更为重要。被困者所处的环境决定救援时的处理，具体如地下室、下水道、储油室等都存在潜在的危险性；如剧毒气体(CO)、窒息(缺氧环境)、冲击(爆炸，洪水)等环境危险性往往比伤者的病情更加凶险；此外，生物学因素如细菌同样威胁着救援人员和受困人员等。所有的这些，我们临床医生都必须考虑到，这些因素很可能导致入院后呼吸窘迫、不明原因的二次感染、肾脏和心脏损伤。

四、救治原则

传统救援的观念是救出并转移伤者至能接受治疗的地方，然后才开始医疗处理，而在CS伤病员救援中则必须强调现场医疗处理。

五、救治方法

1. 紧急处置 CS伤员现场的紧急处置除了检伤分类、包扎急救、心肺复苏等常规处理外，及早进行心电监护以尽早发现并预防高钾血症导致的心律失常尤为重要。

2. 后续救治

(1)大量补液：只要现场许可，需立即进行。现场快速建立静脉通道并补液至关重要。途径一般为静脉注射，静脉途径不可行时可依序选择口服、鼻饲、直肠内、骨髓腔及皮下补液。

1）液体类型主要包括下列3种：晶体（包括等渗和高渗）；胶体（明胶等）；载氧制剂（血及血替代品）。

2）先晶体，后胶体，晶胶比为1∶2。

⑵镇痛：早期适当的镇痛有时候是非常有必要的，不仅仅能减少患者的痛苦，还可以给救援工作带来极大的帮助。起初可以选择使用安桃乐气，但是大部分需要静脉注射镇痛药，如阿片类、氯胺酮伴或不伴苯二氮䓬类，现场急救员在没有上级医疗支持的情况下可以选择给予口服镇痛。

⑶截肢：除非肢体本身已经被几乎截断，或者患者因为一个肢体受压而受困危及到生命时，才考虑截肢，并在相关专家的指导下进行。

⑷解除压迫前的处理：解压期间及之后必须重新评估一次患者的生命体征。能解压时立即解压，出现大出血等极端情况可先阻断受压肢体回流再解除压迫。

3. 注意事项 补液需要考虑以下问题：①通常建议液体复苏需要在解除压迫之前进行；②有条件的话，严密监测血流动力学，电解质及代谢状况；③当患者为小儿、老年人、严重营养不良或者有其他慢性病史如心衰时，需要严格控制液体入量及速度。

六、转运后送指征

挤压综合征伤病员属危重伤病员，应送至有重症监护，可行肾脏替代治疗的后方医疗机构，能后送尽量后送。仅在伤病员生命体征稳定，无严重外科并发伤，尤其是尿量正常、无尿色加深的情况下可继续留观。

七、设备、器械、耗材和药品的准备

除外科伤及一般抢救药品的准备以外还需准备以下专用设备及药品：心电监护仪、除颤仪、截肢所用设备及耗材、输液耗材、葡萄糖酸钙、高糖、胰岛素、晶胶体液、静脉及口服镇静药物。有条件的救援队伍可携带现场便携生化检测仪及便携式肾脏替代治疗设备。

参考文献

1. Phalkey R, Reinhardt JD, Marx M. Injury epidemiology after the 2001 Gujarat earthquake in India: a retrospective analysis of injuries treated at a rural hospital in the Kutch district immediately after the disaster. Glob Health Action, 2011, 4: 7196.

2. 王忠诚．王忠诚神经外科学．武汉：湖北科学技术出版社，2005：365-409.

3. 罗晟,何永生,陈隆益,等.汶川地震致颅脑损伤流行病学和临床特点的荟萃分析.中华神经外科杂志,2012,28(2):145-149.
4. Gu J,Yang W,Cheng J,et al. Temporal and spatial characteristics and treatment strategies of traumatic brain injury in Wenchuan earthquake. Emerg Med J,2010,27(3):216-219.
5. Xu J,You C,Zhou L. Long-term results of patients with head injuries treated in different hospitals after the Wenchuan,China,earthquake. World Neuro Surg,2011,75(3-4):390-396.
6. Fuller G,Bouamra O,Woodford M. Temporal trends in head injury outcomes from 2003 to 2009 in England and Wales. Br J Neurosurg,2011,25(3):414-421.
7. 中国神经外科医师协会、中国神经损伤专家委员会(江基尧起草执笔).中国颅脑创伤外科手术指南.中华神经外科杂志,2009,12(2):378-390.
8. 郑静晨,侯世科,樊毫军.灾害救援医学.科学出版社,2008:219-228.
9. 黄选兆,汪吉宝,孔维佳.实用耳鼻咽喉头颈外科学.北京:人民卫生出版社,2013:1142-1162.
10. 陈文弦.耳鼻咽喉头颈部创伤及修复学.北京:人民军医出版社,2007:3-7,69-73.
11. 苏振忠.耳鼻咽喉创伤学.北京:人民卫生出版社,2004:3-10,482-500.
12. Rathore FA,Gosney JE,Reinhardt JD,et al.Medical rehabilitation after natural disasters:why,when,and how.Arch Phys Med Rehabil,2012,93(10):1875-1881.
13. Li T,Jiang X,Chen H,et al.Orthopaedic injury analysis in the 2010 Yushu,China earthquake. Injury,2012,43(6):886-890.
14. 刘跃洪,江伟,刘树平,等.汶川地震596例骨折患者临床特点及早期治疗.中国修复重建外科杂志,2009,(02):198-200.
15. Stahel PF,Vander Heiden T,Flierl MA,et al.The impact of a standardized "spine damage-control" protocol for unstable thoracic and lumbar spine fractures in severely injured patients:a prospective cohort study.J Trauma Acute Care Surg,2013,74(2):590-596.
16. Pollak AN,Jones AL,Castillo RC,et al.The relationship between time to surgical debridement and incidence of infection after open high-energy lower extremity trauma.J Bone Joint Surg Am,2010,92(1):7-15.
17. Ying Z,Zhang M,Yan S,et al.Gas gangrene in orthopaedic patients.Case Rep Orthop,2013,2013:942076.
18. Behdad S,Rafiei MH,Taheri H,et al.Evaluation of mangled extremity severity score(MESS) as a predictor of lower limb amputation in children with trauma.European journal of pediatric surgery,2013,23(4):333-334.
19. Sheean AJ,Krueger CA,Napierala MA,et al.Evaluation of the mangled extremity severity score (MESS) in combat related type Ⅲ tibia fracture.J Orthop Trauma,2014,28(9):523-526.
20. 顾恺时.胸心外科手术学.上海:上海科学技术出版社,2003:553-565.
21. 朱晓东,薛淦兴.心脏外科指南.北京:世界图书出版社,1990:467-472.
22. Leppaniemi AK.Abdominal war wounds-experiences from Red Cross field hospitals.World J Surg,2005,29(1):67-71.
23. ScottBG,FeannyMA,HirshbergA.Early definitive clouse of the open abdomen:aquite revolution.

Scand J Surg, 2005, 94 (1): 9–14.
24. 吴阶平，裘法祖. 黄家驷外科学. 第 6 版. 北京；人民卫生出版社，2000：960.
25. Kegami K, Yamada K, Morimoto F, et al.Pathophysiologic changes in trauma patients and indications of damage control surgery.Nippon Geka Gakkai Zasshi, 2002, 103 (7): 507–510.
26. 王一镗，刘中民. 灾难医学理论与实践. 北京：人民卫生出版社，2013：381–385.
27. Singer AJ, Taira BR, Thode HC Jr, et al.The association between hypothermia, prehospital cooling, and mortality in burn victims.Acad Emerg Med, .2010, 17 (4): 456–469.
28. Ibrahim AE, Sarhane KA, Fagan SP, et al.Renal dysfunction in burns: a review.Ann Burns Fire Disasters, 2013, 26 (1): 16–25.
29. Vyas KS, Wong LK.Oral rehydration solutions forburnmanagementin the field and underdeveloped regions: a review.Int J BurnsTrauma, 2013, 3 (3): 130–136.
30. 胡森，盛志勇. 口服补液——战争或突发事故及灾害时救治烧伤休克的液体复苏途径. 解放军医学杂志，2008，33 (6): 635–636.
31. Akram JE, Lotfi M, Vahid Z, et al.Burn pain and patients responses.Burns, 2010, 36 (7): 1129–1133.
32. 《中华烧伤杂志》编辑委员会. 成人烧伤疼痛管理指南 (2013 版). 重庆：中华烧伤杂志，2013，29 (3): 225–231.
33. 中国医师协会烧伤医师分会《烧伤感染诊治指南》编辑委员会. 烧伤感染的诊断标准与治疗指南 (2012 版). 中华烧伤杂志，2012，28 (6): 401.
34. Kumar P.Guidelines for dealing with disasters involving large numbers of extensive burns.Burns, 2007, 33 (6): 806.
35. Moylan JA.Trauma injuries.Triage and stabilization for safe transfer.Postgrad Med, 1985, 78 (5): 166–171, 174–175, 177.
36. Taylor S, Jeng J, Saffle JR, et al.Redefining the outcomes to resources ratio forburnpatient triage in a mass casualty.J Burn Care Res, 2014, 35 (1): 41–45.
37. Cooper CJ, Kraatz JJ, Kubiak DS, et al.Utility of prehospital quantitative end tidal CO_2? Prehosp Disaster Med, 2013, 28 (2): 87–93.

第二章

传染性疾病救治技术

第一节 霍　乱

一、概述

霍乱是由霍乱弧菌所引起的一种急性腹泻疾病，通常由食用被患者粪便污染过的水引起，病发高峰期在夏季，能在数小时内造成腹泻脱水甚至死亡。通常是血清型 01 或 0139 的霍乱弧菌所致。霍乱弧菌存在于水中，能产生霍乱毒素，造成分泌性腹泻，即使不再进食也会不断腹泻，洗米水状的粪便是霍乱的特征。地震、水灾等灾害后早期往往缺乏干净的水源，环境脏乱，患者吐泻物和带菌者粪便污染水源后易引起局部暴发流行。

1. 传染源　患者和带菌者是霍乱的传染源。重症患者吐泻物带菌较多，极易污染环境，是重要传染源。

2. 传播途径　本病主要通过水、食物、生活密切接触和苍蝇媒介而传播，以经水传播最为重要。

3. 人群易感性　人群普遍对霍乱易感。感染霍乱弧菌后是否发病取决于机体特异和非特异的免疫力。病后可获一定的免疫力。

二、诊断标准

霍乱的确诊需要粪便培养出霍乱弧菌或血清抗体效价测定 4 倍以上增长，在灾害现场不易实现。所以灾害救援现场根据以下情况诊断：

凡有典型临床症状，如剧烈腹泻，水样便（黄水样、清水样、米泔样或血水样），伴有呕吐，迅速出现严重脱水，循环衰竭及肌肉痉挛（特别是腓肠肌）的首发病例。

霍乱流行期间有明确接触史（如同餐、同住或护理者等），并发生泻吐症状，而无其他原因可查者。

具有上述项目之一者诊断为霍乱。

三、伤情评估

临床病情严重程度主要根据脱水情况进行分型，对现场救治具有重要意义，分型标准如下：

1. 轻型 仅有腹泻症状，极少伴呕吐，大便一天少于10次，大便性状为软便、稀便或黄水样便，个别患者粪便带黏液或血，皮肤弹性正常或略差，大多数患者能照常进食及起床活动，脉搏、血压、尿量均正常。

2. 中型 腹泻次数一日10~20次，精神表现淡漠，有音哑，皮肤干而缺乏弹性，眼窝下陷，有肌肉痉挛，脉搏细速，血压（收缩压）儿童< 9.33kPa（< 70mmHg），成人12~9.33kPa（90~70mmHg），尿量每日< 400ml，脱水程度相当体重儿童为5%~10%，成人为4%~8%。

3. 重型 腹泻次数一日20次以上，极度烦躁甚至昏迷，皮肤弹性消失，眼窝深凹，明显发绀，严重肌肉痉挛，脉搏微弱而速，甚或无脉，血压（收缩压）儿童< 6.67kPa（< 50mmHg），成人< 9.33kPa（< 70mmHg）或测不到等循环衰竭的表现，无尿，脱水程度儿童相当于体重10%以上，成人8%以上。

4. 中毒型（干性霍乱） 为一较罕见类型，起病后迅速进入休克状态，无泻吐或泻吐较轻，无脱水或仅轻度脱水，但有严重中毒性循环衰竭。

四、救治原则

隔离治疗。主要措施为补液纠正脱水以及抗菌药去应用。

五、救治方法

1. 隔离 按甲类传染病隔离治疗。危重患者应先就地抢救，待病情稳定后在医护人员陪同下送往指定的隔离病房。确诊与疑似病例应分开隔离。隔离至症状消失6天后，方可解除隔离，患者用物及排泄物需严格消毒，病区工作人员须严格遵守消毒隔离制度，以防交叉感染。

2. 现场救治

(1)休息，重型患者绝对卧床休息至症状好转。

(2)饮食，剧烈泻吐暂停饮食，待呕吐停止腹泻缓解可给流质饮食，在患者可耐受的情况下缓慢增加饮食。

(3)轻度脱水患者，以口服补液为主。口服补液盐应间断、少量、多次，不宜短时间内大量饮用，口服剂量应是累积丢失量加上继续丢失量之和的1.5~2.0倍。目前有WHO推荐的标准ORS和低渗ORS补液盐，两者疗效相当，在腹泻量、腹泻持续时间、ORS摄入量方面无显著性差异。但在安全性方面低渗ORS有优势。

(4) 中、重型脱水患者，须立即进行静脉输液抢救，待病情稳定、脱水程度减轻、呕吐停止后改为口服补液。

(5) 血管活性药物及激素的应用：仅用于中毒性休克患者，或重型患者经输液疗法，估计液体已补足，但血压仍低或测不出者。可以用氢化可的松100~300mg，或地塞米松20~40mg加入输液瓶内滴入，同时输注多巴胺或去甲肾上腺素（应通过中心静脉输注），速度根据血压水平调节。

(6) 抗菌药物的应用：在液体疗法的同时，给予抗菌药物治疗以减少腹泻量和缩短排菌期。可根据药品来源及引起流行的霍乱弧菌对抗菌药物的敏感性，选定一种常用抗菌药物，连服3d。常用抗菌药物及剂量可参考如下。

1) 复方新诺明：成人每日两次，每次1g；小儿按每日每公斤体重50mg计算，分2次服。

2) 黄连素：成人每日3次，每次300mg；小儿按每日每公斤体重50mg计算，分3次服。

3) 喹诺酮类抗菌药：

诺氟沙星，成人每日3次，每次400mg；

环丙沙星，成人每日3次，每次500mg。

六、转运后送指征

重度脱水患者或出现低血压、休克者。

七、设备、器械、耗材和药品的准备

1. 器械 中心静脉导管及穿刺包。

2. 药品

(1) 血管活性药物：去甲肾上腺素、多巴胺。

(2) 液体：生理盐水、林格液等。

(3) 糖皮质激素：氢化可的松、地塞米松等。

(4) 抗菌药物：复方新诺明、黄连素、喹诺酮类抗菌药（口服或静脉）。

第二节 痢 疾

一、概述

细菌性痢疾简称菌痢，是志贺菌属（痢疾杆菌）引起的肠道传染病。临床表现主要有发冷、发热、腹痛、腹泻、里急后重、排黏液脓血样大便。中毒型菌痢起病急骤、突然高热、反复惊厥、嗜睡、昏迷、迅速发生循环衰竭和呼吸衰竭，而肠道症状轻或缺如，病情凶险。

菌痢常年散发，夏秋多见，是我国的常见病、多发病。本病有效的抗菌药治疗，治愈率高。

灾后影响痢疾流行的因素：

1. 水源污染　自然灾害后供水、排水系统、城市卫生设施皆受到严重破坏，供水中断。由于暴雨成灾，淹没地面，使粪便、垃圾等污物冲流至河道等水源，致使水源受到污染，导致痢疾等肠道传染病的水型暴发流行。

2. 食传型痢疾流行　灾后食品生产、加工、保存、运输、等皆因受到当时条件限制，无法保证食品质量，甚至往往因污染而变质，灾民食用后引起食物中毒及腹泻病等流行。

3. 苍蝇成为痢疾传播的重要因素　自然灾害后，居住环境恶劣人口密度大，卫生条件差，粪便垃圾污染严重，蚊蝇孳生，成为发生痢疾等肠道传染病的重要原因之一。特别是地震发生后，伤亡的灾民会因得不到及时处理，埋于废墟下的尸体及食物等有机物质不能及时清理出来，就会很快腐烂而成为大量苍蝇孳生地，成为传播痢疾流行的重要因素。

二、诊断标准

细菌性痢疾的诊断根据流行病学史以及典型临床表现很容易做出临床诊断，确诊菌痢需要粪便培养出痢疾杆菌。

1. 接触史　近周内有不洁的饮食史或与菌痢患者密切接触史。

2. 急性腹泻　伴有发冷、发热、腹痛、腹泻、里急后重，排黏液脓血便，左下腹有压痛。

3. 血常规　白细胞总数和中性粒细胞增加。

4. 粪便常规　黏液脓血便。镜检有大量脓细胞、红细胞与巨噬细胞；粪便细菌培养：分离到痢疾杆菌；粪便免疫检测：痢疾杆菌抗原阳性。

三、伤情评估

评估脱水情况及患者的神志、呼吸、循环情况。

四、救治原则

消化道隔离。病原治疗以及对症、补液治疗。

五、救治方法

1. 卧床休息、消化道隔离。
2. 给予易消化、高热量、高维生素饮食。

3. **对症治疗** 对于高热、腹痛、失水者给予退热、止痉、口服含盐米汤或给予口服补液盐(ORS),呕吐者需静脉补液。

4. **病原治疗**

• 喹诺酮类:诺氟沙星:成人0.4g bid,还可用其他喹诺酮类,如氧氟沙星、环丙沙星,但儿童慎用,孕妇忌用。

• 复方磺胺甲基异噁唑(每片含SMZ 0.4g,TMP 0.08g):成人2片bid,小儿50mg/(kg·d)。

六、转运后送指征

重度脱水患者或中毒型菌痢。

七、设备、器械、耗材和药品的准备

1. **器械** 中心静脉导管及穿刺包。

2. **药品**

(1)血管活性药物:去甲肾上腺素、多巴胺。

(2)液体:生理盐水、林格液等。

(3)糖皮质激素:氢化可的松、地塞米松等。

(4)抗菌药物:复方新诺明、黄连素、喹诺酮类抗菌药(口服或静脉)。

第三节 感染性腹泻

一、概述

腹泻(diarrhea):每日排便3次以上,且粪便性状异常,如稀便、水样便、黏液便、脓血便或血便等。

感染性腹泻(infectious diarrhea):由病原微生物及其产物或寄生虫所引起的、以腹泻为主要临床特征的一组肠道传染病。由于霍乱、痢疾已有专门章节论述,本节感染性腹泻仅指除霍乱、痢疾、伤寒、副伤寒以外的感染性腹泻。

感染性腹泻一般表现为散发,也经常有暴发报告。引起感染性腹泻的病原体包括细菌、病毒、寄生虫和真菌等。常见病原体如下:

• 细菌感染:沙门菌、肠致泄性大肠埃希菌、致泻性弧菌、弯曲菌、小肠结肠炎耶尔森菌等。

• 病毒感染:轮状病毒、诺如病毒等。

• 寄生虫:隐孢子虫、蓝氏贾第鞭毛虫等。

二、诊断标准

感染性腹泻临床诊断容易，但是在灾害现场由于实验室条件所限，病原学诊断不容易做到，现场只需要临床诊断即可。临床诊断根据：

1. 流行病学史 地震、洪水等灾害后出现腹泻患者，发病前常有不洁饮食（水）和（或）与腹泻患者、病原携带者、腹泻动物、带菌动物接触史，或有流行地区居住或旅行史。

2. 临床表现 每日大便次数≥3次，粪便性状异常，可为稀便、水样便、黏液便、脓血便或血便等，可伴有恶心、呕吐、腹痛、发热、食欲不振及全身不适。病情严重者，常并发脱水、酸中毒、电解质紊乱、休克等，甚至危及生命。

3. 实验室检查 可以帮助明确病原学诊断，但受灾区条件所限，往往很难实现，可以根据自身条件进行相应检查。

• 粪便常规检查 粪便有性状改变，常为黏液便、脓血便或血便、稀便、水样便。黏液便、脓血便或血便，镜检可有多量红、白细胞，多见于沙门菌、侵袭性大肠埃希菌、肠出血性大肠埃希菌、弯曲菌、耶尔森菌等细菌和某些病毒所致的腹泻。稀便、水样便，镜检可有少量货无红、白细胞，多见于肠产毒性大肠埃希菌、轮状病毒、隐孢子虫等所致的腹泻。

粪便培养，可以明确病原体，进行药敏试验指导治疗。

血清免疫学和分子生物学检测有助于病原学的诊断。

三、伤情评估

根据临床表现感染性腹泻的诊断不难，重要的是明确病原，评估脱水情况。具体脱水程度参见第四篇第二章第一节。

四、救治原则

感染性腹泻的治疗包括饮食治疗、补液治疗、止泻治疗和抗感染治疗等。

五、救治方法

（一）饮食治疗

绝大多数未发生脱水的腹泻患者可通过多饮含钾、钠等电解质且有一定含糖量的运动饮料以及进食苏打饼干、肉汤等补充丢失的水分、电解质和能量。腹泻尤其是水样泻患者的理想饮食以含盐的淀粉类熟食为主，补充能量和电解质。饼干、酸奶、汤、熟制蔬菜也是较好的选择。部分患者因腹泻可能发生一过性乳糖酶缺乏，最好避免牛奶摄入。粪便成形后，饮食可逐渐恢复正常。急性感染性腹泻患者一般不需要禁食，口服补液疗法或静脉补液开始后4小时内应恢复进食，少吃多餐，进食少油腻、易消化、富含微量元素和维生素的食物(谷类、肉类、水果和蔬菜)，尽可能增加热量摄入。避免进食罐装果汁等高渗性液体，以防腹泻加重。

(二) 补液疗法

轻度脱水患者及无临床脱水证据的腹泻患者也可正常饮水，同时适当给与口服补液治疗。水样泻及已发生临床脱水的患者应积极补液治疗。口服补液盐应间断、少量、多次，不宜短时间内大量饮用，口服剂量应是累积丢失量加上继续丢失量之和的1.5~2.0倍。目前有WHO推荐的标准ORS和低渗ORS补液盐，两者疗效相当，在腹泻量、腹泻持续时间、ORS摄入量方面无显著性差异。但在安全性方面低渗ORS有优势。

成人急性感染性腹泻患者，应尽可能鼓励其进行口服补液，但有下列情况应采取静脉补液治疗：①频繁呕吐，不能进食或饮水者；②高热等全身症状严重，尤其是伴意识障碍者；③严重脱水，循环衰竭伴严重电解质紊乱和酸碱失衡者；④其他不适于口服补液治疗的情况。

静脉补液量、液体成分和补液时间应根据患者病情决定。脱水引起休克者的补液应遵循“先快后慢、先盐后糖、先晶体后胶体、见尿补钾”的原则。

(三) 止泻治疗

1. 肠黏膜保护剂和吸附剂 蒙脱石、果胶和活性炭等，有吸附肠毒素和保护肠黏膜的作用。蒙脱石制剂在儿童腹泻的治疗中，有多中心临床试验证实其可以减少腹泻的次数和腹泻的时间，耐受性良好。近多年有多中心随机双盲临床试验也证实了蒙脱石可以降低成人水样腹泻的次数和缩短腹泻时间。成人量和用法为3g/次，3次/d口服。

2. 益生菌 肠道微生态失衡可能是成人急性感染性腹泻的诱发因素，也可以是后果。近年来已有较多证据表明，由肠道益生菌组成的特殊活性微生物制剂，不仅对人体健康有益，还可以用于治疗腹泻病。益生菌的常见不良反应包括胃肠胀气和轻度腹部不适，严重不良反应罕见。免疫功能缺陷及短肠综合征为禁忌证。益生菌的活性制剂，应尽可能避免与抗菌药物同时使用。

3. 抑制肠道分泌

(1) 次水杨酸铋：其为抑制肠道分泌的药物，能减轻腹泻患者的腹泻、恶心、腹痛等症状。3项随机对照双盲试验发现，次水杨酸铋能有效减少腹泻次数。

(2) 脑啡肽酶抑制剂：脑啡肽酶抑制剂消旋卡多曲可以选择性、可逆性抑制脑啡肽酶，从而保护内源性脑啡肽免受降解，延长消化道内源性脑啡肽的生理活性，减少水和电解质的过度分泌。使用方法是100mg，3次/d，餐前口服，治疗时间不超过7d。

4. 肠动力抑制剂

(1) 洛哌丁胺：洛哌丁胺直接作用于肠壁肌肉，抑制肠蠕动和延长食物通过时间，还能减少粪便量，减少水电解质丢失，多用于无侵袭性腹泻症状的轻中度旅行者腹泻，可以缩短病程，但对于伴发热或明显腹痛等疑似炎性腹泻以及血性腹泻的患者应避免使用。成人初始剂量为4~8mg/d，分次给药，根据需要调整剂量，如果给药数天后无改善，应停止用药。

⑵苯乙哌啶：苯乙哌啶是合成的哌替啶衍生物，可减少肠蠕动而止泻，但无镇痛作用。黄疸、肠梗阻及假膜性肠炎或产肠毒素细菌引起的急性感染性腹泻者禁用。如果每天用药20mg，连续10d，未见症状改善则停止用药。

(四) 抗感染治疗

1. 抗感染药物应用原则　急性水样泻患者，排除霍乱后，多为病毒性或产肠毒素性细菌感染，不应常规使用抗菌药物；轻中度腹泻患者一般不用抗菌药物。以下情况考虑使用抗菌药物：①发热伴黏液脓血便的急性腹泻；②持续的志贺菌、沙门菌、弯曲菌感染或原虫感染；③感染发生在老年人、免疫功能低下者、败血症或有假体患者。

2. 抗菌药物的选择　应用抗菌药物前应首先行粪便标本的细菌培养，以便依据出的病原体及药物敏感试验结果选用和调整抗菌药物。实际上灾区无法实现，只能根据流行病学史和临床表现，经验性的推断可能的感染菌，选择相应敏感的抗菌药物。喹诺酮类药物为首选抗菌药物，复方磺胺甲噁唑为次选。具体方案为诺氟沙星400mg，2次/d口服或左氧氟沙星500mg，1次/d口服，疗程3~5d。复方磺胺甲噁唑的用法是甲氧苄啶160mg、磺胺甲基异噁唑800mg，每日分两次口服。

3. 病毒性腹泻的病原学治疗　病毒性腹泻为自限性疾病，一般不用抗病毒药物和抗菌药物。硝唑尼特对病毒性腹泻有一定作用，能缩短病程，改善腹泻症状。用法500mg，2次/d，连服3d。

4. 急性寄生虫感染性腹泻的治疗　①贾第虫病，使用替硝唑2.0g口服，1次/d，或甲硝唑200mg，3次/d，疗程5d。②急性溶组织阿米巴肠病，原则上采用组织内杀虫剂阿米巴药物，甲硝唑400~600mg，3次/d，疗程10d；或替硝唑2.0g口服，1次/d，疗程3d。随后加用腔内杀虫剂巴龙霉素25~35mg/(kg·d)，共7d；或二氯尼特500mg，3次/d，10d为一疗程，以清除肠内包囊。③隐孢子虫病，螺旋霉素1.0g，3次/d口服。

六、转运后送指征

重度脱水患者或出现低血压、休克者。

七、设备、器械、耗材和药品的准备

1. 器械　中心静脉导管及穿刺包。

2. 药品

(1) 血管活性药物：去甲肾上腺素、多巴胺。

(2) 液体：生理盐水、林格液等。

(3) 糖皮质激素：氢化可的松、地塞米松等。

(4) 抗菌药物：复方新诺明、黄连素、喹诺酮类抗菌药（口服或静脉）、甲硝唑、螺旋霉素等。

第四节　流行性出血热

一、概述

流行性出血热又称肾综合征出血热，是由流行性出血热病毒引起的自然疫源性疾病，流行广，病情危急，病死率高，危害极大。

典型病例主要临床表现为发热、出血和肾脏损害。该病属于鼠传人类自然疫源性急性病毒性传染病。在我国的分布更为广泛，疫情相当严重，是目前死亡人数最多的一种人畜共患病。

传染源主要是小型啮齿动物：在我国黑线姬鼠为野鼠型出血热的主要宿主和传染源，褐家鼠为城市型（日本、朝鲜）和我国家鼠型出血热的主要传染源，大林姬鼠是我国林区出血热的主要传染源。

传播途径为动物源性，病毒能通过宿主动物的血及唾液、尿、便排出，鼠向人的直接传播是人类感染的重要途径。

人群易感性：一般认为人群普遍易感，一般青壮年发病率高。

灾害后流行性出血热发生的危险因素：水灾（洪水、内涝）、旱灾（河流干涸、土地干裂、农作物歉收）等灾害发生后往往导致传染源分布区和数量的变化，并常常发生流行特征和流行强度的改变。水灾往往引起局部的暴发流行。旱灾对疾病流行的影响：大旱之年可使水面缩小，耕地面积扩大，鼠类可有良好的栖息繁衍条件，动物流行过程增强，有利于人间疫情发生和流行，这一般见于姬鼠型流行性出血热疫区。

二、诊断标准

流行性出血热的诊断从流行病学史、临床表现做出临床诊断，特异性血清学诊断方法可以明确诊断，但在灾区情况下尚不能广泛普遍应用，本病在灾害现场的诊断仍需以流行病学资料、临床表现为主要依据。

• 临床诊断依据：

流行病学资料：处于疫区，或者在发病季节，于发病前两个月内曾到过疫区,或有与鼠类直接和间接接触,食用鼠类污染的食物或有接触带病毒的实验动物史。

临床表现:起病急,有发热、头痛、腰痛、眼眶痛(即三痛)、恶心、呕吐、腹痛、腹泻等症状。常依次出现低血压、少尿及多尿现象

体征:面、颈、上胸潮红(即三红)重者似酒醉貌,眼结合膜和咽部充血,软腭、腋下、前胸等部位可见出血点(点状、条索状、集簇状),并可伴有眼结合膜水肿及眼睑、面部水肿,肾区有叩击痛。

• 实验室检查:

早期尿中出现蛋白,且迅速增多,有红细胞、管型或膜状物。

血常规:早期白细胞总数正常或偏低,随着病程进展逐渐增高,淋巴细胞增多,并出现异型淋巴细胞,血小板数下降。

血生化检查:血尿素氮(BUN)或肌酐(Cr)升高。

• 确诊依据:

有条件者或者标本后方送检经血或尿特异性抗原检测阳性,血清特异性 IgM 抗体阳性或双份血清特异性 IgG 抗体 4 倍增高者(间隔 1 周)可明确诊断。

三、伤情评估

流行性出血热潜伏期一般为 2~3 周。典型临床经过分为五期:发热期、低血压休克期、少尿期、多尿期及恢复期。

• 发热期:起病急,有发热(38~40℃)、三痛(头痛、腰痛、眼眶痛)以及恶心、呕吐、胸闷、腹痛、腹泻、全身关节痛等症状,皮肤黏膜三红(脸、颈和上胸部发红),眼结膜充血,重者似酒醉貌。口腔黏膜、胸背、腋下出现大小不等的出血点或瘀斑。

• 低血压休克期:多在发热 4~6d,体温开始下降时或退热后不久,血压下降,严重者休克。

• 少尿期:24h 尿量少于 400ml。

• 多尿期:尿量显著增多。持续 7~14d,尿量每天 4 000~6 000ml 左右,极易造成脱水及电解质紊乱。

• 恢复期:随着肾功能的逐渐恢复,尿量减至 3 000ml 以下时,即进入恢复期。尿量、症状逐渐恢复正常,复原需数月。

四、救治原则

治疗以综合疗法为主,应抓好"三早一就"(即早期发现、早期治疗、早期休息和就近治疗)。特别应抓好发热期的治疗,认真把好"三关"(休克、出血及肾衰竭)。

五、救治方法

• 一般治疗

早期应严格卧床休息，避免搬运，以防休克，给予高营养、高维生素及易消化的饮食。

• 液体疗法

发热期由于特有的血管系统损伤，血浆大量渗出及出血；高热，进食量减少，或伴有呕吐或腹泻，使大量体液丧失，血容量急剧减少及内环境严重紊乱，是发生低血压休克及肾损伤的主要原因。必须补足液体，口服不足者静脉输液。

• 皮质激素疗法

中毒症状重可选用氢化可的松每日 100~200mg 或地塞米松 5~10mg 加入液体稀释后缓慢分次静滴。

• 止血抗凝疗法

根据出血情况，酌情选用止血敏、安络血及白药，但早期应避免用抗纤溶药物。

• 抗病毒疗法

(1) 利巴韦林：利巴韦林对多种 DNA 和 RNA 病毒均有抑制作用。利巴韦林早期治疗流行性出血热，可缩短退热时间，加速尿蛋白转阴，提高越期率，降低病死率。需要早期给药，一般在起病 5d 内有效。

(2) 特异性免疫球蛋白和免疫血清治疗能缩短病程。

• 低血压休克期治疗

应针对休克发生的病理生理变化，补充血容量，纠正胶体渗透压和酸碱平衡，调整血管舒缩功能，消除红细胞、血小板聚集，防止 DIC 形成和微循环淤滞，维护重要脏器功能等。

• 少尿期治疗

包括移行阶段及多尿早期，治疗原则应是保持内环境平衡，促进利尿，防治尿毒症、酸中毒、高血容量、出血、肺水肿等并发症以继发感染。当出现少尿无尿、高钾血症、尿毒症等情况，可以早期进行血液透析治疗，这需要在有条件的地方或者后送医院进行，灾区现场需要早起识别、早期转运至医院或条件具备的医疗点进行。

• 多尿期治疗

治疗原则是及时补足液体及电解质，防止失水、低钾与低钠，防止继发感染。补充原则为量出为入，以口服为主，注意钠、钾的补充。

六、转运后送指征

出现低血压、休克或者肾功能损伤者。

七、设备、器械、耗材和药品的准备

1. **器械** 中心静脉导管及穿刺包。
2. **药品**
(1)血管活性药物:去甲肾上腺素、多巴胺。
(2)液体:生理盐水、林格液等。
(3)糖皮质激素:氢化可的松、地塞米松等。
(4)抗病毒:利巴韦林,特异性免疫球蛋白和免疫血清。

第五节 钩端螺旋体病

一、概述

钩端螺旋体病(简称钩体病)是由各种不同型别的致病性钩端螺旋体(简称钩体)所引起的一种急性全身性感染性疾病,属自然疫源性疾病。

黑线姬鼠、黄毛鼠、黄胸鼠为主要传染源。家畜以猪和犬为钩体病的主要传染源。各种带菌动物由尿、乳、唾液和精液向外排出钩体,钩体在外环境水体或潮湿土壤中,可以较长期地存活,甚至可以繁殖。人可以直接或间接接触而感染钩体病,灾区群众为抗洪排涝、抢救庄稼与洪水接触、有时还饮用污水或洪水侵入过的井水或河水,因而造成大流行。

钩体通过皮肤黏膜侵入机体,约在局部经7~10d潜伏期,然后进入血流大量繁殖,引起早期钩体败血症。在此期间,由于钩体及其释放的毒性产物的作用,出现发热、恶寒、全身酸痛、头痛、结膜充血、腓肠肌痛。钩体在血中约存在一个月左右,随后钩体侵入肝、脾、肾、肺、心、淋巴结和中枢神经系统等组织器官,引起相关脏器和组织的损害和体征。

二、诊断标准

钩端螺旋体病的诊断根据患者的流行病学史、临床表现及实验室检查结果进行综合判断。各地灾害现场可以根据自身条件进行实验室检查明确诊断。

诊断标准:

①流行病学史 在钩体病流行季节,发病前一个月内有疫区旅居史,并接触

过可疑疫水或动物及其排泄物。

②主要症状和体征　早期有高热,全身酸痛、软弱无力、结膜充血,腓肠肌压痛、表浅淋巴结肿大等钩体毒血症状;中期可伴有肺出血,肺弥漫性出血、心肌炎、溶血性贫血,黄疸,全身出血倾向、肾炎、脑膜炎,呼吸功能衰竭、心力衰竭等靶器官损害表现;晚期多数病例恢复,少数病例可出现后发热,眼葡萄膜炎以及脑动脉闭塞性炎症等多与感染后的变态反应有关的后发症。

③实验室诊断　从血液或脑脊液或尿液分离到钩端螺旋体。

患者恢复期血清比早期血清抗钩端螺旋体抗体效价 4 倍或 4 倍以上升高。

三、伤情评估

钩体病潜伏期 2~28d,一般是 10d 左右。

1. 早期即钩体血症期　一般是起病后 3d 内,有下列主要症状,体征:发热、头痛,身痛、全身乏力、眼结膜充血、腓肠肌痛,压痛、淋巴结肿大。此外,本病早期还可能出现其他的症状和体征,如咽痛,咳嗽,咽部充血,扁桃体肿大,咽腭黏膜有小出血点,消化道出现恶心,呕吐,腹泻等症状。

2. 中期　症状明显,主要为各器官损伤的表现,一般是起病后 3~10d,按常见临床类型分别叙述如下。

钩体血症型:本型的临床表现,是早期钩体血症的症状和体征的继续,并无明显器官损伤症状出现,为钩体病的轻型,自然过程一般是 5~10d,平均约 7d,钩体轻型病例体温常在 38.5℃以下,体征亦不明显,基本上无出血倾向(个别可有鼻出血),部分较重患者,有较明显出血倾向,可有皮肤瘀点,瘀斑,结膜出血,偶有腔道出血,亦有部分严重患者,有不同程度的胃肠道症状,如恶心,呕吐,腹泻,里急后重,腹泻每日一般 10 次以内,以稀便或水样便为主,少数黏液增多,但无脓血,不恶臭,量不多,少数解柏油样或黑便,此时可伴有低血压或严重休克表现,而钩体病的典型体征反而不甚明显。

肺出血型:本型除初期的钩体血症症状群外,可出现多少不等的血痰或咯血,胸部 X 线片常显示不同程度,不同范围的出血点,小片或大片融合阴影。

黄疸出血型:早期主要为钩体血症症状群,但在病程 4~8d,体温开始下降时出现进行性黄疸,出血和肾功能损害,一些重病例可因尿毒症,大出血或因肝性脑病而死亡。一些轻病例,当黄疸出现后,全身中毒症状逐渐减轻,于短期内进入恢复期。

肾衰竭型:单纯的肾衰竭型钩体病极为少见,在钩体病急性期出现少量蛋白尿,红细胞,白细胞或管型是较普遍的现象,如蛋白尿,血尿与管型都极明显,且有氮质血症,但无黄疸者,则称为钩体病的肾衰竭型,可出现少尿,无尿,尿毒症,酸中毒，昏迷等临床表现。

脑膜脑炎型：一般在钩体病发病数日后，即出现脑膜刺激症状，如严重头痛，烦躁不安，嗜睡神志不清，谵妄，瘫痪等脑炎症状，重症可有昏迷，抽搐，急性脑水肿，脑疝及呼吸衰竭等，脑脊液检查压力增高，蛋白质增加，白细胞数一般在 $0.5\times10^9/L$ 以内，以淋巴细胞为主，糖正常或略有减少，氯化物多正常，脑脊液分离出钩体的阳性率较高，以脑膜炎症状群为主者称脑膜炎型，病情较轻，预后较好，以脑炎或脑膜脑炎症状群为主者，称脑炎型或脑膜脑炎型，一般病情较重，预后较差。

四、救治原则

本病治疗原则是“三早一就”即早期发现、早期诊断、早期治疗和就地治疗。本病治疗应重视以有效抗生素及时消灭机体内病原体，对控制病情的发展具有重要的意义。

五、救治方法

- 抗菌疗法是钩端螺旋体病最基本的治疗措施，是早期治疗的核心。青霉素 G 为首选药物，庆大霉素次选，盐酸多西环素片等亦可酌情选用。
- 支持疗法：注意卧床休息，应给予易消化食物，适当补充维生素 B 族和维生素 C。
- 预防和处理赫氏反应：由于赫氏反应能使病情加重，甚至演变成肺弥漫性出血，它的预防和治疗有重要意义。对钩端螺旋体病高热者，首次进入疫区者，孕妇及小儿等病情多偏重，用青霉素 G 治疗时，易发生赫氏反应，故对此类患者在使用首剂青霉素 G 的同时，应以氢化可的松 100mg 缓慢静脉推注，继以氢化可的松 200mg 静滴，总量在 4h 内滴完。儿童剂量酌减。赫氏反应的治疗以异丙嗪和氯丙嗪肌注。氢化可的松 100~300mg 稀释后静滴，酌情再给予其他对症处理。
- 对症：适量补充以补充机体对热能消耗的增加的需要，高热时退热等。

六、转运后送指征

患者在钩体血症基础上合并脏器功能不全如肾衰竭、肝功能不全及出现脑炎表现及时转运。

七、设备、器械、耗材和药品的准备

1. 器械 中心静脉导管及穿刺包

2. 药品

(1)血管活性药物:去甲肾上腺素、多巴胺。

(2)液体:生理盐水、林格液等。

(3)糖皮质激素:氢化可的松、地塞米松等。

(4)抗菌药物:青霉素 G 为首选药物、庆大霉素、盐酸多西环素片等。

第六节 病毒性肝炎

一、概述

是由多种肝炎病毒引起的以肝脏病变为主的一种传染病。临床上以食欲减退、恶心、上腹部不适、肝区痛、乏力为主要表现。病毒性肝炎的病原学分型,目前已被公认的有甲、乙、丙、丁、戊五种肝炎病毒,其中甲型和戊型肝炎主要通过饮用污染的水引起流行,故而是灾后主要暴发的肝炎。

甲型肝炎潜伏期为 15~45d,平均持续 30d。成人感染后多表现为显性感染,而儿童或老人感染后易表现为隐性感染。根据患者有无黄疸可分为急性黄疸型肝炎和急性无黄疸型肝炎两型,后者症状相对较轻。

戊型肝炎潜伏期 10~60d,平均 40d。一般起病急,黄疸多见。半数有发热,伴有乏力、恶心、呕吐、肝区痛。约 1/3 有关节痛。常见胆汁淤积状,如皮肤瘙痒、大便色变浅较甲型肝炎明显。多数肝大,脾大较少见。大多数患者黄疸于 2 周左右消退,病程 6~8 周,一般不发展为慢性。

传染源:为肝炎患者和无症状感染者。

传播途径:甲型和戊型肝炎以粪口途径为主要传播途径,水和食物的传播,特别是水生贝类如毛蚶等是暴发流行的主要传播方式。

易感性与免疫力:人群普遍易感,患过甲型肝炎或感染过甲型肝炎病毒的人可以获得持久的免疫力。

二、诊断标准

病毒性肝炎的诊断依据流行病学史、临床表现及实验室检查诊断。确诊病毒性肝炎应根据病毒学指标。灾害现场诊断病毒性肝炎根据临床诊断即可,病毒分型可根据自身条件进行。

• 流行病学史,接触肝炎患者或者有不洁食水摄入史。

• 临床表现:发热伴有乏力、恶心、呕吐、肝区痛,黄疸多见。查体可见肝脾肿大,压痛。

实验室检查外周血常规白细胞计数一般减少或在正常范围,肝功能检查血清 ALT、AST、总胆红素、直接胆红素水平升高。病毒学检查抗 HAV-IgM 和抗 HEV-IgM 阳性，抗 HAV-IgG 和抗 HEV-IgG 由阴转阳或抗体滴度由低转高 4 倍以上是早期诊断甲型和戊型肝炎的特异性较高的指标。

三、伤情评估

急性无黄疸型，一般较轻，病程较短，易忽略，仅表现为乏力、食欲减退、腹胀和肝区疼，部分患者无临床症状（亚临床型），可有肝大。急性黄疸型，大多急性起病，有畏寒发热、倦怠无力、肌肉酸痛、食欲缺乏、纳差等，大约在发病后 1 周，发热消退，出现皮肤黏膜黄染，尿黄似浓茶，持续 2~6 周。黄疸消退，症状消失，肝功能恢复正常，持续 2 周至 4 个月。重型肝炎起病急，发展快，病程在 10d 内，黄疸迅速加深，频繁恶心呕吐、高度腹胀、极度乏力、出血倾向，并迅速出现神经精神症状。常常出现出血、少尿、意识不清等表现。

四、救治原则

两型肝炎是自限性疾病，治疗以一般及支持治疗为主，辅以适当药物，避免饮酒、疲劳和使用损肝药物。

五、救治方法

休息：黄疸型肝炎急性期应卧床休息，直至黄疸基本消退，重型肝炎应绝对卧床休息。

营养：急性期患者应进清淡、低脂、富含维生素及易消化的饮食。恢复期应给予充分的热量及高蛋白饮食。

药物治疗：一般不主张过多用药，以免增加肝脏的负担。有黄疸者，可用茵栀黄注射液静脉滴注。消化道症状重或有恶心呕吐者，应适当补充液体。

重型肝炎应采取综合措施，包括支持疗法、预防肝性脑病、促肝细胞再生、控制感染等，灾害现场多无条件进行相关治疗，急需转运至条件较好的医疗单位。

六、转运后送指征

重型肝炎患者。

七、设备、器械、耗材和药品的准备

1. **器械**　中心静脉导管及穿刺包。

2. **药品：**

(1)血管活性药物：去甲肾上腺素、多巴胺。

(2)补液：生理盐水、林格液等。

(3)糖皮质激素:氢化可的松、地塞米松等。

(4)抗菌药物:复方新诺明、黄连素、喹诺酮类抗菌药(口服或静脉)。

参考文献

1. 缪晓辉,冉陆,张文宏,等.成人急性感染性腹泻诊疗专家共识.中华消化杂志,2013,33(12):793-802.
2. 林玫,董柏青.感染性腹泻流行病学现状研究.中国热带医学,2008,8:675-677.
3. 中华医学会儿科学分会消化学组.儿童腹泻病诊断治疗原则的专家共识.中华儿科杂志,2009,47:634-636.
4. 聂青和.感染性腹泻的临床诊治.传染病信息,2009,22:132-136.
5. 刘勇鹰,张玉润,刘小立.地震灾区紧急状态下的疾病监测与传染病流行风险评估.华南预防医学 2008,4(34):9-12.
6. 戚中田.地震灾后常见的病原体与疫病防控.第二军医大学学报,2008,6(29):590-593.
7. ThielmanNM,Guerrant RL.Clinical practice.Acute infectious diarrhea.N Engl J Med,2004,350:38-47.
8. Pawlowski SW,Warren CA,Guerrant R.Diagnosis and treatment of acute or persistent diarrhea. Gastroenterology,2009,136:1874-1886.
9. Pfeiffer ML,Dupont HL,Ochoa TJ.The patient presenting with acute dysentery—a systematic review.J Infect,2012,64:374-386.
10. Koo IL,Ajami N,Atmar RL,et al.Noroviruses:The leading cause of gastroenteritis worldwide. Discov Med,2010,10:61-70.
11. Eckardt AJ,Baumgart DC.Viral gastroenteritis in adult.Recent Pat Antiinfect Drug Discov, 2011,6:54-63.
12. Sack DA,Sack RB,Nairgb,et al.Cholera .Lancet,2004,363(9404):223-233.
13. 张开瑞.细菌性痢疾的诊断与治疗.世界华人消化杂志,2001,9(8):1009-1012.
14. 缪晓辉,冉陆,张文宏,等.成人急性感染性腹泻诊疗专家共识.中华消化杂志,2013,33(12):793-802
15. 林玫,董柏青.感染性腹泻流行病学现状研究.中国热带医学,2008,8:675-677.
16. 中华医学会儿科学分会消化学组.儿童腹泻病诊断治疗原则的专家共识.中华儿科杂志,2009,47:634-636.
17. Bhattacharya SK, Sur D.An evaluation of current shigellosis treatment.Expert Opin Pharmacother,2003,4(8):1315-1320.
18. Niyogi SK.Shigellosis.J Microbiol,2005,43(2):133-143.
19. Sur D1, Ramamurthy T, Deen J, et al.Shigellosis:challenges & management issues.Indian J Med Res,2004,120(5):454-462.
20. Iwalokun BA, Gbenle GO, Smith SI,et al.Epidemiology of shigellosis in Lagos,Nigeria:trends in antimicrobial resistance.J Health Popul Nutr,2001,19(3):183-190.
21. Kansakar P1, Malla S, Ghimire GR.Shigella isolates of Nepal:changes in the incidence of shigella subgroups and trends of antimicrobial susceptibility pattern.Kathmandu Univ Med J

(KUMJ),2007,5(1):32-37.
22. Bogaerts J, Verhaegen J, Munyabikali JP, et al.Antimicrobial resistance and serotypes of Shigella isolates in Kigali, Rwanda (1983 to 1993): increasing frequency of multiple resistance. Diagn Microbiol Infect Dis, 1997, 28(4): 165-171.
23. 缪晓辉,冉陆,张文宏,等.成人急性感染性腹泻诊疗专家共识.中华消化杂志,2013,33(12):793-802.
24. 林玫,董柏青.感染性腹泻流行病学现状研究.中国热带医学,2008,8:675-677.
25. 中华医学会儿科学分会消化学组.儿童腹泻病诊断治疗原则的专家共识.中华儿科杂志,2009,47(8):634-636.
26. 林羡华,冉陆,马莉,等.2010年全国其他感染性腹泻报告病例信息分析.中国食品卫生杂志,2011,23(5):385-389.
27. 聂青和.感染性腹泻的临床诊治.传染病信息,2009,22(3):132-136.
28. Thielman NM, Guerrant RL.Clinical practice.Acute infectious diarrhea.N Engl J Med, 2004, 350:38-47.
29. Pawlowski SW, Warren CA, Guerrant R.Diagnosis and treatment of acute or persistent diarrhea. Gastroenterology, 2009, 136(6): 1874-1886.
30. Pfeiffer ML, Dupont HL, Ochoa TJ.The patient presenting with acute dysentery—a systematic review.J infect, 2012, 64(4): 374-386.
31. Koo IL, Ajami N, Atmar RL, ea al.Noroviruses: The leading cause of gastroenteritis worldwide. Discov Med, 2010, 10(50): 61-70.
32. Eckardt AJ, Baumgart DC.Viral gastroenteritis in adult.Recent Pat Antiinfect Drug Discov, 2011, 6(1): 54-63.
33. Marcos LA, Dupont HL.Advances in defining etiology and new therapeutic approaches in acute diarrhea.J Infect, 2007, 55(5): 385-393.
34. 12 GuerrantRL, Van Gilder T, Steiner TS, et al.Practice guidelines for the management of infectious diarrhea.Clin Infect Dis, 2001, 32:331-351.
35. Pulungsih SP, Punjabi NH, Rafli K, et al.Standard WHO-ORS versus reduced-osmolarity ORS in the management of cholera patients.J Health Popul Nutr, 2006, 24(1): 107-112.
36. HempelS, Newberry SJ, MaberAR, et al.Probiotics for the prevention and treatment of antibiotic-associated diarrhea: a systematic review and meta-analysis.JAMA, 2012, 307(18): 1959-1969.
37. Surawicz CM, Brandt LJ, Binion DG, et al.Guidelines for diagnosis, treatment, and prevention of Clostridium difficile infections.Am J Gastroenterol, 2013, 108(4): 478-499.
38. Manatsathit S, Dupont HL, Farthing M, et al.Guideline for the management of acute diarrhea in adults.J Gastroentorol Hepatol, 2002, 17 suppl(s1): S54-71.
39. 国文,左曙青.肾综合征出血热流行病学研究进展.武警医学,2008,19(9):842-844.
40. 李青.肾综合征出血热流行病学及防治策略研究现状.安徽卫生职业技术学院学报,2013,12(4):105-107.
41. 吴学文,黄芳,龚环宇.肾综合征出血热发病机制研究进展.实用预防医学,2008,15(5):1661-1664.

42. 吴海霞，刘起勇，郭玉红，等 .2005—2007 年中国重要病媒生物监测报告 [C]// 媒介生物可持续控制国际论坛 .2008.
43. 黄立勇，周航，殷文武，等 .2010 年中国肾综合征出血热监测与疫情分析 . 中华流行病学杂志，2012，33（7）：685-691.
44. 卫生部 . 国家基本公共卫生服务规范（2009 年版）.2009.
45. Jonsson CB，Figueiredo LTM，Vapalahti O.A global perspective on hantavirus ecology，epidemiology，and disease.Clin Microbiol Rev，2010，23（2）：412-441.
46. Lokugamage K，Kariwa H，Lokugamage N，et al .Genetic and antigenic characterization of the Amurvirus associated with hemorrhagic fever with renal syndrome.Virus Res，2004，101 ：127.
47. Chin C，Chiueh TS，Yang WC，et al .Hantavirus Infection in Tai wan：the experience of a geographically unique area.J Med Virol，2000，60 ：237.
48. Muranyi WU B，Zeier M，Woude FJ，et al .Hantavirus Infection .J Am Soc Nephrol，2005，16 ：3669.
49. 贺洁，马永康，杨向东 . 钩端螺旋体病研究进展 . 医学动物防制，2010，12（26）：1110-1113.
50. 顾坚未，蒋秀高，郭晓奎 . 我国钩端螺旋体血清型及其更迭 . 中华医学实践杂志，2005，4（1）：22 -23.
51. 李汝桑 . 自然地理统计资料 . 北京：商务印书社，1984.
52. 时曼华，屠云人，李庆俊，等 . 我国钩端螺旋体病地理分布的研究 . 中华流行病学杂志，1995，15（5）：259-262.
53. 时曼华，蒋秀高 . 五十年来中国钩端螺旋体病流行病学研究进展 . 中华流行病学杂志，2000，20（3）：68-70.
54. Swapnarn，Tutejau，NA IRL，et al.Seroprevalence of leptospiros is in high risk groups in Calicut，North Kerala，Indian.Indian J Med Microbio，2006，24（4）：349-352.
55. Levett PN，Branch SL.Evaluation of two enzyme-linked immunosorbent assay methods for detection of immunoglobulin M antibodies in acute leptospirosis.Am J Trop Med Hyg，2002，66（6）：745-748.
56. Ooteman MC，Vago AR，Koury MC.Evaluation of MAT，Ig M ELISA and PCR methods for the diagnosis of human leptospirsis.J Microbiol Methods，2006，65（2）：247-257.
57. Surujballio，Mallorym.Competitive enzyme-linked immunosorbent assay for detection of Leptospira interrogans serovar Pomona antibodies in bovine sera.Clin Diagn Lab Immuno，2001，8（1）：40-43.
58. Saengj AP，Chaicum P，WATTG，et al.Diagnosis of human leptospirosis by monoclonal antibody-based antigen detection in urine.J Clin Microbio，2002，40（2）：480-489.
59. 刘勇鹰，张玉润，刘小立 . 地震灾区紧急状态下的疾病监测与传染病流行风险评估 . 华南预防医学，2008，4（34）：9-12.
60. 戚中田 . 地震灾后常见的病原体与疫病防控 . 第二军医大学学报，2008，6（29）：590-593.
61. 戴志澄，祁国明 . 中国病毒性肝炎血清流行病学调查（上卷）. 北京：北京科学技术文献出版社，1997，19-35.
62. CDC.Framework for evaluating public health surveillance systems for early detection of

outbreaks: recommendations from the CDC working group.MMWR, 2004, 53 :5.
63. Domnguez A, Oviedo M, Carmona G, et al.Impact and effectiveness of a mass hepatitis A vaccination programme of preadolescents seven years after introduction.J Vaccine, 2008, 26(14): 1737-1741.
64. 2012年世界卫生组织.关于甲型肝炎疫苗的立场文件.中国疫苗和免疫,2012,6(18): 570-572.
65. 杜飞,陈筱纯,敖睿.四川省地震灾区甲型肝炎疫苗群体性预防接种效果评估.现代预防医学,2013,5(40):962-967.
66. 龚晓红,王富珍,韩莉莉,等.北京市1990—2004年甲型肝炎疫情报告病例的流行病学分析及甲肝疫苗接种效果评价.疾病控制杂志,2007,11(1):96-98.

第三章

皮肤科伤病救治技术

第一节　严重皮炎、湿疹

一、概述

皮炎湿疹属于皮肤病中最常见的疾病，指由各种内、外部感染或非感染因素导致的皮肤炎症性疾病的一个泛称，其病因及临床表现复杂多样。严重皮炎湿疹是指皮炎湿疹皮损面积大，伴有红肿、水疱、糜烂、感染等急性炎症性表现，同时可以并发疼痛、发热等全身症状。常见类型 ①急性接触性皮炎；②感染性皮炎亦称感染性湿疹样皮炎；③急性汗疱性湿疹；④泛发性皮炎。在突发公共事件后（如印尼海啸、巴基斯坦水灾、尼泊尔地震），由于生活环境和卫生状况的严重恶化，可以出现原有皮炎湿疹加重继发感染或者灾害物本身对皮肤的直接刺激诱发急性严重皮炎湿疹。

二、诊断标准

符合严重皮炎湿疹定义的典型临床表现者，具体为皮损面积大，伴有红肿、水疱、糜烂、溢脓等临床特征性皮疹，同时可以并发皮痛、发热等全身症状。

三、伤情评估

①皮损呈广泛分布；②年老患者伴有其他基础疾病；③发热、皮痛等全身症状。综上可以大致判断病情严重程度，同时具备 3 条者为极危重；伴有 2 条者为危重；仅有 1 条者为严重。

四、救治原则

首先确认并去除促发因素，尽早给予抗炎、抗过敏治疗，局部皮损部位予以对症处理。

五、救治方法

1. 紧急处理　属于接触性皮炎患者，首先确认并去除促发因素；泼尼松龙0.5mg/(kg·d)，口服，1次/d，连服3~7d，或给予倍他米松7mg，肌内注射，即刻。有继发感染者口服阿奇霉素片，有糜烂渗出损害给予外喷伤科灵喷雾剂或以高锰酸钾溶液湿敷处理。

2. 后续治疗　口服抗组胺药物、营养支持；皮肤局部对症处理，糖皮质激素软膏、皮肤保湿剂加快皮肤屏障修复。

3. 注意事项　病情明显缓解后，停用泼尼松龙；感染、渗出控制后，给予激素类制剂外搽巩固疗效及加强皮肤保湿护理。

六、转运后送指征

发热、皮痛等全身症状消失，感染、渗出控制后，病情平稳后即可后送。

七、设备、器械、耗材及药品

生理盐水、氯雷他定、伤科灵喷雾剂、得宝松、泼尼松龙、硅霜、艾洛松、西替利嗪、高锰酸钾溶液(1∶500)、3%硼酸溶液、庆大霉素注射液、炉甘石洗剂、阿奇霉素片。

第二节　严重荨麻疹和类过敏反应

一、概述

荨麻疹是以短暂的真皮或皮下组织红斑、水肿为特征的过敏性皮肤病，起病急，损害时间短暂，持续时间从几分钟到24h，伴有血管性水肿(尤其是喉头水肿)称之为严重荨麻疹。严重类过敏反应指已知或未知原因所致的全身性荨麻疹、血管性水肿、心血管虚脱和呼吸窘迫，发病急，且病情进展迅速。突发事件后，各种有害抗原物对人体的刺激，会更多的导致严重荨麻疹、严重类过敏反应的发生，同时也包括灾难现场本身给患者带来的巨大的心理应激反应。

二、诊断标准

1. 有紧张或恐慌感。
2. 红斑、风团、血管性水肿典型皮损。
3. 自觉皮肤温热感，尤其是腹股沟及腋下部位出现瘙痒。
4. 血压过低（休克）、支气管痉挛（喘鸣）、喉部水肿、心律失常。

三、伤情评估

该病是一种严重危及生命的急症，大多会极为快速的发生，可能没有任何前驱症状，需要紧急处置，首先需要在早期明确诊断，丰富临床经验（包括细致有针对性的问诊、查体）是必须的，符合诊断标准中任何两项或有第4项者，即可诊断，需要立即救治。

四、救治原则

及早发现，立即治疗。

五、救治方法

1. 紧急处置 ①停用或去除一切可疑的致敏原或异物。②面罩吸氧，5~8L/min。③成人患者肌内注射 1∶1 000 肾上腺素，体重较轻者（< 50kg），应用 0.25ml，平均体重者（50~100kg），应用 0.5ml，偏重者（> 100kg），应用 0.75ml。儿童患者应用 1∶10 000 肾上腺素，具体如下：1 岁（10kg），应用 1ml；3 岁（15kg），应用 1.5ml；5 岁（20kg），应用 2ml；8 岁（25kg），应用 2.5ml；体重大于 25kg 儿童，用量与体重较轻成人相同。④建立静脉通道，给予生理盐水快速补充液。⑤若存在严重喉痉挛、支气管痉挛、休克或昏迷症状，则要做气管插管及间歇正压通气。⑥对初始肌内注射肾上腺素疗效不明显者，可应用 5 μg/kg 肾上腺素缓慢静脉滴入，根据患者反应，每 5min 重复 1 次；同时给予抗组胺药物异丙嗪 0.5~1mg/kg 缓慢静脉注射，氢化可的松 2~6mg/kg 或地塞米松 0.1~0.4mg/kg 静脉滴入。

2. 后续治疗 初始症状缓解后，尽可能进行心电监测，直到生命体征完全恢复平稳。

3. 注意事项 患者病情稳定后应向其交代相关情况以防迟发型过敏反应发生。

六、转运后送指征

初始症状缓解，生命指征恢复如常。

七、设备、器械、耗材、药品

心电监护仪、气管切开包、吸氧面罩、盐酸肾上腺素、异丙嗪、氢化可的松注射液、地塞米松注射液、开瑞坦、左西替利嗪片。

第三节 皮肤癣菌病

一、概述

皮肤癣菌病指皮肤癣菌侵犯全身皮肤，包括毛发等皮肤附属器官，导致皮肤组织出现红斑、鳞屑、水疱等皮肤损害，可以继发细菌感染，并伴有瘙痒。按皮肤病学传统临床真菌感染部位分类为头癣、手足癣、体股癣三类。皮肤癣菌喜欢温暖潮湿的环境，在卫生环境差、生活条件贫困地区容易发生群体传染性小流行。主要通过直接或间接接触患者、患病动物或致病菌污染的物品而传染。在公共突发事件后恶劣环境条件下，头癣、体股癣、手足癣发病率显著升高。

二、诊断标准

1. 典型的临床表现。
2. 特定的发病部位。
3. 皮损的形态学特点。
4. 结合真菌直接镜检、Wood 灯检查。

三、伤情评估

1. 皮损分布广泛。
2. 继发皮肤细菌感染。
3. 瘙痒剧烈。

四、救治原则

原则是内服抗真菌药物为主，综合治疗。

五、救治方法

1. **紧急处置** 口服微粒体灰黄霉素(儿童 10~20mg/kg)，口服，最大剂量 500mg/d，至少 4 周。或伊曲康唑 100mg，口服，至少 4 周。或特比萘芬 250mg，口服，至少 2 周，儿童酌减；外搽抗真菌药物治疗 – 包括联苯苄唑、酮康唑软膏、硫磺软膏等。

2. **后续治疗** 鉴于该病有传染性，需要追踪传染源，患者衣物等生活用具消毒、剃掉病发。

3. 注意事项　有继发细菌感染者需先抗感染治疗，灰黄霉素对白念珠菌及部分酵母菌感染无效，头癣治疗比较特殊，可遵循五字方针－服、搽、洗、剃、消处理。

六、转运后送指征

此类疾病一般不危及生命，无需后送。

七、设备、器械、耗材、药品清单

显微镜、Wood 灯、载玻片、伊曲康唑胶囊、灰黄霉素、盐酸特比萘芬片、酮康唑软膏、联苯苄唑软膏、阿奇霉素片、庆大霉素注射液。

第四节　虱　　病

一、概述

虱病是由虱子寄生于人体、反复叮咬吸血所致。寄生于人体的虱常见有头虱、体虱和阴虱 3 种。虱用口器刺入皮肤，吸吮人血，同时放出有毒素的唾液，引起病变，伴有剧烈瘙痒，搔抓后可以继发感染。体虱又可成为斑疹伤寒和回归热的传播媒介。虱病常有接触性传染病史，当卫生环境恶化后，虱病的发病率明显升高。

二、诊断标准

1. 常伴有明确的接触史。
2. 查到虱或虱卵。

三、伤情评估

1. 虱侵害皮肤部位是否广泛。
2. 是否继发感染。
3. 瘙痒剧烈程度。

四、救治原则

首先确认虱子的种类，确定简单有效的治疗方案，治疗感染者，治疗要杀灭虱及虱卵，环境消毒、治疗同住者和密切接触者。

五、救治方法

1. 紧急处理 ①头虱,首先建议剃发,50% 百部酊搽遍头皮及头发,每天 2 次;②体虱,淋浴后换上洁净衣物,外搽 10% 硫磺软膏;③阴虱,先要剔去阴毛,搽上述药物。

2. 后续治疗 ①头虱患者注意在用药后第三天用大量热肥皂水洗头,虱病外用药物至少坚持 1 周,感染者衣物消毒,家人及集体生活有感染者,应同时治疗。②皮损泛发者可以考虑口服复方新诺明,每次 1 片,每天 2 次,连用 3d,10d 后再重复 1 次。

3. 注意事项 婴幼儿外用药物使用 6% 硫磺软膏,虱病治疗应重视虱污染物消毒,防止二次感染,有继发感染者对症处理。

六、转运后送指征

交代患者家属避免交叉感染,无需后送。

七、设备、器械、耗材、药品

剪刀、50% 百部酊、10% 硫磺软膏、6% 硫磺软膏、复方新诺明。

第五节 脓 疱 疮

一、概述

脓疱疮由金黄色葡萄球菌和溶血性链球菌或二者混合感染所致的化脓性皮肤病。

临床分型:①接触传染性脓疱,由链球菌或与金黄色葡萄球菌混合感染,米粒或黄豆大脓疱;②大疱性脓疱疮,由金黄色葡萄球菌所致,蚕豆或更大的脓疱,有半月状积脓。

临床特点:①基本损害:为成群脓疱,脓疱大小因致病菌而异,疱壁薄,脓疱周围有红晕,可互相融合。破溃后露出红色糜烂面,脓液干燥后形成黄色或蜜黄色结痂。②发病特征:多见于夏秋多汗闷热季节,最常见于 2~7 岁儿童,皮损好发于颜面、口周、鼻孔周围及四肢等暴露部位,有不同程度的瘙痒。重者颈部淋巴结肿大、发热、畏寒等。严重病例可引起急性肾小球肾炎(AGN)、蜂窝织炎、血管炎等并发症。

二、诊断标准

依据典型的皮肤专科临床特点结合发病特征容易诊断,极少数病例需要皮损取材细菌培养后菌种鉴定确诊。

三、伤情评估

脓疱疮皮损分布广泛与否;是否伴有全身症状如发热、畏寒等。

四、救治原则

及早治疗,严重病例结合细菌培养及药敏实验,有无并发症,选用局部或系统抗生素治疗。

五、救治方法

1. 紧急处置 ①局部治疗应以杀菌、抗炎、收敛、干燥为主要方法。对水疱或脓疱,用消毒针穿破,以无菌棉球吸取疱液,避免疱液溢到正常皮肤上。对于较厚的痂壳,应软化后加以清除以让药物充分接触创面。外用1%甲紫液、2%莫匹罗星(百多邦)软膏、夫西地酸软膏,或用锰酸钾溶液(1∶5 000);②全身治疗:根据皮损严重程度及是否伴有全身症状可酌情使用抗生素。重者可口服青霉素V钾、红霉素、克拉霉素、阿奇霉素、双氯西林等。

2. 后续治疗 注意清洁卫生,隔离治疗,加强皮肤糜烂面保护。

3. 注意事项 ①A族β型溶血性链球菌引起的皮肤感染,有时会发生急性肾小球肾炎。急性肾小球肾炎最重要的易患因素为引起脓疱病的链球菌。②新生儿脓疱疮,对于1周内出生的新生儿患脓疱疮,应予特别注意,其皮损广泛,容易导致细菌性脓毒血症,且进展迅速,死亡率很高。诊断明确后,及早给予有效抗生素,如青霉素、红霉素或头孢菌素等,并予支持治疗,同时注意婴儿皮肤清洁卫生,保护创面,避免摩擦。

六、转运后送指征

有并发肾小球肾炎患者及新生儿泛发性脓疱疮患者紧急处理后组织后送。

七、设备、器械、耗材、药品

夫西地酸软膏、百多邦、青霉素V钾、红霉素、克拉霉素、阿奇霉素片、高锰酸钾溶液(1∶5 000)、青霉素针剂、头孢菌素针剂、生理盐水、庆大霉素注射液。

参考文献

1. 吴志华. 皮肤病治疗学. 北京:科学出版社,2006.
2. 王侠生,康克非. 皮肤科手册. 第3版. 上海:上海科学技术出版社,1992.

第四章

眼科伤病救治技术

第一节　开放性眼外伤

一、概述

眼外伤是眼科常见损伤，致盲率高，是单眼盲的首要致病原因。在眼外伤中机械性眼外伤发生率居首位。机械性眼外伤一般分为闭合性眼外伤（钝挫伤）、开放性眼外伤。开放性眼外伤可出现眼球内容物脱出、玻璃体腔积血、视网膜脱离、眼球塌陷等。急诊手术的主要目的在于及时恢复眼球的完整性，处理同时存在的外伤性白内障、眼内容脱出等，预防感染及防治外伤后并发症。复杂病例需二期手术治疗白内障、眼内积血、视网膜脱离、球内异物、无晶状体眼等。

二、诊断标准

（一）角膜穿通伤 / 破裂伤

具有下列症状及体征：

1. 患者有明确的眼部外伤史，受伤时可出现一过性疼痛和伤后的持续疼痛。

2. 伤眼因角膜损伤而出现畏光、流泪、眼睑痉挛和视力下降等症状。

3. 角膜伤口溪流征（+）。

4. 眼压降低是角膜穿通伤的重要体征。

5. 较大的裂伤或不规则伤口，有前房变浅，瞳孔呈梨形或移位，常可见虹膜嵌顿在角膜伤口处；与角膜伤口相对应的虹膜可能有虹膜穿孔，严重的挫伤还可造成虹膜根部离断，伴前房出血。

6. 较深的角膜穿通伤可以造成晶状体损伤，损伤可能造成晶体前囊膜破裂、晶体皮质混浊或溢出至前房，也可能造成晶体后囊膜破裂，严重的损伤可导致晶体半脱位甚至完全脱入玻璃体腔内；由于外伤作用力大，晶体脱位，玻璃体常常嵌入前房，甚至连同视网膜一起脱出。

7. 异物造成的角膜穿通伤，异物存留的部位可能是前房角、虹膜表面、晶体内，严重者也可能嵌塞在视网膜或停留在玻璃体腔内，引起视网膜脱离和玻璃体出血。

8. 由于致伤物携带致病微生物的感染，可造成化脓性眼内炎。

（二）巩膜穿通/破裂伤

具有下列症状及体征

1. 视力下降。

2. 眼压低。

3. 眼内容脱出。

4. 结膜下出血，前房出血，前房变浅或加深，瞳孔变形或移位。

5. 偶有致伤力量大造成脉络膜上腔出血者，检查可见凝血块脱出于伤口之外，甚至可高出角膜平面 10mm 以上。此种情况预后极差。

（三）眼内异物

根据异物性质分为：眼内磁性异物及眼内非磁性异物。眼内异物中磁性异物占 82%~90%。非磁性异物中以铜异物居多，其次为石头、玻璃等，眼内异物是眼外伤中常见的一种急症，较单纯穿孔伤更为严重，不仅造成机械性损伤，还可以带入病原微生物引起感染。眼内异物并发症多，失明率高，特别是金属异物，在眼内存留时间越长，对眼组织损伤越大，手术预后越差。不同性质不同部位的异物以及异物的大小引起眼组织的损伤及反应各不相同。

眼内异物具有下列症状及体征：

1. 多数患者可询及外伤史。如锤打金属崩入眼内异物。

2. 有眼痛，视力下降，或无症状。

3. 有眼球穿孔伤伤痕：根据穿孔伤的部位不同，临床上可查到各种不同的异物入口处可位于结膜、角膜、巩膜。可伴有结膜下出血、球结膜水肿，或结膜下色素组织；角膜全层穿通或仅有板层破裂。周边角膜上皮微囊样水肿。提示在与其对应位置的前房角处可能藏有异物。

4. 眼压降低，角膜或巩膜小伤口常可自行闭合或愈合，此时眼压亦可恢复正常。

5. 前房改变 角膜伤口可使前房变浅。有时巩膜伤口有玻璃体或葡萄膜脱出，则前房变深。角膜或巩膜小伤口闭合或自行愈合后，则前房可恢复原来的深度。

6. 瞳孔变形或移位，但小的异物穿孔伤常不影响瞳孔的正常形状和部位。

7. 晶状体形成全白内障或只发生局限混浊，但如果异物未穿过晶状体，则可不发生晶状体混浊。

8. 眼内容物脱出 新鲜外伤，异物较大时，可结膜囊内有黏稠的玻璃体或有葡萄膜嵌置于伤口。

9. 异物的发现 前房异物、晶状体异物、眼球后段异物。

10. 其他 玻璃体出血，眼内炎，虹膜睫状体炎，继发青光眼，视网膜脱离，眼球萎缩等。

三、伤情评估

1. 视力损伤分级 基于损伤后初次检查的视力，用Snellen远视力表或Rosen baum近视力表检查，也可记录戴矫正镜或针孔镜的最好视力。

2. 瞳孔 用是否存在相对性瞳孔传导障碍初步判断伤眼视网膜和视神经的功能，阳性指存在传导障碍，阴性指无传导障碍，检查时用闪烁光。

3. 外伤分区 根据伤口位置分为三区，有多个口子的开放性眼球损伤按最后面的伤口分区，眼内异物按入口分区，贯通伤按出口分区，损伤分区常在手术后做一定的修正（表4–4–1）。

表4–4–1 开放性眼外伤的分类、分级与分区

外伤类型	A 破裂伤	B 穿孔伤	C 眼内异物	D 贯通伤	E 混合伤
视力分级	1级≥20/40（≥0.5） 2级20/50~20/100（0.4~0.2） 3级19/100~5/200（0.19~0.025） 4级4/200~光感（0.02~光感） 5级无光感				
瞳孔	A 相对性瞳孔传导障碍阳性		B 相对性瞳孔传导障碍阴性		
外伤分区	Ⅰ区损伤仅在角膜和角巩膜缘 Ⅱ区损伤涉及巩膜前5mm范围 Ⅲ区损伤超过角巩缘后5mm				

四、救治原则

开放性眼外伤合并颅脑及全身损伤时，如有生命危险，应先处理危及生命的损伤，过后再处理眼外伤，或者在处理颅脑及全身损伤时，全麻下同时处理眼外伤。合并眼睑裂伤，先修复眼球再缝合眼睑裂伤。开放性眼外伤的适时恰当处理对预后极为重要，其救治原则是：①初期及时清创缝合伤口；②防治伤后感染和并发症；③后期针对并发症选择适合的手术。

五、现场救治

(一) 紧急处置

对于开放性眼外伤的患者救治时一定不可大意,不可挤压触碰眼球,以免造成眼内容物进一步脱出而加重损伤;对于伤口,不可冲洗;对扎在眼内的异物,不可强行拔出,也不要把脱出的组织推回眼内。在急救现场,可用清洁敷料覆盖伤眼,外加防护眼罩保护受伤眼球,不可加压包扎,如果敷料对眼球可能施加压力,则不使用敷料。为限制伤眼运动,可将健眼包扎。伤后及时注射破伤风抗毒血清,并酌情应用抗生素预防感染。

(二) 后续救治

1. 角膜穿通伤 / 破裂伤

(1) 急诊处置,尽早修复伤口。

(2) 预防感染,尽早取出异物以及处理合并症。

(3) 合并全身情况不允许即刻手术者,应行双眼包扎。

(4) 结膜下注射抗生素,阿托品散瞳,但应注意伤口靠角膜缘时早期暂不用散瞳药,特别是阿托品,以免造成原本可避免的虹膜前粘连及瞳孔变形。

(5) 当合并眼内炎时应联合玻璃体注药术。

2. 巩膜穿通 / 破裂伤

(1) 急诊行巩膜裂伤修补术。

(2) 应用止血药物和非甾体抗炎药、除外激素使用禁忌证后,给予皮质类固醇激素,同时应用保护胃黏膜药物。

(3) 抗生素和皮质类固醇激素复方眼液点眼。酌情给予散瞳药物。

3. 眼内异物

(1) 处置伤口:同角巩膜穿通伤。

(2) 预防感染。

(3) 为了减少异物对组织的损伤,手术摘除异物应早安排。前段异物合并眼内炎者应及时摘除异物,而出血较多以及非金属异物则待病情稳定两周左右择期摘除。

(三) 注意事项

对于开放性眼外伤的患者,有虹膜、脉络膜脱出者尽量回纳,对于脱出时间短、污染轻、弹性较好、血运尚可的葡萄膜组织,经冲洗、清除表面异物及渗出物后,还纳眼内;对于脱出时间长、污染重、色泽污秽、虹膜血运不好的葡萄膜则予以切除;对有纤维素膜及新生上皮覆盖者,冲洗后以虹膜镊轻轻剥离并将之剪除,然后再行冲洗,边冲洗,边还纳;晶体及玻璃体脱出者,均应去除;出现角膜组织缺损,术前准备好角膜材料。如缺损范围较小可拉拢缝合,缺损较多者将角膜材料适当修剪后缝合。术毕玻璃体注入平衡盐液。将消毒空气注入前房，以利前房形成。

另外，对于开放性眼外伤，必须首先摄眼眶 X 线平片正侧位或 CT 检查，以除外眼内异物。

六、转运后送指征

1. 发生外伤性眼内炎者。
2. 后段眼内异物，取出困难者。
3. 角膜组织缺损，需行角膜移植者。
4. 一期缝合术后，需继续处理并发症及需要二期手术者。

七、设备、器械、耗材、药品

1. 检查用品 聚光手电筒；裂隙灯；直接检眼镜；间接双目检眼镜；眼球突出计；遮眼板；标准视力表（远、近）；无影灯。

2. 诊断用品及常用药品 2% 荧光素钠液；黏膜麻醉液（如 1% 丁卡因，2% 利多卡因）；托品卡胺眼液；阿托品眼用凝胶；匹罗卡品眼液左氧氟沙星滴眼液；氧氟沙星眼膏；妥布霉素地塞米松滴眼液；妥布霉素地塞米松眼膏眼膏；1% 泼尼松龙滴眼液；奥布卡因滴眼液；布林佐胺滴眼液；粘弹剂；平衡盐液；破伤风抗毒素；广谱抗生素；皮质类固醇激素；止血药物；醋甲唑胺；玻片（细菌检查涂片用）；注射用蒸馏水；生理盐水；75% 酒精；碘伏；眼内填充物（硅油、惰性气体）。

3. 常用器械 开睑器；各种镊子（包括显微镊）；虹膜恢复器；通用剪；前房冲洗针头；尖刀片及刀柄；虹膜钩；眼内灌注套管；抽吸 / 灌注手柄；前房穿刺刀；角膜异物针；前房注吸针；斜视钩；酒精灯；显微持针器；显微剪；5-0~10-0 可吸收缝线；5-0 丝线；消毒眼垫及眼罩；无菌棉签或海绵片；眼用绷带；RGP 角膜绷带镜；超声乳化仪；双目放大镜；手术显微镜。

第二节 闭合性眼外伤

一、概述

闭合性眼外伤包括由于锐力引起的眼球壁部分厚度的损伤，如板层裂伤，以及钝力作用，如打击、压迫、震荡等所致眼部的挫伤和浅层异物伤。闭合性眼损伤类型包括：挫伤、板层裂伤、浅层异物伤、混合损伤。其中眼挫伤是眼外伤的常见病症，其患病率约占眼外伤的 1/3。挫伤除在打击部位产生直接损伤外，钝力通过在眼球内和球壁的传递，也会造成间接损伤。

二、诊断标准

（一）结膜挫伤

具有下列症状及体征：

1. 轻微疼痛，眼红，异物感。

2. 主要体征 结膜下出血、结膜水肿、结膜裂伤。

（二）角膜挫伤

角膜挫伤可导致角膜上皮擦伤、糜烂、基质混浊、后弹力层皱褶、板层裂伤等。

（三）巩膜挫伤

眼球受钝力作用后，可发生巩膜破裂，多发生于巩膜最薄弱的角巩膜缘或眼球赤道部，尤其在眼直肌下。由于结膜具有很好的弹性和延伸性，有时巩膜裂伤直观下不易查见。详见第四篇第四章第一节开放性眼外伤。

（四）虹膜挫伤

挫伤时致伤力经房水传递，可致瞳孔括约肌麻痹、断裂、撕破，瞳孔变形，部分或全部虹膜根部离断等。虹膜挫伤具有下列症状及体征：

1. 外伤性瞳孔散大 瞳孔呈偏心性中等散大，对光反应迟钝或消失，有时可见瞳孔括约肌微小裂口或撕裂。

2. 虹膜根部断离 外伤性虹膜根部断离是指虹膜根部与睫状体相连处分离。离断侧的瞳孔缘变直，瞳孔呈 D 形，可出现单眼复视症状。虹膜根部血管破裂后常有前房出血，所以，有的病例需在前房出血吸收后，方可发现虹膜根部离断。1/4~1/3 象限虹膜根部断离则可使瞳孔变形，产生视觉混乱，可造成单眼复视。当虹膜与睫状体连接处 360° 圆周完全分离，即为外伤性无虹膜，多伴有前房积血，积血吸收眼内呈黑色。可合并晶状体脱位。

3. 房角后退 前房角变宽，周边前房加深。一度撕裂表现为虹膜末卷与睫状体带撕裂；二度撕裂表现为睫状肌撕裂，睫状体带变宽；三度撕裂表现为睫状肌撕裂加深，前房角明显变宽。后期常继发青光眼。

4. 外伤性虹膜睫状体炎 外伤后 3d 内出现感觉迟钝、疼痛或搏动性疼痛、畏光、流泪等，视力偶有下降。前房有白细胞和房水闪辉。可伴有睫状充血。

（五）前房出血

外伤性前房出血多见于眼球钝挫伤，如拳击、石块或棍棒击伤等。受伤后立即出现者为原发性前房出血，伤后 2~5d 出现者为继发性前房出血。前房出血一般可以在 1~5d 内吸收完毕，如果出现血凝块，则吸收时间推迟到 10d 左右。前房出血引起的并发症，最严重的是继发性青光眼，其次是角膜血染。如果治疗不及时，会对视力造成永久性损害。前房出血具有下列症状及体征：

1. 前房出血可以导致不同程度的视力下降、眼胀、疼痛。

2. 依出血量多少可见前房内少量血细胞漂浮、角膜后血膜附着、前房积血平面或前房满贯血。

3. 依据 Oksala 分类法，前房积血分为三级：

Ⅰ级：前房积血量不到前房容积的 1/3，位于瞳孔缘之下。

Ⅱ级：前房积血量占据前房容积的 1/2，超过瞳孔下缘。

Ⅲ级：前房积血量超过前房容积的 1/2 或满前房。

4. 前房积血可引起继发性青光眼。晚期可发生角膜血染。如前房积血量多，伴发眼压增高及角膜内皮层损伤，积血的分解产物可经内皮层侵入并沉着于角膜基质层内，称为角膜血染。初为棕色，以后逐渐变为黄绿色以至灰褐色。一般先自周边部吸收，最后可遗留有角膜中央区的灰白色混浊。

（六）睫状体挫伤

轻的挫伤常可由于睫状肌的痉挛或麻痹而发生视觉调节障碍。重度挫伤可伴发大量玻璃体积血。力的冲击作用于房角的各个方向，引起各种类型的房角结构损害，如睫状肌撕裂，睫状体断离等。睫状体挫伤具有下列症状及体征：

1. 轻者仅表现轻度视力减退。重者合并玻璃体大量积血时，视力严重损害，甚至无光感。睫状体断离时，由于晶状体悬韧带松弛，晶状体凸度增加，引起近视和调节功能减弱，因此远、近视力均减退。

2. **低眼压** 眼压多低于 0.65kPa 以下，角膜内皮出现皱褶；

3. **前房变浅** 由于房水排出过多和晶状体位置前移所致，检查时应与健眼相比较，以角膜厚度记录。

4. **瞳孔变形** 多数患者出现瞳孔不圆，尖角形成，尖端多朝向睫状体脱离相应的时钟方位。

5. **虹膜睫状体炎** 眼压一旦过低，葡萄膜血管通透性增加，房水蛋白含量增高，即形成血浆样房水，裂隙灯检查闪光多呈阳性。

6. **晶状体混浊** 长时间低眼压可致晶体正常代谢障碍，出现晶状体不均匀混浊。

7. **眼底改变** 眼球受到挫伤之后，视网膜血管引起痉挛性收缩，致组织细胞缺氧坏死，释放出组织胺类物质，进而又使血管形成麻痹性扩张，产生渗出、水肿及出血，在眼底出现视神经盘充血、水肿、视网膜静脉血管扩张，后极部视网膜水肿，黄斑区放射状皱褶形成，中心反光消失，有时周边部脉络膜浅脱离。吸收后遗留一些色素痕迹，往往造成中心视力减退。

8. 有时同时合并存在前房积血、瞳孔括约肌撕裂、虹膜根部离断、外伤性白内障、晶状体半脱位、玻璃体积血等病变。

9. 睫状体断离房角镜检查可见睫状体从巩膜突处脱离，露出瓷白色的巩膜内壁，脱离的睫状体与巩膜之间有一裂隙，睫状体表面常有轻重不等的撕裂，宽度增加。当眼压低，房角镜检查不能明确的睫状体断离时，可用超声生物显微镜（UBM）精确定位。

（七）晶状体挫伤

由于挫伤使晶状体囊渗透性增加或因晶状体囊破裂，使房水渗入晶状体内而生发各种不同形态的挫伤性白内障。由于挫伤晶状体悬韧带断裂而使晶状体呈部分或完全性脱位。晶状体挫伤具有下列症状及体征：

1. 挫伤性白内障 发生挫伤性白内障时表现为伤后出现不同程度的视力下降。发生晶状体脱位时表现为视力下降，屈光状态突然改变或单眼复视，继发青光眼时，眼球胀痛。

2. 虹膜印环（vossius） 当钝力作用于眼球时，虹膜被压向晶状体，使虹膜色素印在晶状体前囊表面，大小和形状与当时瞳孔状态相同。

3. 无晶状体囊破裂的挫伤性白内障 晶状体仅受到震荡的影响，晶状体囊的渗透性改变，使房水易渗入晶状体内而失去其透明性，一般很少引起晶状体全部混浊。

4. 晶状体囊破裂后的白内障 若裂口小，且伤后很快闭合，则混浊局限于该处；若裂口达到一定的大小，房水继续侵入，则可形成全白内障，若皮质膨胀突入前房可引起继发性青光眼或葡萄膜炎。

5. 晶状体部分脱位 晶状体向悬韧带断裂的相对方向移位，在瞳孔区可见晶状体的赤道部，前房深浅不一，有虹膜震颤，玻璃体疝，视力下降，屈光突然改变，散光或单眼复视，亦可继发青光眼。

6. 晶状体全脱位 可脱入结膜下、前房或玻璃体内，严重者也可脱出眼球外，一般都伴有眼部其他损伤或有严重并发症。

（八）结膜异物

具有下列症状及体征

1. 有眼部外伤史。

2. 异物位于睑板下沟者，瞬目动作可摩擦损伤角膜，异物刺激感症状明显；若异物位于穹窿部，半月皱襞或结膜下，可无症状。

3. 可有眼睑肿胀，结膜充血。

4. 如为铁质异物，可产生结膜铁质沉着症。裂隙灯显微镜下，中央呈金色反光，四周有棕色颗粒；铜质异物常并发化脓性脓肿或坏死；结膜内植物性异物，可引起炎症反应，产生异物性肉芽肿；化学性不活动的异物：如玻璃、塑料、煤屑及碎石等均不产生化学反应。

(九)角膜异物

具有下列症状及体征

1. **病史** 有眼部外伤史。

2. 常突然感觉眼部刺激症状,如异物感,畏光,流泪,结膜充血,眼睑痉挛,甚至视力障碍等。

3. 临床检查可见角膜异物,有的异物用肉眼即明显可见,细小的异物必须通过裂隙灯显微镜仔细检查。

4. 铁质异物存留数日后可出现锈环或浸润晕,若不除去,铁锈可波及角膜上皮、前弹力层及附近的基质,不仅产生角膜刺激症状而且可以导致局部角膜混浊。

5. 铜质异物在角膜的反应取决于铜的含量,含铜多者,局部可有化脓性改变,异物多可自动排出;含铜少者,可产生直接性铜质沉着症,裂隙灯显微镜下可见上皮层、前弹力层及基质浅层有金红色小粒堆聚。若铜质异物位于角膜深层,部分进入前房,可以出现间接性铜质沉着症,晶状体呈向日葵样白内障。

6. 植物性角膜异物,尤其部分进入前房者,有时可有前房积脓。

7. 许多化学性不活动的异物,如玻璃、塑料、煤屑及碎石等在角膜均不产生化学反应,但可有明显的刺激症状。

8. 眼睑肿胀,结膜充血,轻度前房反应,浅层点状角膜炎等。

9. 裂隙灯检查确定异物位置深度,有无角膜穿通,前房,虹膜,晶状体情况。排除巩膜穿通伤。散瞳查眼底,除外玻璃体视网膜异物可能。眶部B超,UBM和CT检查可协助诊断眼内异物。但怀疑金属异物应避免行MRI检查。

(十)玻璃体积血

眼球受挫伤后,玻璃体内可出现炎性渗出物。玻璃体支架可发生崩溃,玻璃体出现浑浊、变性、液化等。若有出血进入玻璃体内,可致成不同程度的玻璃体积血。外伤性玻璃体积血具有下列症状及体征:

1. 少量积血时,有眼前黑影飘动,视力多不受影响;眼底检查可见玻璃体内细小混浊点或漂浮物。

2. 大量积血时,玻璃体高度混浊,视力急剧减退,或仅存光感;眼底检查无红光或仅见微弱的红光反射;裂隙灯检查可见前玻璃体内大量红细胞或鲜红血块。

(十一)视网膜震荡或挫伤

眼球受挫伤时,由于冲击力的作用,可引起视网膜的损伤,包括视网膜震荡和视网膜挫伤。

1. **视网膜震荡** 具有下列症状及体征:

(1)视网膜轻度灰白色混浊,无出血。

(2)视力损伤轻微,病变可逆,伤后数天内视力恢复。

(3)伤后水肿吸收后,眼底恢复正常,无色素改变。

(4)荧光血管造影:早期轻度低荧光,无荧光渗漏和视网膜屏障的破坏。

2. 视网膜挫伤 具有下列症状及体征:

(1)其主要反应为血管痉挛,继之扩张,血管壁通透性增加,而发生视网膜水肿、渗出,有时伴有出血。如挫伤较重,血管破裂,可有较多出血。

(2)黄斑部类似樱桃红样改变。

(3)中心视力明显下降,且病变不可逆,伤后视力不能恢复。

(4)伤后水肿吸收后,损伤区可见脱色素区或色素紊乱等永久组织损伤。

(5)荧光血管造影:多有荧光渗漏和视网膜屏障的破坏。

三、伤情评估

闭合性眼损伤的分级根据视力分级,方法同开放性损伤(表 4-4-1)。瞳孔:同开放性眼损伤。闭合性眼损伤分区基于眼球损伤的解剖学位置,而不是伤口。当损伤涉及多个区域,按后部位置分区,屈光间质混浊影响后部观察的可行 B 超辅助诊断(表 4-4-2)。

表 4-4-2 闭合性眼外伤的分类、分级与分区

外伤类型	A 钝挫伤	B 板层裂伤	C 表面异物伤	D 混合伤
视力分级	1 级≥ 20/40(≥ 0.5) 2 级 20/50~20/100(0.4~0.2) 3 级 19/100~5/200(0.19~0.025) 4 级 4/200~ 光感(0.02~ 光感) 5 级无光感			
瞳孔	A 相对性瞳孔传导障碍阳性		B 相对性瞳孔传导障碍阴性	
外伤分区	Ⅰ区累及眼球外表面:球结膜、角膜和巩膜的表层 Ⅱ区累及眼前段结构和睫状体冠 Ⅲ区累及眼后段Ⅱ区以后的结构			

四、救治原则

和开放性眼外伤一样,当合并颅脑及全身损伤等有生命危险时,首先抢救生命,生命体征平稳后,再行眼科处理。怀疑眼球破裂时应探查伤口。无法窥见眼底时可行超声波检查。怀疑晶状体破裂或其他前节改变时可行 UBM 检查。异物应尽早取出。

五、现场救治

(一) 紧急处置

仔细彻底检查眼球,必要时可点表面麻醉剂后检查。检查首先要确定有无眼球破裂伤。注意瞳孔的直接和间接对光反应,评估有无视神经损伤;如果角膜上皮完整应进行眼压测量。

(二) 后续救治

1. 结膜挫伤

1) 单纯结膜下出血:早期冷敷,4~5d 后热敷,可自行吸收。

2) 局部应用抗菌素眼膏。

3) 结膜裂伤:一周内局部使用抗菌素滴眼液及眼膏。伤口不足 5mm,可自然愈合,无需缝合。5mm 以上裂伤应缝合,仔细对合伤口,不要嵌入 tennon 囊组织,注意泪阜和半月皱襞的解剖关系。怀疑有巩膜裂伤者,应及时进行伤口探查。

2. 角膜挫伤

1) 角膜水肿、混浊:不合并裂伤时局部滴用皮质类固醇滴滴眼液或 50% 葡萄糖等高渗溶液,以加速角膜水肿的吸收。

2) 角膜裂伤:显微镜下用 10–0 尼龙线仔细缝合,有眼内容物脱出者要同时处理,详见开放性眼外伤章节。

3) 眼部用抗生素眼膏或滴眼液。对配戴角膜接触镜的角膜上皮损伤患者应用抗假单胞菌的药物,如妥布霉素、氧氟沙星等滴眼液或眼膏。

4) 合并外伤性虹睫炎时可用睫状体麻痹剂和非甾体类抗炎药。

5) 有大片角膜上皮剥脱的非角膜接触镜配戴者可包扎。

3. 虹膜挫伤

1) 外伤性瞳孔散大:口服或肌内注射维生素 B_1, B_{12} 类药物,部分患者可自行恢复。若瞳孔括约肌完全断裂,则不可恢复。强光下戴有色眼镜可减轻畏光症状。

2) 虹膜根部断离:范围较小者无需处理,有复视或断离范围大者应及早行虹膜根部复位术。

3) 房角后退:若无眼压升高无需处理;如眼压增高,可用 0.5% 马来酸噻吗洛尔滴眼液等降眼压药物控制眼压;药物治疗无效时可行抗青光眼手术。

4) 外伤性虹膜睫状体炎:除一般性抗炎药物外,可加用睫状肌麻痹剂。

4. 前房出血

(1) 出血量小

1) 取一侧卧位或高枕卧位,酌情包扎双眼。

2) 止血:应用止血药物,如酚磺乙胺(止血敏)、卡巴克络(安络血)、巴曲酶(立止血)等。

3)其他:一般情况下不散瞳亦不缩瞳,必要时用托吡卡胺(托品酰胺)散瞳以活动瞳孔;有虹膜睫状体炎时用皮质类固醇滴眼液。

(2)出血量大

1)双眼包扎,休息,取一侧卧位或高枕卧位。减少头部的剧烈晃动。

2)眼压高者应用降眼压药物。积极药物治疗无法控制眼压可行前房穿刺冲洗术。

• 前房出血凝血块存留达 7d 以上,估计难于自行吸收者。

• 前房出血凝血块存留少于 7d,合并眼压升高者(如眼压 >50mmHg 3d 以上,眼压 >35mmHg 5d 以上)。

3)已有角膜血染或有角膜血染倾向者,应及时作前房穿刺冲洗术。已发生角膜血染时应用 0.5%EDTA 滴眼液滴眼,3 次 /d。如血染吸收后,留有中央混浊严重影响视力者,可择期行穿通性角膜移植术。

5. 睫状体挫伤

1)轻度挫伤:可用皮质类固醇滴眼液点眼,口服吲哚美辛(消炎痛),一般都能恢复。

2)发生玻璃体积血时根据积血量的多少以及对视力的影响大小来决定是否作玻璃体切除术,大量积血应在玻璃体积血机化前手术。

• 睫状体断离:对于一过性低眼压或眼压轻度降低者,可采取保守治疗,经观察 2~3 周后,部分患者眼压得以恢复,不需特殊治疗;对于轻度睫状体脱离者用 1% 阿托品眼膏散瞳,以利于房角周边部的愈合;对于持续性低眼压,经药物治疗无效者,需要手术治疗;经房角镜或 UBM 检查证实有睫状体断离并伴有低眼压,应酌情考虑行睫状体复位术,恢复正常眼压。

6. 晶状体挫伤

(1)虹膜印环无需治疗。晶状体局限性混浊可暂观察,进行性混浊者可行白内障摘除及人工晶体植入术。

(2)晶状体皮质突入前房与角膜内皮接触或继发性青光眼者,应急诊手术治疗。

(3)晶状体脱位:如无严重视力下降及并发症,可暂观察;若严重影响视力或继发青光眼应摘出晶状体;术前应查房角,若有房角损伤,在摘除晶状体的同时行抗青光眼手术。

7. 结膜异物

(1)浅层异物:贴附在结膜表面的单个或多个异物,可用生理盐水冲掉,或用湿棉签蘸去。

(2)对无刺激的结膜下异物可观察或待异物有排出倾向时再取。

⑶ 多发性结膜下异物无炎症及刺激症状者可不取。

⑷ 有结膜铁锈沉着症可刮除之；若为多发异物引起的铁锈症，可用0.5%EDTA 滴眼液滴眼。

8. 角膜异物

⑴ 角膜浅层异物：可用生理盐水冲洗除去，如无效可在表面麻醉后，以生理盐水棉签将异物轻轻拭去。

⑵ 嵌入角膜的浅层异物：在表面麻醉后，用 4 号针头轻轻将其剔除，注意针尖应朝向上方，以免患者不合作而误伤角膜。

⑶ 原则上角膜深层异物均应立即取出，特别是金属异物和植物异物，前者可引起铁锈或铜锈沉着症，后者容易发生感染性角膜溃疡。

⑷ 爆炸伤引起的角膜多发性异物，早期可分次取出较大的或突出于角膜表面的异物，然后等异物逐渐排向表层时分次取出。那些极细小、泥沙样异物，没必要也不可能取净。加异物多而刺激重，视力又低于 0.1 者，可考虑板层角膜移植术。

⑸ 对于化学性质较稳定的细小异物，其表层角膜组织已愈合，不会引起患眼磨痛，则可观察不急于取出。甚至在瞳孔区，也不主张作异物取出的操作。因其会造成角膜新的、更大范围的损伤，而影响视力。角膜锈环：可于异物剔除后，立即用异物针将其刮去。

9. 玻璃体积血

⑴ 药物治疗：可给以皮质类固醇类药物以及促进吸收的药物如维生素 C、安妥碘等。

⑵ 玻璃体积血若为新鲜者，积血仍有继续增加趋势时，应双眼包扎、静卧、给以止血剂等治疗。

⑶ 若出血已停止，应给以促进吸收的药物，如大量维生素 C 碘剂及透明质酸酶、尿激酶等酶制剂类药物以及中药等治疗。

⑷ 单纯玻璃体积血，可密切观察 1~3 个月，无吸收倾向、显著影响视力应行玻璃体切除手术，在观察过程中如有玻璃体极化趋势或伴有视网膜脱离应及早手术。

10. 视网膜震荡或挫伤

⑴ 对视网膜震荡或挫伤，在伤后 1~2 周内均应密切随诊观察。

⑵ 视网膜震荡可不需药物治疗；视网膜挫伤早期可应用皮质类固醇以减轻水肿。同时应用血管扩张剂如烟酸、妥拉唑林和维生素类药物。

（三）注意事项

严重眼球钝挫伤，可导致眼球多部位损伤，病情复杂，应全面仔细检查，以免漏诊。当怀疑后段损伤时，在除外眼球破裂后应及时行眼科超声或 UBM 检查，做到早期诊断，及时后送，早期治疗，最大可能挽救视力。

六、转运后送指征

(1)严重感染性角膜溃疡，需进一步明确诊断及治疗者。

(2)角膜异物多而刺激重，需行板层角膜移植术者以及角膜深层异物者。

(3)玻璃体积血、视网膜脱离需行玻璃体切除术、视网膜脱离复位手术者。

(4)需进一步处理严重并发症如：继发性青光眼、睫状体分离、角膜血染等的患者。

七、设备、器械、耗材、药品

1. 检查用品　聚光手电筒；裂隙灯；直接检眼镜；间接双目检眼镜；眼科B型超声；眼球突出计；遮眼板；小孔镜；Schiotz眼压计/TonoPen眼压计；标准视力表（远、近）；视野检查计；洗眼壶及受水器；镜片箱；色觉检查图谱；超声生物显微镜；检影验光仪。

2. 诊断用品及常用药品　2%荧光素钠液；黏膜麻醉液（如1%丁卡因，2%利多卡因）；托品卡胺眼液；阿托品眼用凝胶匹罗卡品眼液；左氧氟沙星滴眼液；氧氟沙星眼膏；妥布霉素地塞米松滴眼液；妥布霉素地塞米松眼膏；1%泼尼松龙滴眼液；奥布卡因滴眼液；0.5%EDTA滴眼液；布林佐胺滴眼液；粘弹剂；平衡盐液；广谱抗生素；皮质类固醇激素；止血药物；醋甲唑胺；玻片（细菌检查涂片用）；注射用蒸馏水；生理盐水；甘露醇。

3. 常用器械　开睑器；各种镊子（包括显微镊）；虹膜恢复器；通用剪；前房冲洗针头；尖刀片及刀柄；虹膜钩；眼内灌注套管；抽吸/灌注手柄；前房穿刺刀；角膜异物针；前房注吸针；斜视钩；酒精灯；显微持针器；显微剪；8-0~10-0可吸收缝线；消毒眼垫及眼罩；无菌棉签或海绵片；眼用绷带；RGP角膜绷带镜；双目放大镜；手术显微镜。

第三节　眼附属器伤

一、概述

眼附属器包括眼睑、结膜、泪器、眼外肌和眼眶。眼睑外伤和眼眶外伤是常见的眼附属器伤。眼睑挫伤是最常见到的眼附属器伤，由钝性作用所致。严重挫伤时，或为锐器切割伤时可出现眼睑皮肤全层裂伤。内眦部睑缘撕裂可造成泪小管断裂。如处置不当，愈合后会出现眼睑畸型和溢泪症。常见的眼眶外伤多由于钝力打击、车祸、从高处跌落等原因致伤，可引起眶骨骨折、眶内出血、气肿及视神经挫伤。由于这类损伤所受的暴力很大，应注意伤员有无全身损伤及神经系统障碍。

二、诊断标准

（一）眼睑外伤

具有下列症状及体征：

1. 眼睑挫伤表现为眼睑皮肤擦伤、出血、水肿、皮下气肿和皮下淤斑。
2. 眼睑皮肤全层裂伤可深达肌层、睑板和睑结膜。
3. 内眦部睑缘撕裂可造成上下泪小管断裂。

（二）眼眶外伤

具有下列症状及体征：

1. 眼眶水肿、出血和血肿导致 眼睑淤血及结膜下出血、眼球突出、眼球运动障碍；眶尖血肿可导致视力全部或部分丧失；高眶压引起的反应：恶心、呕吐、心率缓慢。

2. **眶内气肿** 眼球突出及眼睑水肿不严重，在擤鼻或喷嚏后眼球突出明显加重，眼睑突然肿胀；触诊有捻发音；严重者导致眶内压突然增高，引起视力丧失。

3. **眼外肌及其支配神经损伤** 复视及眼球运动障碍；眼球内陷；上睑下垂。

4. **视神经管骨折** 可压迫或损伤视神经，此时瞳孔对光反应消失或迟钝，瞳孔可呈中等度扩大。

5. **眶尖综合征** 上睑下垂、眼球固定、视力下降或丧失、角膜知觉减退、额部皮肤知觉减退、瞳孔散大。

6. **脑脊液漏** 眶颅复合伤发生率较高。

7. **鼻出血** 眶内壁骨折可致鼻出血。

三、伤情评估

1. 要对受伤情况、伤害性质和范围进行详细检查和记录。记录包括：损伤物质的性质、种类、大小、形状、外力来源，以及受伤时间、地点和视力、自觉症状。检查应在良好照明条件下进行。

2. 检查确定眼睑、眼眶损伤的性质；伤口有无组织嵌顿、感染、缺损；是否伴有泪器损伤、视神经损伤，对合并颅脑外伤的昏迷患者，早期行眼科检查，以便及时发现和治疗视神经损伤颅内损伤。

3. 检查瞳孔直接和间接对光反射是否正常，有无相对传入性瞳孔阻滞。

4. 通过视野检查全面评价视功能。

5. 对于有复视主诉的患者应进行眼肌检查。注意检查有无斜视及斜视性质，以了解有无眼外肌或相关脑神经损伤。

6. 影像学检查是必要检查项目，包括 X 线、CT、MRI，应着重根据外伤性质（如眶内异物、眶内损伤等）选择相应的影像学检查方法。

四、救治原则

对新鲜眼睑裂伤伤口应尽早清创缝合，尽量保留可存活的组织，不可切去皮肤，仔细对位缝合；累及内眦及泪小管的裂伤，应争取早期做泪小管吻合术，然后缝合眼睑；对眼睑全层裂伤应分层对位缝合，以减小瘢痕形成和眼睑畸形；提上睑肌断裂时应进行修复，以免上睑下垂；皮下气肿者多伴有眶内壁损伤，应行眼眶 CT 检查有无眶壁骨折；对闭合性眶骨折，根据其并发症，如眼球运动障碍或复视、眼球内陷程度，决定是否手术处理。

五、现场救治

1. 紧急处置 对于单纯的眼附属器损伤，在急救现场应用清洁敷料加压包扎止血，及时就医清创缝合伤口。伤后及时注射破伤风抗毒血清，并酌情应用抗生素预防感染。

2. 后续救治

(1) 眼睑因挫伤而出现的水肿和出血可以自行吸收。淤血和肿胀较明显时，可在伤后 48h 内冷敷；48h 后热敷。

(2) 对眼睑裂伤及眼眶软组织损伤者行清创缝合术。

(3) 急性眶内压升高，需要及时作眶减压术。

(4) 口服改善血管壁功能的止血药和维生素，如：卡巴克络、维生素 C。

(5) 对视神经损伤，可及时应用大剂量糖皮质激素，必要时行视神经管减压术治疗。

(6) 眶骨折手术修复的适应证是：眼肌嵌顿引起持久复视；眼球内陷 2mm 以上；一半以上大的眶底骨折，日后可能引起眼球内陷等。在伤后 1~2 周手术为宜。而肌肉嵌顿型应尽早手术。

3. 注意事项 眼附属器损伤时，除要检查眼睑外还应注意眼部其他组织的损伤，尤其是严重的眼睑水肿，千万不要忽略了对眼球损伤的检查。要注意眼球有无损伤、眼眶有无骨折，有无头晕、呕吐、昏迷等。

六、转运后送指征

1. 眼睑缺损严重，需修补整形者。
2. 眼眶骨折，需行眶骨折手术修复者。

七、设备、器械、耗材、药品

1. 检查用品 聚光手电筒；裂隙灯；直接检眼镜；间接双目检眼镜；眼科B型超声；眼球突出计；遮眼板；小孔镜；Schiotz 眼压计 /TonoPen 眼压计；标准视力表（远、近）；视野检查计；洗眼壶及受水器；镜片箱；色觉检查图谱；超声生物显微镜；检影验光仪。

2. 诊断用品及常用药品 2% 荧光素钠液；黏膜麻醉液（如 1% 丁卡因，2% 利多卡因）；泪小点扩张器；泪小管探针全套；左氧氟沙星滴眼液；氧氟沙星眼膏；注射用蒸馏水；奥布卡因滴眼液；破伤风抗毒素；广谱抗生素；皮质类固醇激素；止血药物；生理盐水；开睑拉钩；平衡盐液；75% 酒精；0.1% 肾上腺素；碘伏。

3. 常用器械 开睑器；各种镊子（包括显微镊）；5-0~10-0 可吸收缝线；5-0 丝线；通用剪；尖刀片及刀柄；显微持针器；显微剪；消毒眼垫及眼罩；无菌棉签或海绵片；眼用绷带；酒精灯；双极电凝；斜视钩；双目放大镜；手术显微镜；吸引器；剥离子。

第四节 眼化学伤

一、概述

眼部化学伤主要是由强酸、强碱的溶液，粉尘或气体等接触眼部而发生。多发生于化工厂、施工场所和实验室。常见致伤物有：化学液体如强酸（硫酸、硝酸、盐酸及其他酸类）、强碱（氢氧化钠、氢氧化钾、氨水、硫化碱溶液等，其中液态氨除腐蚀外尚有冷冻作用，破坏力大）；化学气体如硫化氢、氨气、砷及其化合物等；化学性粉尘如生石灰、染料、化肥等。其损伤程度和预后取决于化学物质的性质、浓度、渗透力以及与眼部接触的时间。一旦发生眼部化学伤应立刻进行治疗，紧急治疗完成后再进行详细的眼部检查。

二、诊断标准

眼化学伤具有下列症状及体征：

1. 化学物质进入结膜囊后，立即引起剧烈的刺激症状，如畏光、流泪、疼痛、烧灼感、异物感，使眼睑痉挛、视力减退。

2. 低浓度酸烧伤 球结膜充血，结膜及角膜上皮缺损；角膜上皮缺损包括浅层点状角膜炎，局限性上皮缺损，上皮剥脱等；角膜缘无明显缺血。

3. 高浓度酸烧伤 可立即发生烧伤。浓度愈高或接触时间愈久，损伤也愈严重。接触部位的表面，被覆白色略带黄色或污秽灰色的薄膜（坏死性薄膜）。轻度的表面烧伤，经几天之后，薄膜可脱落，代之以新生上皮。较重的烧伤，可有明显的球结膜水肿和深部组织坏死。

4. 碱烧伤的主要体征包括 睑球粘连甚至眼睑闭锁；球结膜充血、水肿，甚至坏死；角膜周围血管网被破坏；角膜上皮剥脱、混浊，甚至可呈瓷白色；无菌性角膜溃疡，重者 2~3 周发生角膜穿孔；前房水混浊。

5. 碱烧伤的晚期发生顽固的虹膜睫状体炎及由此而发生的一系列并发症，如继发性青光眼，并发性白内障、眼球萎缩等。眼睑皮肤肌肉溃疡，以及假性翼状胬肉，角膜葡萄肿等。

三、伤情评估

1982 年全国眼外伤与职业性眼病协作组通过的眼烧伤（包括化学伤和热烧伤）分度标准，将眼烧伤分为四度（表 4-4-3）。

表 4-4-3 1982 年眼外伤学组眼烧伤分度标准

分度	眼睑	结膜	角膜	角膜缘
Ⅰ度	充血	轻度充血	上皮损伤	无缺血
Ⅱ度	水疱	贫血	实质浅层水肿，虹膜纹理约可见	缺血 <1/4
Ⅲ度	皮肤坏死	全层坏死，毛细血管不可见	累及实质深层，虹膜隐约可见	1/4< 缺血 <1/2
Ⅳ度	焦痂、全层坏死	焦样坏死累及巩膜	全层受累，瓷白色混浊，虹膜不可见	缺血 >1/2

眼化学伤的预后与烧伤程度密切相关，眼睑等结构与功能的损害，也对预后有重要影响。Pfister 对酸烧伤的分度与预后（表 4-4-4）。碱烧伤的分度标准同酸烧伤，但预后取决于多种因素，包括致伤物的种类及理化性质（pH 值、浓度、温度、压力、剂量等），作用时间及方式，是否有固体颗粒存留，组织损伤程度与范围，损伤组织的类型和深度，损伤引起的继发性改变和并发症，抢救治疗和后续治疗是否及时得当等。

表 4-4-4 眼酸烧伤的分度与预后

分度	上皮混浊、缺损	基质水肿	基质混浊	结膜受累	角膜缘缺血	恢复	1视力损害 2瘢痕 3血管
轻微	轻度雾状混浊，上皮表层点状糜烂	无	无	充血、水肿	无	迅速	无
轻度	白色或棕、黄色(硝酸、铬酸烧伤)混浊	无或轻	无	充血、水肿、混浊	无	迅速	均无或极少
中度	白色或棕、黄色(硝酸、铬酸烧伤)混浊；常在24~36小时	轻－中度	无	水肿、混浊；结膜下出血	无或小范围	上皮愈合在10d内	1轻度2可能前部3少许
严重	白色或棕、黄色(硝酸、铬酸烧伤)混浊；常在24~36小时后缺损扩大	中－严重虹膜细节模糊	轻	混浊、出血、坏死	≤ 1/3	上皮愈合需数周/数月	1中－重度 2重度前部3通常在周边
极重	白色混浊(如果有上皮)并迅速破坏	显著	严重	广泛坏死	>1/3	迁延数月/数年，基质溃疡穿孔	均显著，同严重碱烧伤

四、救治原则

眼化学伤的抢救要争分夺秒，尽早清除溅入眼睛的化学物质。冲洗眼球应遵循快速、大量、充分的原则。治疗原则是防止感染、促进创面愈合，预防和治疗并发症。另外，化学性眼烧伤可以伴有急性呼吸道或其他部位的损伤，必要时应请其他科医生会诊、处理。

五、现场救治

(一) 紧急处置

伤后立即应用一切能得到的水源进行结膜囊冲洗，可不必过分强调水质。冲洗时间应在1h以上(甚至达4h)。如有化学性固体异物要及时去除。尤其是生石灰烧伤,不能先用清水冲洗,因生石灰遇水生热反而会加重烧伤,必须先将石灰揩掉,然后才可冲洗。冲洗时要将眼睑分开,注意应翻转上睑,使眼球充分暴露,边冲洗边令伤者眼球向各方向转动。

在致伤物性质不明时,可用试纸测定结膜囊内液体,以确定其为酸性或碱性以了解烧伤性质。酸性烧伤,可用2%~3%碳酸氢钠溶液,碱性烧伤,可用3%硼酸等溶液冲洗。冲洗完毕后要用pH试纸检测,使结膜pH在7.3~7.7之间,5min后再复查一次pH,以保证冲洗已充分。

充分冲洗后方可做进一步眼科检查治疗。局部滴表面麻醉剂,详细检查结膜囊内有无残留的化学物质,有则擦去或剔出,再用蒸馏水、生理盐水或中和液冲洗(图4-4-1)。

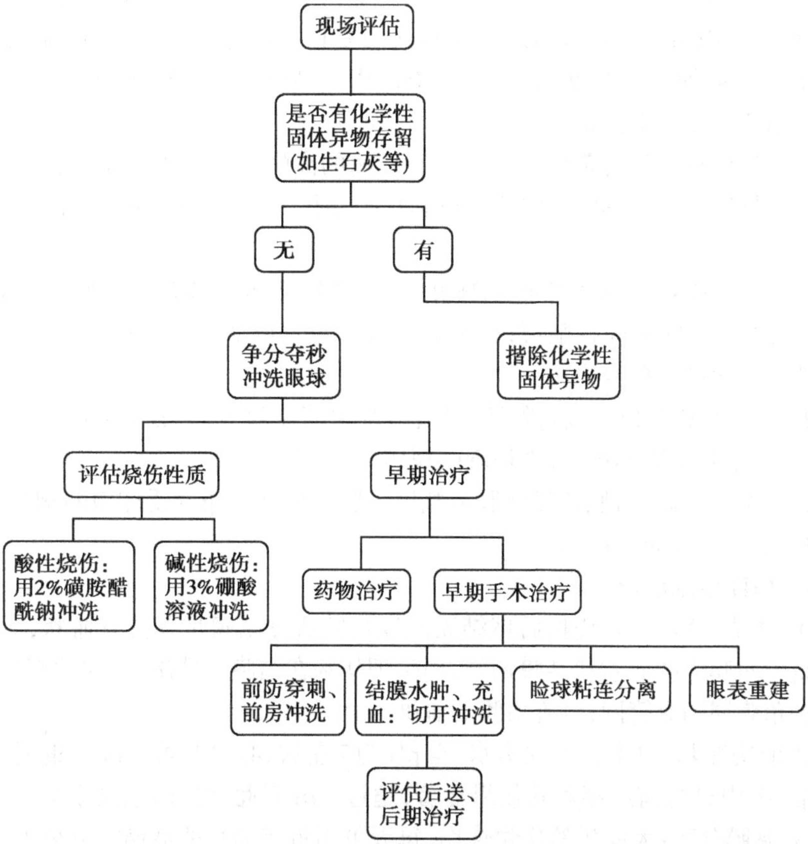

图4-4-1 眼化学烧伤救治流程

(二) 后续救治

1. 药物治疗

(1)轻症者抗生素滴眼液点眼;一周内激素滴眼液点眼(一周后禁用)如果此后虹膜睫状体炎仍明显,可以把局部应用改为全身用药;结膜囊涂眼膏分离创面,避免睑球粘连;散瞳,可以减轻眼部疼痛和防止瞳孔后粘连,但应避免使用收缩血管的去氧肾上腺素;表皮生长因子点眼(成纤维细胞生长因子)点眼。

(2)石灰烧伤可用0.5%依地酸二钠钙(EDTA)滴眼。

(3)肝素点眼(12 500 U×2 支加入泪然 1 支配制而成)减少微血栓形成,改善烧伤预后。

(4)结膜下注射妥拉唑林 12.5~25mg 以扩张结膜血管,增进角膜营养,注射维生素 C 0.5ml(100mg)。自家血 1ml 结膜下注射,每周 2 次,可以促进组织再生,改善角膜营养。

(5)早期使用大量维生素 C 静脉注射:烧伤早期,消化道外或局部大量应用维生素 C,对烧伤后角膜基质层的重建或修复具有极为重要的作用。临床的用量为 1.5~2.0g,加入 50% 葡萄糖溶液 40ml 中,静脉注射,1 次 /d。可持续使用 2 周或至角膜上皮复生为止。

(6)胶原酶抑制剂:角膜组织释放胶原酶的高峰一般在 1 周左右,在此时应用胶原酶抑制剂能起到防止溃疡形成和角膜穿孔的功效。常用的胶原酶抑制剂有两种:

1)0.5%EDTA,为间接性胶原酶抑制剂,作用较短暂,需频繁滴眼。亦可用 EDTA 亲水性软性角膜接触镜,根据病情轻重每日或 2~3d 更换一次软镜,直到角膜溃疡坏死基本愈合为止。

2)2.5% 乙酰半胱氨酸滴眼液,是直接胶原酶抑制剂,与 EDTA 相比,比较理想,但乙酰半胱氨酸不稳定,必须现配现用。

如果眼压升高,口服乙酰唑胺或醋甲唑胺。局部点 β－受体阻断剂如 0.5% 马来酸噻吗洛尔滴眼液等。

2. 早期手术治疗

(1)球结膜剪开,如烧伤后球结膜高度水肿或球结膜呈苍白贫血状,应作数个垂直于角膜缘的放射状结膜切开,用生理盐水在结膜下冲洗,这样的切口有利于保护角膜周围血管网,改善角膜的血供。

(2)前房穿刺,放出含碱性房水,至pH为7左右,必要时可于次日重复进行。在伤后 3h 内进行前房穿刺其效果显著,超过 24h 者此项措施意义不大。

(3)黏膜分离:大面积的化学烧伤,每天可用带有油膏的玻璃棒分离上、下睑穹窿部以防止形成睑球粘连。实际上由于睑、球结膜之间有创面,以后还是形成程度不同的睑球粘连。

(4) 早期眼表重建：如羊膜移植术、结膜遮盖、睑球粘连分离、角膜接触镜、睑裂缝合术等。

3. 注意事项 眼化学伤患者，一般发病极为突然，及时脱离或稀释致伤化学物质是影响眼部预后的关键。因此，禁止未经冲洗直接送往医院，以免造成严重后果。冲洗时注意动作轻巧，避免压迫眼球，尽可能减少操作带来的进一步对眼球的损害；检查、治疗时所有操作动作要轻柔，避免因操作不当而至角膜穿孔发生，严重病例初步处理后立即后送继续治疗。

六、转运后送指征

1. 伴有全身大面积严重烧伤，有生命危险者。
2. 烧伤严重有眼球穿孔可能或已经穿孔者。
3. 合并其他系统烧伤需进一步治疗者。
4. Ⅱ度以上烧伤，初步治疗后，需继续处理并发症者。

七、设备、器械、耗材、药品

1. 检查用品 聚光手电筒；裂隙灯；直接检眼镜；间接双目检眼镜；眼科B型超声；洗眼壶及受水器；遮眼板；小孔镜；Schiotz 眼压计 /TonoPen 眼压计；标准视力表（远、近）；色觉检查图谱；超声生物显微镜。

2. 诊断用品及常用药品 2% 荧光素钠液；黏膜麻醉液（如 1% 丁卡因，2% 利多卡因）；托品卡胺眼液；阿托品眼用凝胶；匹罗卡品眼液；左氧氟沙星滴眼液；氧氟沙星眼膏；妥布霉素地塞米松滴眼液；妥布霉素地塞米松眼膏；1% 泼尼松龙滴眼液；奥布卡因滴眼液；0.5%EDTA 滴眼液；布林佐胺滴眼液；肝素；表皮生长因子 / 成纤维细胞生长因子滴眼液；人工泪液；2.5% 乙酰半胱氨酸滴眼液；0.5% 马来酸噻吗洛尔滴眼液；平衡盐液；广谱抗生素；皮质类固醇激素；止血药物；醋甲唑胺；玻片（细菌检查涂片用）；注射用蒸馏水；生理盐水；甘露醇；妥拉唑林注射液；注射用维生素 C；2% 磺胺醋酰钠溶液；3% 硼酸溶液。

3. 常用器械 开睑器；各种镊子（包括显微镊）；虹膜恢复器；通用剪；前房冲洗针头；尖刀片及刀柄；虹膜钩；眼内灌注套管；抽吸 / 灌注手柄；前房穿刺刀；睑板夹；羊膜；软性角膜接触镜；酒精灯；显微持针器；显微剪；8-0~10-0 可吸收缝线；消毒眼垫及眼罩；无菌棉签或海绵片；眼用绷带；双目放大镜；手术显微镜；便携式洗眼器；玻璃棒；pH 试纸。

参考文献

1. 张卯年．眼创伤学．北京：军事医学科学出版社，2006.
2. Scott R.The Ocular Trauma Score. Community Eye Health (International Centre for Eye Health),

2015,28(91):44-45.
3. Murray DC.Implementing and applying the Ocular Trauma Score: the challenges. Community Eye Health (International Centre for Eye Health), 2015, 28(91): 45.
4. Lipke KJ, Gumbel HO.Emergency Treatment of Ocular Trauma. Facial Plastic Surgery, 2015, 31 (4): 345-350.
5. Sayen A, Conart JB, Berrod JP.Posterior capsule rupture, iridodialysis, hyphema, and macular hole after blunt ocular trauma. Journal Francais D' ophtalmologie, 2013, 36(10): e187-190.
6. Erikitola OO, Shahid SM, Waqar S, et al.Ocular trauma: classification, management and prognosis. British Journal of Hospital Medicine, 2013, 74(7): C108-111.
7. 贺翔鸽.机械性眼创伤的定义、分类和伤情判别.中华创伤杂志,2001,17(4):251-252.
8. 庞秀琴,王文伟.同仁眼外伤手术治疗学.北京:北京科学技术出版社,2006.
9. 惠延年.眼科学.5版.北京:人民卫生出版社,2002.
10. 魏文斌.同仁眼科诊疗指南.北京:人民卫生出版社,2014.
11. Musat O, Ochinciuc U, Gutu T, et al.Penetrating ocular trauma with intraocular foreign body. Oftalmologia, 2012, 56(1): 64-68.
12. Wang JD, Xu L, Wang YX, et al. Prevalence and incidence of ocular trauma in North China: the Beijing Eye Study. Acta Ophthalmologica, 2012, 90(1): e61-67.
13. Pandita A, Merriman M. Ocular trauma epidemiology: 10-year retrospective study. The New Zealand Medical Journal, 2012, 125(1348): 61-69.
14. Jey A, Hull P, Kravchuk V, et al. Emergent diagnosis and management of TASER penetrating ocular injury. The American journal of emergency medicine, 2016, 34(8): 1740, e1743-1745.
15. Ahmed S, Kuruvilla O, Yee DC, et al. Intraocular penetration of systemic antibiotics in eyes with penetrating ocular injury.Intraocular penetration of systemic antibiotics in eyes with penetrating ocular injury.Journal of Ocular Pharmacology and Therapeutics: the Official Journal of the Association for Ocular Pharmacology and Therapeutics, 2014, 30(10): 823-830.
16. Hung KH, Yang CS, Kao SC, et al.Management of double-penetrating ocular injury with retained intraorbital metallic foreign body. JCMA, 2011, 74(11): 523-526.
17. Napora KJ, Obuchowska I, Sidorowicz A, et al. Intraocular and intraorbital foreign bodies characteristics in patients with penetrating ocular injury. Klinika oczna, 2009, 111(10-12): 307-312.
18. Serdarevic R.The ocular trauma score as a method for the prognostic assessment of visual acuity in patients with close eye injuries. Acta informatica medica: AIM: journal of the Society for Medical Informatics of Bosnia & Herzegovina: casopis Drustva za medicinsku informatiku BiH, 2015, 23(2): 81-85.
19. Scott R.The Ocular Trauma Score. Community eye health/International Centre for Eye Health, 2015, 28(91): 44-45.
20. Murray DC.Implementing and applying the Ocular Trauma Score: the challenges. Community eye health/International Centre for Eye Health, 2015, 28(91): 45.
21. Lipke KJ, Gumbel HO.Emergency Treatment of Ocular Trauma. Facial plastic surgery: FPS,

2015,31(4):345-350.

22. Sayen A, Conart JB, Berrod JP.Posterior capsule rupture, iridodialysis, hyphema, and macular hole after blunt ocular trauma. Journal francais d' ophtalmologie, 2013, 36(10): e187-190.
23. Erikitola OO, Shahid SM, Waqar S, et al.Ocular trauma: classification, management and prognosis [J]. British journal of hospital medicine, 2013, 74(7): C108-111.
24. Blanch RJ, Good PA, Shah P, et al.Visual outcomes after blunt ocular trauma. Ophthalmology 2013, 120(8): 1588-1591.
25. Wang JD, Xu L, Wang YX et al. Prevalence and incidence of ocular trauma in North China: the Beijing Eye Study. Acta Ophthalmologica, 2012, 90(1): e61-67.
26. Saleh M.Ocular trauma. Blunt ocular trauma. Journal Francais D' ophtalmologie, 2012, 35(6): 445-453.
27. Pandita A, Merriman M.Ocular trauma epidemiology: 10-year retrospective study. The New Zealand Medical Journal, 2012, 125(1348): 61-69.
28. Heiner JD, Kalsi KS. Eye pain after blunt ocular trauma. Traumatic mydriasis with hyphema. Annals of emergency medicine, 2012, 59(6): 456, 468.
29. 黄一飞,宋琛,赵霖,等.兔角膜碱烧伤后角膜微量元素的变化.中国人民解放军军医进修学院学报,1990,03:230-232.
30. 黄一飞,宋琛,张晓平,等.兔角膜碱烧伤后房水及血浆纤维连接蛋白含量变化的观察.眼科研究,1991,03:150-153.
31. 宋琛,徐玉华,黄一飞.兔眼前段碱烧伤实验研究.眼外伤与职业性眼病杂志,1985,03:129-133.
32. Lipke KJ, Gumbel HO.Emergency Treatment of Ocular Trauma. Facial plastic surgery: FPS, 2015, 31(4): 345-350.
33. Schrage N.Chemical Ocular Burns. Klinische Monatsblatter fur Augenheilkunde, 2015, 232(7): 895-912; quiz 913-894.
34. Eslani M, Baradaran-Rafii A, Movahedan A, et al: The ocular surface chemical burns. Journal of ophthalmology, 2014, 2014: 196827.
35. Chau JP, Lee DT, Lo SH.A systematic review of methods of eye irrigation for adults and children with ocular chemical burns. Worldviews on evidence-based nursing/Sigma Theta Tau International, Honor Society of Nursing, 2012, 9(3): 129-138.
36. Gicquel JJ.Management of ocular surface chemical burns. The British journal of ophthalmology 2011, 95(2): 159-161.
37. Bachmann B, Cursiefen C.Late complications after chemical burns of the ocular surface. Surgical strategies for ocular surface reconstruction. Der Ophthalmologe: Zeitschrift der Deutschen Ophthalmologischen Gesellschaft, 2011, 108(10): 929-938.
38. Saini JS, Sharma A.Ocular chemical burns-clinical and demographic profile. Burns: journal of the International Society for Burn Injuries, 1993, 19(1): 67-69.
39. Haring RS, Sheffield ID, Channa R, et al. Epidemiologic Trends of Chemical Ocular Burns in the United States. JAMA ophthalmolog, 2016, 134: 1119-1124.

第五章

妇产科救治技术

第一节　正常分娩

一、概述

妊娠满28周及以上，胎儿及其附属物自临产开始到由母体娩出的全过程，称为分娩。

二、诊断标准

临产的标志是：

1. 规律的宫缩持续约30s，间隔5~6min，强度逐渐增强，间歇逐渐缩短，50~60s/2~3min。

2. 宫颈的扩张随着宫缩渐频并增强，宫颈管逐渐缩短直至消失，宫口逐渐扩张至开全。

3. 胎头下降通过阴道检查或肛查能够明确胎头颅骨最低点的位置，并能协助判断胎方位。

4. 破膜自然破膜多发生在宫颈近开全时，如果胎膜在临产前破裂称胎膜早破，国内报道发生率约为2.7%~7%，可引起早产、胎盘早剥、脐带脱垂、胎儿窘迫，孕产妇及胎儿感染率及围产儿病死率显著升高。

三、现场处理

可疑胎膜早破者应保持平卧位，抬高臀部，正常临产者无特殊处理，及时转移至移动医院。

四、转移后处理

1. 测体温、血压及脉搏，详细询问孕期保健情况，了解孕周及有无内外科合并症。

2. 早产临产和胎膜早破者应根据孕周给予促胎肺成熟治疗。

3. 超声检查评估胎儿大小，羊水及胎盘情况。

4. 腹部检查了解胎位，阴道检查了解骨盆情况，评估宫颈扩张及胎先露下降情况。

5. 完善相关检查：血常规、凝血四项、血型等。

6. 终止妊娠 初产妇宫口开全，经产妇宫口开大 4cm 且宫缩规律有力时，应做好接产准备工作。

第二节 早 产

一、概述

妊娠满 28 周至不足 37 周间分娩者称为早产。此时娩出的新生儿称为早产儿，体重为 1 000~2 499g。早产儿各器官发育尚不成熟，孕周越小，体重越轻，预后越差。国内早产占分娩总数的 5%~15%。突发公共事件现场，身体及精神上的双重打击，可能促进早产的发生。

二、诊断依据

临床上，早产分为先兆早产和早产临产两个阶段。先兆早产指有规则或不规则的宫缩，伴有宫颈管的进行性缩短。早产临产指有规律的宫缩伴有宫颈管缩短和扩张。

三、现场处理

减少活动，避免长时间站立，左侧卧位，胎膜早破者尽量抬高臀部，防止脐带脱垂。

四、转移后处理

1. 测量体温、血压、脉搏。

2. 详细询问孕期保健情况，确定孕周及有无内外科合并症。

3. 超声检查评估胎儿大小，羊水及胎盘情况。

4. 腹部检查了解胎位，阴道检查了解骨盆情况，评估宫颈扩张及胎先露下降情况。

5. 妊娠 34 周以下或 34 周合并糖尿病患者，应用糖皮质激素促进胎肺成熟：地塞米松 6mg 肌内注射，每 12h 一次，共四次。妊娠 32 周后选用单疗程治疗。

6. 先兆早产患者适当控制宫缩延长孕周，早产临产患者宫缩抑制剂虽然不能阻止早产发生，但可能延长孕周，为后续治疗做准备。如硝苯地平，10mg 口服，每 6~8h 1 次。硫酸镁：25% 硫酸镁 16ml 加入 5% 葡萄糖液 100ml，30~60 分钟静滴完毕，后以 1~2g/h 的剂量维持，每日总量不超过 30g。

7. 完善相关检查 血常规、凝血四项、血型等，估计即将分娩者，做好接生及新生儿复苏的准备。

8. 对未足月胎膜早破、先兆早产、早产临产孕妇做阴道分泌物细菌学检查，尤其是 B 族链球菌的培养，对未足月胎膜早破者，必须预防性使用抗生素。

第三节 产褥中暑

一、概述

突发公共事件孕产妇焦虑及抑郁指数明显高于普通孕产妇。孕产妇有着特殊的生理和心理特征，在危急状态下由于行动不便，容易受伤害，加之对胎儿及新生儿的关注，更容易产生心情焦虑或抑郁，经常处于焦虑状态中，脑垂体也随之受到刺激，促使肾上腺糖皮质激素分泌增高，导致抗体减少，大大削弱了孕产妇的免疫力，很容易感染疾病，影响母子健康。在产褥期间，由于突发公共事件现场多为高温、高湿、地震棚通风不良的环境，产妇体内余热不能及时散发，引起以中枢性体温调节功能障碍为特征的急性热病，称为产褥中暑。本病发病急骤，病情发展迅速若处理不当，常导致产妇遗留中枢神经系统障碍的后遗症，甚至死亡。

二、诊断标准

产褥中暑发病急，通常先有中暑先兆症状，表现为口渴、大量出汗、疲倦无力、头晕、眼花、心慌、胸闷、恶心等症状，体温在 38℃左右。若中暑先兆症状未能得到及时处理，产妇体温急骤升高达 38.5℃以上，颜面潮红，出汗停止，皮肤干热，汗疹布满全身，心率加快，呼吸急促等临床表现，此为轻度中暑。轻度中暑若未能及时处理，产妇体温继续升高，可高达 40~41℃并持续不下降，出现神志不清、谵妄、昏睡、抽搐、昏迷等中枢神经系统症状，心率更快，脉搏细数，呼吸更急促，常伴有呕吐、腹痛、腹泻。检查见面色苍白，血压下降，瞳孔缩小，瞳孔对光反射消失，膝腱反射减弱或消失，触之皮肤灼热干燥，常能见到出血斑点等，此为重度中暑。此时若再不积极抢救，常在数小时内出现呼吸循环衰竭而死亡，侥幸存活者也常因中枢神经系统受损而遗留严重的中枢神经系统后遗症。

三、救治原则

产褥中暑的治疗原则是立即改变高温、高湿和不通风环境，将产妇放置在阴凉通风处，解开产妇衣服并迅速采取降温措施，及时补充水分及氯化钠，纠正酸中毒，积极防治休克。

四、现场救治

1. 对确诊为中暑先兆的产妇，应尽快让其饮用含有食盐的凉开水或口服补盐液（每升含氯化钠 3.5g，氯化钾 1.5g，碳酸氢钠 2.5g，无水葡萄糖 20g，每次口服 500ml，同时服用避暑药（如十滴水、仁丹等）。若患者出现呕吐及腹泻，可给予中成药藿香正气丸 1~2 丸。

2. 对确诊为轻度中暑的产妇，还应给予静脉滴注复方氯化钠注射液或葡萄糖氯化钠注射液。与此同时行物理降温，用电风扇吹风加强空气对流，用冰水擦洗四肢，或用 75% 乙醇擦浴，以及在头部和颈部、腋下、腹股沟等表浅大血管部位放置冰袋冷敷。

3. 对确诊为重度中暑的产妇，应迅速降温。在采用物理降温的同时，还必需选用药物降温。最常用的药物是氯丙嗪，通常将氯丙嗪 50mg 加入 0.9% 氯化钠注射液 250ml 快速静滴，具有抑制体温调节中枢而使体温降低的功效。如因高热出现惊厥，常选用冬眠合剂（哌替啶 100mg，氯丙嗪 50mg，异丙嗪 50mg）全量或半量，加于 5% 葡萄糖液 250ml 内静脉滴注。还可以缓慢静脉注射地西泮 10mg 或 25% 硫酸镁 16ml 抗惊厥及解痉。当体温降至 38℃时，应停止继续降温，降温过程中应配备特护人员，观察产妇体温的变化，每 30 分钟测量体温一次，同时测量血压和脉搏，并注意患者意识是否逐渐恢复，在未完全清醒之前应留置导尿记录 24 小时液体出入量。

第四节　妊娠合并外伤

一、概述

妊娠期外伤是妊娠期母婴死亡的非产科主要原因，在突发公共事件现场以腹部外伤最常见，开放性损伤诊断和处理较易明确，而闭合性损伤则较困难，一般多由直接外力损伤所致，也可是胸腹部联合损伤。另外还有脑外伤，骨盆骨折、热损伤和电损伤。

二、诊断标准

根据创伤的类型母体可有不同的表现，而胎儿的结局与母体的受伤程度有关，但即使轻伤也可能导致胎儿的丢失。胎盘早剥、子宫破裂、流产、早产是导致胎儿丢失的主要原因。频繁的宫缩、胎心异常、阴道出血和子宫压痛等都是可能的征象。

三、伤情评估

1. 患者有外伤的病史。
2. 确定外伤的类型。
3. 评估和纠正母体的生命体征。
4. 早期识别胎盘早剥、子宫破裂等严重损伤。

四、现场救治

1. 紧急处置　保持气道通畅，给予吸氧；左侧卧位，保持循环血量，出血及骨折部位包扎固定，怀疑头颈部损伤，需固定颈椎。孕妇稳定是重中之重，母亲的存活是首要的，孕妇稳定后再评估胎儿。

2. 后续救治

(1) 建立可靠的静脉通路，给予吸氧。

(2) 确定出血部位，积极迅速止血。

(3) 识别产科并发症：子宫破裂、胎盘早剥、胎膜早破、早产等。

(4) 完善术前准备：血常规、血型、凝血四项，必要时输血；预防性应用抗生素。

(5) 充分评估胎儿情况，可通过超声或胎心监护。

(6) 子宫破裂者，尽量实施子宫修补术，无效者可行子宫次全切除术、子宫全切除数等，需向患者及家属充分交代病情。胎盘早剥，轻型，密切观察病情进展，同时做好围生儿监测；重者，无论胎儿是否足月，应立即终止妊娠，挽救孕妇生命。先兆流产、先兆早产或胎膜早破，在确保孕妇安全的前提下，需密切监测胎儿情况，促进胎肺成熟，尽量延长孕周。骨盆骨折没有改变骨盆形状者可经阴道试产，如骨产道径线改变或骨盆形状改变，应行剖宫产终止妊娠。

第五节　产后出血

一、概述

产后出血是分娩期的严重并发症,目前居我国产妇死亡原因的首位。指胎儿娩出后 24h 内失血量超过 500ml,剖宫产时超过 1 000ml。

二、临床表现

子宫收缩乏力、胎盘因素、软产道裂伤及凝血功能障碍是产后出血的主要原因。临床表现也因此不尽相同。

子宫收缩乏力表现为胎盘排出后,宫底升高、子宫质软、轮廓不清,阴道出血多,按摩子宫及应用宫缩剂后子宫变硬,阴道出血减少或停止,即可诊断。

胎盘因素胎儿娩出后 10min 胎盘未娩出,阴道大量流血,应考虑胎盘因素,胎盘部分剥离、嵌顿、胎盘部分粘连或植入、胎盘残留是引起产后出血的常见原因。

软产道裂伤宫缩良好的情况下,持续性出血,色鲜红,检查证实存在宫颈、阴道及会阴处的裂伤。

凝血功能障碍主要为失血过多引起的继发性凝血功能障碍,表现为阴道持续出血且血液不凝。此时检查血常规及凝血四项即可做出诊断。

三、诊断要点

评估出血量:①称重法;②容积法;③面积法;④休克指数法;明确出血原因。

四、现场救治

1. 密切观察生命体征,保暖,吸氧,建立可靠的静脉通路,快速补液,保留导尿记尿量。
2. 完善相关检查,充分备血。
3. 针对出血原因进行相应治疗,迅速止血。
4. 血压低时应用升压药物及肾上腺皮质激素,改善心肾功能。
5. 防治肾衰,尿量少于 25ml/h,尿比重高,应积极快速补液,视尿量是否增加。
6. 保护心脏,出现心衰时应用强心药物同时加用利尿剂,如呋塞米 20~40mg

静脉滴注，必要时4h候可重复使用。

7. 抢救过程中注意无菌操作，给予大剂量广谱抗生素预防感染。

第六节 妊娠晚期出血－胎盘早剥

一、概述

妊娠20周后或分娩期，正常位置的胎盘在胎儿娩出前部分或全部与子宫壁剥离，称为胎盘早剥，是妊娠晚期严重并发症，起病急、发展快、若处理不及时可危及母儿生命。

二、临床表现

轻型以外出血，多见于分娩期，剥离面积小，腹痛轻，贫血体征不明显。重型以隐形出血为主，持续性腹痛和腰背部酸痛，可有休克征象，子宫张力高，硬如板状，宫缩间歇时不能松弛，胎位扪不清，胎心遥远，有减速，严重者发生胎死宫内。

三、诊断要点

依据病史、症状、体征，结合超声诊断并不困难，怀疑有胎盘早剥者，应当在腹部画出宫底高度，以便观察。重点要病情分度，及早终止妊娠。

四、现场救治

1. 保持平卧位，减少活动，立即转移。
2. 输液，建立静脉通路，及时补充晶体及胶体。
3. 标记宫底位置。

五、后续救治

1. 监测生命体征，维持静脉通路，出血多者保留导尿，记尿量。
2. 完善术前准备。
3. 充分备血。
4. 早剥程度不重，短时间内可经阴道分娩者，人工破膜经阴道分娩。
5. 重度胎盘早剥，开通手术绿色通道，尽早施行手术，做好新生儿复苏准备。

第七节 妊娠晚期出血－前置胎盘

一、概述

妊娠28周后，若胎盘附着于子宫下段、下缘达到或覆盖宫颈内口，位置低于胎先露部称为前置胎盘。是妊娠晚期阴道出血的最常见原因，是妊娠晚期严重并发症之一，国内报道发病率为0.24%~1.57%。

二、临床表现

典型症状为妊娠晚期或临产时，发生无诱因、无痛性反复阴道流血。反复发作的次数，出血量的多少与前置胎盘的类型有很大的关系。根据胎盘下缘与宫颈内口关系，将前置胎盘分为完全性、部分性和边缘性三种。完全性前置胎盘初次出血时间多在孕28周左右，边缘性前置胎盘出血多发生在妊娠晚期或临产后，出血量较少，部分性前置胎盘的初次出血时间和出血量介于两者之间。反复出血或一次大量出血产妇可出现贫血，胎儿可发生宫内缺氧，窘迫，严重者胎死宫内。

三、诊断要点

根据产前出血的病史，借助超声可明确诊断，同时要对是否合并宫缩，贫血和感染等情况进行全面评估。

四、现场急救

1. 保持平卧位，减少活动，立即转运。
2. 建立静脉通路，出血量多者应禁食水，准备急诊手术。

五、后续救治

1. 监测生命体征，维持静脉通路，出血多者保留导尿，记尿量。
2. 完善术前准备。
3. 充分备血。
4. 超声检查胎盘位置，胎儿和羊水情况。
5. 未明确胎盘位置的情况下，禁忌行阴道检查。
6. 出血较多者，开通手术绿色通道，尽早施行手术，做好新生儿复苏准备。

第六章 儿科救治技术

第一节 心肺复苏

一、概述

心肺复苏是指采用急救医学手段，恢复已中断的呼吸及循环功能，为急救技术中最重要而关键的抢救措施。心搏和呼吸骤停往往互为因果，伴随发生。因此救治工作需两者兼顾，同时进行，否则复苏难以成功。

二、诊断标准

1. 突然昏迷，部分可有一过性抽搐。
2. 瞳孔散大，对光反射消失。
3. 大动脉（颈、股动脉）搏动消失。
4. 心音消失。
5. 呼吸停止。

三、救治原则

1. 立即现场实施心肺复苏。
2. 复苏开始无须寻找病因。

四、现场救治

（一）紧急救治

1. 通畅气道 去除气道内分泌物、异物或呕吐物，可用大容量注射器连接软管吸引，尽可能去除气道异物。将患儿头向后仰，以使气道平直，抬高下颌，防止舌根后坠压迫咽后壁而阻塞气道。若呼吸道梗阻异物无法取出，及时行环甲膜穿刺或气管切开。

2. 人工呼吸 气道通畅后，患儿可能出现自主呼吸。仍无自主呼吸应采用人工辅助通气，以维持气体交换。包括口对口人工呼吸，复苏囊人工呼吸及气管插管后人工呼吸。

3. 人工循环 在气道通畅并建立了有效通气后应检查脉搏，如无脉搏，应给予胸外心脏按压。

4. 建立血管通路 以周围静脉穿刺最常用，如困难时建立骨髓通路，所有需静脉输入的复苏药物均可经骨髓通路给予。

5. 药物治疗 肾上腺素（1:10 000）0.1ml/kg，若经气管导管内给药，剂量为肾上腺素（1:1 000）0.1ml/kg；新生儿复苏，无论何种通路剂量均为肾上腺素（1:10 000）0.1~0.3ml/kg。可每 3~5min 给药 1 次。

（二）后续治疗

1. 维持呼吸功能。
2. 稳定循环功能。
3. 积极脑复苏。
4. 维持肾功能。
5. 维持水与电解质功能。
6. 治疗原发病及预防感染。

（三）注意事项

一般在患儿突然昏迷及大血管搏动消失即可诊断，不必反复触摸脉搏或听心音，以免延误抢救时机。

五、转运后送指征

现场处置后有条件即可进行后送。

第二节 惊　厥

一、概述

惊厥是神经元功能紊乱引起的脑细胞突然放电所导致的不自主全身或局部肌肉抽搐。是儿童常见的急、重症，尤以婴幼儿多见，6 岁以下儿童的发病率约为 4%~6%。

二、诊断标准

全身性惊厥发作时意识丧失，部分性发作则意识清楚或仅部分受损。婴幼儿全身性惊厥大发作大多表现为阵挛发作，部分为强直性。新生儿惊厥多数不典型，可表现为阵发性眼球转动、斜视、凝视或上翻，也可反复眨眼，面肌抽动似咀嚼动作。惊厥是症状，应尽快找出病因。一般首先根据有无发热等感染中毒表现，判断其是感染性或非感染性；然后考虑原发病在颅内或颅外；最后有针对性选择必要的化验或检查，最终明确诊断。

三、救治原则

惊厥是急症，必须立即紧急处理。

1. 维持生命体征。
2. 药物控制惊厥发作。
3. 寻找并治疗引起惊厥的病因。
4. 预防惊厥复发。

四、现场救治

（一）紧急救治

1. 保持气道通畅　惊厥发作时患儿应取侧卧位，松解衣领，指压人中，同时立即吸氧，惊厥后出现呼吸困难或暂停时应气管插管。惊厥停止后喉头分泌物多时用吸痰器吸出痰液。保持环境安静，减少刺激。

2. 止惊处理　地西泮，静脉注射，剂量为 0.3~0.5mg/kg，注射速度每分钟不超过 2mg，必要时 5~10min 可以重复应用。如果不能快速建立静脉通道，可用地西泮灌肠。

（二）后续救治

1. 退热治疗　可应用对乙酰氨基酚或布洛芬口服；温水浴、冰袋等。

2. 病因治疗　低血钙时给予 10% 葡萄糖酸钙 5~10ml；低血糖时给予 25% 葡萄糖溶液 2~4ml/kg 静脉注射；低镁血症时可肌内注射 25% 硫酸镁 0.1~0.2ml/ 次。

3. 抗感染。

4. 纠正酸碱平衡紊乱。

5. 降血压，降颅压。

6. 加强护理。

（三）注意事项

惊厥经急救停止发作后，还应继续彻底的病因治疗可以预防惊厥复发。

五、转运后送指征

对于短暂的惊厥发作在救治时已经自动缓解者，可先不用抗惊厥药物，密切观察。惊厥反复发作、生命体征不稳定、病因不明确的应转运至后方医院。

第三节 昏 迷

一、概述

昏迷是一种最严重的意识障碍,其觉醒状态与意识内容及躯体随意运动丧失,对强烈的疼痛刺激也不能觉醒。

二、诊断标准

按刺激反应及反射活动可将昏迷分为四度:

1. 浅昏迷 随意活动消失,对疼痛刺激有反应,各种生理反射(吞咽、咳嗽、角膜反射、瞳孔对光反射等)存在,体温、脉搏、呼吸多无明显改变,可伴谵妄或躁动。

2. 中度昏迷 对痛刺激的反应消失,生理反射存在,生命体征正常。

3. 深昏迷 随意活动完全消失,对各种刺激均无反应,各种生理反射消失,瞳孔散大,舌根后倾,可有呼吸不规则、血压下降、大小便失禁等。

4. 极度昏迷 又称脑死亡,患儿处于濒死状态,无自主呼吸,各种反射消失。

三、救治原则

1. 维持生命体征。
2. 病因治疗。
3. 预防合并症。
4. 保护重要脏器功能。

四、现场救治

1. 紧急救治

(1)保持气道通畅,吸氧,有呼吸衰竭者给予气管插管。

(2)颅压高者给予降颅压药物,控制脑水肿,必要时行侧脑室穿刺引流。

(3)有休克者维持有效血容量。

(4)高热积极给予物理和药物降温。

2. 后续救治

(1)抗感染。

(2)病因治疗。

(3)纠正酸碱平衡紊乱。

(4)解毒、血液净化。

(5)加强护理。

3. 注意事项 昏迷时常有生命体征的急剧变化,必须分秒必争地进行急救。

五、转运后送指征

生命体征不稳定、病因不明确的应转运至后方医院。

第四节 急性感染性腹泻

一、概述

儿童急性感染性腹泻通常由胃肠道病毒和细菌感染所致,临床上常伴或不伴呕吐、恶心、发热、腹痛等症状。儿童急性感染性腹泻的病因多为病毒感染,以轮状病毒、诺如病毒最为常见,细菌病原包括大肠埃希菌属、弯曲菌属、沙门菌属以及志贺菌属等。

二、诊断标准

1. 急性腹泻病的诊断 根据大便性状和次数作出判断。患儿大便性状改变(呈稀水便、糊状变、黏液脓血便)和大便次数比平时增多可作出腹泻诊断,可伴有或不伴有腹痛、呕吐、腹胀。

2. 脱水的评估 对于腹泻病患儿进行有无脱水和电解质紊乱的评估(表4-6-1)。

表 4-6-1 脱水和电解质紊乱的评估

脱水表现	轻度	中度	重度
丢失体液占体重比例 /%	3~5	>5~10	>10
精神状态	稍差	烦躁	萎靡 昏迷
皮肤弹性	尚可	差	极差
口唇	稍干 口渴	干燥	明显干燥
前囟 眼窝	稍凹陷	凹陷	明显凹陷
肢端温度	正常	稍凉	四肢厥冷
尿量	稍少	明显减少	无尿
脉搏	正常	增快	明显增快
血压	正常	正常或稍降	降低或休克

3. 水样腹泻和痢疾样腹泻的鉴别 非炎性腹泻大便为水样，粪常规检查未见白细胞，多为病毒或产毒素性细菌感染；炎性腹泻粪便呈黏液脓性、脓血便，多为侵袭性细菌感染。

三、救治原则

1. 及早恢复血容量及组织灌注，尤其是肾循环。
2. 补充累积损失，即补充体液所失液体量及电解质，纠正酸碱失衡。
3. 防止新的脱水及电解质紊乱发生。
4. 密切观察患儿恢复情况，随时调整腹泻方案。

四、现场救治

1. 紧急救治

(1)恢复血容量及组织灌注：静脉输入等渗含钠液(2∶1 溶液)或生理盐水 20ml/kg，在 0.5~1h 内快速输入，必要时可重复一次。

(2)累积损失的补充：婴幼儿轻度脱水补充累积损失量为 30~50ml/kg，中度 50~90ml/kg，重度 90~120ml/kg；2 岁以上儿童分别为 <30ml/kg，30~60ml/kg，60~90ml/kg。等渗性脱水按 1/2~2/3 张液补充，宜在 8~12h 内补足，输液速度相当于每小时 8~10ml/kg。

2. 后续治疗

(1)酸碱失衡纠正。

(2)见尿补钾。

(3)预防脱水。

(4)抗感染。

3. 注意事项 口服补液应用于治疗轻度、中度脱水。静脉补液应用于重度脱水，静脉输液的液体采用含碱的糖盐混合液。

五、转运后送指征

现场处置后有条件即可进行后送，及时后送可提高遇难者生存率。

第五节 脓毒性休克

一、概述

脓毒症是指感染(可疑或证实)引起的全身炎症反应综合征。脓毒性休克是指脓毒症诱导的组织低灌注和心血管功能障碍。

二、诊断标准

1. 低血压 不同年龄儿童低血压标准见表 4-6-2。

表 4-6-2 不同年龄儿童低血压标准

年龄	收缩压(mmHg)
≤1 个月	<60
>1 个月 ~1 岁	<70
>1~9 岁	<[70+(2× 岁)]
≥ 10 岁	<90

2. 血管活性药物才维持血压在正常范围。

3. 外周动脉搏动细弱,心率、脉搏增快 各年龄组儿童心率变量见表 4-6-3。

表 4-6-3 各年龄组儿童心率变量

年龄组	心率(次 / 分)	
	心动过速	心动过缓
≤1 周	>180	<100
>1 周 ~1 个月	>180	<100
>1 个月 ~1 岁	>180	<90
>1~6 岁	>140	<60
>6~12 岁	>130	<60
>12~18 岁	>110	<60

4. 面色苍白或苍灰,湿冷,大理石样花纹。

5. 意识障碍 早期烦躁不安或萎靡,表情淡漠。晚期意识模糊,甚至昏迷、惊厥。

6. 少尿,或无尿 液体复苏后尿量仍 <0.5ml/(kg·h),持续至少 2h。

三、救治原则

1. 早期识别。
2. 及时诊断。
3. 及早治疗。

四、现场救治

1. 紧急救治

(1)呼吸支持:确保气道畅通,给予高流量鼻导管供氧或面罩氧疗。如无效,则予以无创正压通气或尽早气管插管机械通气。

(2)液体复苏:首剂首选等渗晶体液(常用0.9%氯化钠)20ml/kg,5~10min静脉输注。若循环灌注改善不明显,则再予第2、3次液体,可按10~20ml/kg,并适当减慢输注速度,1h内液体总量可达40~60ml/kg。第1h液体复苏不用含糖液,若有低血糖可用葡萄糖0.5~1g/kg纠正。

(3)血管活性药物:冷休克:输注多巴胺10μg/(kg·min)[如多巴胺抵抗输注肾上腺素0.05~0.30μg/(kg·min)]。暖休克:输注去甲肾上腺素,输注剂量0.05~1.00μg/(kg·min)。

(4)继续和维持输液:继续输液可用1/2~2/3张液体,6~8h内输液速度5~10ml/(kg·h)。维持输液用1/3张液体,24h内输液速度2~4ml/(kg·h),24h后根据情况进行调整。

2. 后续治疗

(1)积极抗感染治疗。

(2)肾上腺皮质激素。

(3)控制血糖。

(4)营养支持。

3. 注意事项 液体复苏期间严密监测患儿对容量的反应性,如出现肝大和肺部啰音(容量负荷过度)则停止液体复苏并利尿。脓毒性休克液体复苏不推荐应用羟乙基淀粉,因有致急性肾损伤和需要肾替代治疗的风险。

五、转运后送指征

现场处置后即可进行后送。

参考文献

1. 江载芳,申昆玲,沈颖.诸福棠实用儿科学.8版,北京:人民卫生出版社,2018.

2. 中华医学会儿科学分会消化学组.中国儿童急性感染性腹泻病临床实践指南[J].中华儿科杂志,2016,54(7):483-488.

3. 中华医学会儿科学分会急救学组.儿童脓毒性休克(感染性休克)诊治专家共识(2015版)[J].中华儿科杂志,2015,22(8):739-743.

第七章 环境伤害

第一节 中暑和热射病

一、概述

地震等灾害发生在炎热夏季时，在高温、高湿环境中，遇到体温过高有昏迷现象的伤者应首先考虑中暑。同时应与地震颅脑外伤、休克、脑血管意外、甲状腺危象、糖尿病低血糖等鉴别。中暑是以体温调节中枢障碍、汗腺功能衰竭和水电解质丢失过多为特征的疾病。通常将中暑分为热痉挛、热衰竭和热（日）射病。中暑并发横纹肌溶解症的发病率约为25%，并常常继发脓毒症，进而加重中暑症状；热射病是一种致命性急危重病，病死率为10%~50%；中暑后体温升高程度及持续时间与病死率直接相关。影响预后的因素主要与神经系统、肝、肾和肌肉损伤程度及血乳酸浓度有关。昏迷超过6~8h或出现DIC者预后不良。

二、诊断标准

1. 热痉挛 在高温环境下进行剧烈运动大量出汗，活动停止后常发生肌肉痉挛，主要累及骨骼肌，持续约数分钟后缓解，无明显体温升高。热痉挛也可为热射病的早期表现。

2. 热衰竭 常发生于老年人、儿童和慢性疾病伤者，表现为多汗、疲乏、无力、头晕、头痛、恶心、呕吐和肌痉挛，可有明显脱水征：心动过速、直立性低血压或晕厥。体温轻度升高，无明显中枢神经系统损伤表现。

3. 热射病 是一种致命性急症，主要表现为高热（直肠温度41℃）和神志障碍。早期受影响的器官依次为脑、肝、肾和心脏。可分为两种类型：劳力性和非劳力性（或典型性）热射病。劳力性主要是在高温环境下内源性产热过多，非劳力性主要是在高温环境下体温调节功能障碍引起散热减少。

(1)劳力性热射病:在高温、湿度大和无风天气的地震现场进行救援时发生。伤者多为平素健康的年轻人,在从事重体力劳动或剧烈运动数小时后发病,约50%伤者大量出汗,心率可达160~180次/min,脉压增大,可发生横纹肌溶解、急性肾衰竭、肝衰竭、DIC或多器官功能衰竭。

(2)非劳力性热射病:多见于在高温环境下被困于地震狭窄空间下的老年衰弱伤者。表现为皮肤干热和发红,84%~100%病例无汗,直肠温度常在41℃以上,最高可达46.5℃。病初表现行为异常或癫痫发作,继而出现谵妄、昏迷和瞳孔对称缩小,严重者可出现低血压、休克、心律失常及心力衰竭、肺水肿和脑水肿。

三、救治原则

灾害现场,救治中暑伤者的首要目标是尽早降低中心体温,对低血压伤者应静脉输注生理盐水或乳酸林格液恢复血容量,提高血压;昏迷伤者应进行气管内插管,保持呼吸道通畅,防止误吸。迅速评估伤者病情,安排进一步救治。

四、救治方法

虽然中暑类型和病因不同,但基本治疗措施相同。

1. 降温治疗 对于重症高热伤者,应在1h内使直肠温度降至37.8~38.9℃。

(1)体外降温:将伤者转移到通风良好的低温环境,脱去衣服,同时进行皮肤肌肉按摩,促进散热。对无循环虚脱的中暑伤者,可用冷水擦浴或将躯体浸入27~30℃水中传导散热降温。对循环虚脱者可采用蒸发散热降温,如用15℃冷水反复擦拭皮肤或同时应用电风扇或空气调节器。

(2)体内降温:体外降温无效者,用冰盐水进行胃或直肠灌洗。

(3)药物降温:伤者出现寒战时可应用氯丙嗪25~50mg加入生理盐水500ml中静脉输注1~2h,用药过程中应监测血压。

2. 并发症治疗

(1)昏迷:应进行气管内插管,保持呼吸道通畅,防止误吸。颅内压增高者常规静脉心输注甘露醇1~2g/kg,30~60min输入。癫痫发作者,静脉输注地西泮。

(2)低血压:应静脉输注生理盐水或乳酸林格液恢复血容量,提高血压。必要时也可静脉滴注异丙肾上腺素提高血压。勿用血管收缩药,以免影响皮肤散热。

(3)心律失常、心力衰竭和代谢性酸中毒:应予对症治疗。急性心肌梗死、低钾和低镁血症,心力衰竭合并肾衰竭伴有高钾血时,慎用洋地黄;代谢性酸中毒应给予及时纠正。

3. 监测 降温期间应连续监测体温变化，放置导尿管，监测尿量，应保持尿量 >30ml/h。

五、特殊中暑的治疗策略

中暑并发横纹肌溶解症的发生率约为 25%，并常常继发脓毒症。现场救治措施包括：①去除可逆性导致肌肉损害的因素，同时避免使用肾毒性药物；②纠正低血容量：常规给予深静脉穿刺，监测中心静脉压指导补液，尽快恢复血容量及尿量；③碱化尿液：应用碳酸氢钠，在促进肾小管内肌红蛋白排泄的同时可纠正酸中毒与高血钾；④使用利尿剂：可以促进肌红蛋白的代谢；⑤血液净化：如血浆置换及高通量血液滤过，能及时清除水分、氮质、炎性介质，减轻肌红蛋白及代谢产物对肾小管损害，纠正高分解代谢所致内环境紊乱，缩短肾功能恢复时间，减少并发症的发生。

第二节 低 体 温

一、概述

低体温多见于海啸、雪崩及洪水等灾害，在地震及其他灾害情况所致的休克患者中也较常见，另外秋冬季或高纬度地区的灾害条件下也会有较多低体温患者。低体温的通常指身体的核心温度低于 35℃（95℉），是生物体温降到正常新陈代谢和生理机能所需温度以下的症状。

二、诊断标准

低体温的诊断并不困难，根据现场的情况，如寒冷气候、洪水 / 海水浸泡，及伤员的核心温度低于 35℃（95℉）即可明确诊断。

三、伤情评估

人体的正常体温是 36.5~37.5℃（97.7~99.5℉）。低体温症根据其严重程度可分为三期。

第一期：体温降至比正常体温低 1~2℃（1.8~3.6℉）。

第二期：体温降至比正常体温低 2~4℃（3.8~7.6℉）。

第三期：体温降至大约 32℃（89.6℉）以下。

若现场无温度计等体温检测设备，可根据低体温患者的临床表现进行大致分期：

第一期:患者会产生明显肌肉颤抖,诉双手麻木,无法完成复杂动作。远端肢体血管收缩,以减少热量散失。呼吸快而浅。皮肤上出现“鸡皮疙瘩”等。

第二期:颤抖更猛烈,运动不协调,行动迟缓。浅层血管继续收缩,以保持重要器官的温度。面色苍白,唇、耳、手指和脚趾等末梢变蓝。进入第二期的一个标志是:患者无法将拇指与示指作准确地接触动作。

第三期:颤抖通常已停止,出现言语障碍,思维迟钝,记忆力减退。四肢无法正常活动。若低体温持续或继续降低,患者将出现昏迷,呼吸脉搏减慢,心律失常,若出现生命中枢障碍,重要器官将停止工作,最终危及生命。

四、救治原则

尽快脱离有害环境,除去湿冷衣物,有效的复温,防治继发的器官功能损伤。低体温症患者在冰冷时一定还没有死,死亡时身体会变暖。现场救援中应避免将重度低体温患者误诊为死亡患者。

五、现场救治

低体温的现场救治需结合灾害环境、病因及患者临床表现做出抉择。

对于因休克引起的低体温患者,保温的同时纠正休克是关键因素(详见第三篇第五章第三节)。

在洪水、海啸等灾害现场中,低体温患者常因较长时间的液体浸泡导致体温丢失,此时应当先脱离潮湿环境,去掉湿衣物,换上干燥保暖衣物。

在高纬度或秋冬季节等寒冷气候环境中,保温的同时,应使患者脱离寒冷环境,搬运至现场避风场所。

在针对低体温的病因进行处理后,应当依据以上三期的临床表现迅速对患者进行评估分期。对于第一、二期的低体温患者(休克患者除外),现场处理原则是在现场资源可提供的条件下最大限度地阻止低体温向第三期进展。若现场有较好的保温条件时,建议对患者进行升体温处理(如毛毯、衣物、温热糖水及电暖设备);若现场无此类保温条件,可在去除低体温病因后,让患者尽量多活动,增加产热,同时注意能量补充;紧急条件下与健康人相拥也是行之有效的升温方法。

对于第三期低体温患者,常常累及生命中枢,因此此类患者首先要行生命体征的评估,心肺复苏在这类患者中常常尤为重要。此类患者需要更为紧急的升温处理,在维持生命体征、除去低温病因及保温等现场处理后,应积极后送至专业医院。

第三节 犬 咬 伤

一、概述

犬咬伤分普通犬咬伤和疯犬咬伤,前者多无生命危险,后者因携带有狂犬病毒,会导致狂犬病。除犬之外,人被带病毒的猫、狼咬伤后,也会发生本病。狂犬病(rabies)又称恐水病(hydrophohia),是由狂犬病毒侵犯神经系统引起的急性传染病,属人畜共患自然疫源性疾病,病死率近乎100%。

野生动物是狂犬病病毒的主要自然宿主。患狂犬病的犬是人感染狂犬病的主要传染源。在犬狂犬病有效控制的地区,蝙蝠是狂犬病病毒的重要储存宿主及传染源。目前,在中国发现的宿主动物有犬、狼、狐狸、猪、猫、鼠等动物。中国近年来报告的病例中约93%是由犬类咬伤导致发病,6%为猫咬伤后发病。狂犬病主要通过动物咬伤后,唾液中的狂犬病病毒经破损皮肤侵入体内传播。此外,还可通过消化道、呼吸道以及动物密切接触等途径传播。人感染狂犬病病毒的潜伏期一般为14d~3个月,但也可短至1周,或长达几年。被动物咬伤的部位、伤口的严重程度,以及伤口感染病毒的量等因素影响着潜伏期的长短。咬伤部位在头面部、伤口严重,以及病毒的侵入量大时潜伏期较短。人群对狂犬病具普遍易感。本病全年均可发生,一般认为狂犬病无明显的季节高峰。

二、诊断标准

要依靠本病流行病学史及典型独特的临床表现即可做出临床诊断,具体诊断标准包括:

1. 流行病学史 有被犬、猫或其他宿主动物舔、咬史。

2. 愈合的咬伤伤口周围感觉异常 麻木发痒、刺痛或蚁走感。出现兴奋、烦躁、恐惧,对外界刺激如风、水、光、声等异常敏感。

3. "恐水"症状 伴交感神经兴奋性亢进(流涎、多汗、心律快、血压增高),继而肌肉瘫痪或脑神经瘫痪(失声、失语、心律不齐)。

4. 实验室检查 多为明确诊断,临床意义不大,特别是救灾现场不具备检测条件时,包括:免疫荧光抗体法检测抗原、血清中和试验或补体结合试验检测抗体、效价上升、死后脑组织标本分离病毒阳性或印片荧光抗体染色阳性。

三、伤情评估

按照与犬接触的方式和程度将狂犬病暴露分为三级:接触或者喂养动物,或者完好的皮肤被舔为Ⅰ级。裸露的皮肤被轻咬，或者无出血的轻微抓伤、擦伤为Ⅱ级。单处或者多处贯穿性皮肤咬伤或者抓伤，或者破损皮肤被舔，或者开放性伤口、黏膜被污染为Ⅲ级。Ⅰ级暴露者，无需进行处置。Ⅱ级暴露者和Ⅲ级暴露者，应当立即处理伤口并注射狂犬病被动免疫制剂，随后接种狂犬病疫苗。

四、救治原则

发现被犬咬伤，应该立即进行"局部处理＋抗血清（免疫球蛋白）＋疫苗"三管齐下的原则，才能有效的预防狂犬病。

五、救治方法

（1）伤口处理：立即用20%的肥皂水或清水彻底清洗所有伤口和搔伤处，反复冲洗至少20min，再用75%乙醇或2%碘酒涂擦。如创伤深广、严重或发生在头、面、手、颈等处，皮试阴性后可在创伤处做高效免疫血清浸润注射。伤口在数日内暂不缝合。也可酌情应用抗生素及破伤风抗毒素。

（2）疫苗接种：接种对象：凡被狂犬病或其他疯动物咬伤、抓伤时，应及时注射本疫苗。

用法：一般咬伤者于0（第1d，注射当天）、3（第4d，以下类推）、7、14、30d各注射疫苗1安瓿（液体疫苗2ml，冻干疫苗1ml或2ml），儿童用量相同；严重咬伤者，除按上述方法注射疫苗并应于0、3d注射加倍量疫苗，并于0d注射疫苗的同时合用抗狂犬病血清。凡联合使用抗狂犬病血清者必须在全程疫苗注射完毕后再注射2~3针加强针，即在全程注射后第15、75或10、20、90d加强。部位：在三角肌注射。

（3）抗狂犬病免疫血清的应用：凡已知确系狂犬或其他患狂犬病动物舔咬者必须在注射疫苗的同时注射抗狂犬病血清或特异性免疫球蛋白。咬伤部位近中枢神经系统或伤情严重者必须与疫苗同时应用。抗狂犬病血清应用剂量：人源性抗血清（特异性免疫球蛋白）20IU/kg。异源性抗血清40IU/kg。应用异源性抗血清需做过敏试验：使用抗血清1/10~1/100稀释血清0.1ml做皮内注射，30min后皮丘红晕小于1cm为阴性，可注完全量。若为阳性可逐步加量脱敏注射用完全量。

狂犬病重在预防，一旦发病，死亡率极高，具体治疗如下：

（1）将患者严格隔离于较安静、光线较暗的单人病房，避免不必要的刺激。

（2）患者分泌物、排泄物严格消毒处理。

（3）加强对呼吸、循环等系统并发症的监护。

（4）对症处理：

•维持内环境平衡:补充水电解质,纠正酸碱平衡失调。

•营养支持:补充足够热量。

•镇静:对烦躁不安、痉挛者轮流使用各种镇静剂,如地西泮、苯巴比妥、水合氯醛及冬眠药物等。

•脱水降颅压:有脑水肿给脱水剂。

•开放气道:防止呼吸肌痉挛导致窒息,必要时作气管切开,间歇正压给氧。

•控制血压和心律失常:有心动过速、心律失常、血压升高时,可用 β-受体阻滞剂或强心剂。

六、转运后送指征

一旦发生狂犬病,必须严密隔离,保证呼吸道通畅的前提下尽量转运到后方医院救治。

七、设备和药品的准备

1. **设备和器械** 呼吸机、简易呼吸器、气管插管或气管切开包等。
2. **药品** 镇静剂、脱水剂、抗生素等。

第四节 蜂 蜇 伤

一、概述

蜂的腹部后端有毒腺与螫针相连,当刺入人体时,将毒液中的蚁酸、神经毒素和组织胺等注入人体内,引发局部和全身损害。常见有蜜蜂和黄蜂蜇伤。

蜜蜂毒素呈弱酸性,能引起溶血、出血、过敏反应。黄蜂又称马蜂,胡蜂,黄蜂蜇人后毒刺不留在人体,毒素呈弱碱性。黄蜂蜇伤的局部症状较重,可引起头晕,恶心,呕吐等,严重者可出现休克、昏迷或者迅速死亡,有的可发生血红蛋白尿,以致急性肾衰竭。有过敏体质的人,即使单一蜂蜇伤,也可引起荨麻疹、水肿、哮喘或过敏性休克。人群常在劳动中、儿童常在玩耍时被蜇。当灾害发生后救援人员在户外行动的增多,导致发生蜂蜇伤的几率增加。

二、诊断标准

•被蜂蜇病史。

•局部症状:伤口有剧痛、灼热感、红肿、水疱形成,1~2d 自行消失。如被蜂群蜇伤多处后,有发热、头晕、恶心、烦躁不安、痉挛及昏厥。特殊部位的局部损害可导致严重后果，如眼部蜇伤可导致眶周、结膜、角膜水肿，眼外肌麻痹，前房充血甚至积脓，虹膜炎，晶状体内障性改变，视神经萎缩等；口腔内蜇伤导致上气道黏膜水肿甚至梗阻。

• 全身过敏反应

皮肤可出现广泛的红斑、瘙痒、荨麻疹。

消化系统可表现为上腹不适、腹痛、恶心、呕吐、腹泻等。

血管性水肿，可出现咽和(或)喉部水肿，表现为说话或吞咽困难，严重者可出现上气道梗阻表现。

呼吸系统表现：可出现胸部紧缩感、呼吸困难、支气管痉挛等表现，严重者可出现低氧血症。

循环系统表现：包括眩晕、乏力、低血压或休克、意识丧失、大小便失禁，严重者可发生心搏骤停。

其他表现：如鼻充血、流泪、搏动性头痛、抑郁、焦虑等。

• 脏器功能损伤

泌尿系统：可引起腰痛、血尿、蛋白尿及急性肾功能不全。血管内溶血和横纹肌溶解导致的血红蛋白尿、肌红蛋白尿所形成的管型是引起急性肾小管坏死的主要原因，蜂毒也可直接损伤肾小管。

循环系统：可出现心悸、胸闷、胸痛，严重者可出现心功能不全，还可诱发心律失常、心肌缺血，甚至急性心肌梗死(Kounis 综合征)。

呼吸系统：可表现为咳嗽、喘息、呼吸困难，严重者可表现为急性肺损伤。

消化系统：可出现恶心、呕吐、呕血、黑便、黄疸、腹胀、腹泻、肝区疼痛、肝大等表现，肝功能检查可出现总胆红素、直接胆红素、谷丙转氨酶、天冬氨酸氨基转移酶升高，严重者可出现急性肝功能衰竭。

神经系统：可表现为头昏、头痛、烦躁、淡漠，重者出现意识障碍、抽搐等。

血液系统：主要表现为急性溶血和外周血白细胞增高，甚至可出现类白血病反应。

其他：包括可引起横纹肌溶解、多器官功能障碍综合征(MODS)等。

三、伤情评估

• 急诊评估迅速评估气道、呼吸、循环及意识状况；评估有无全身过敏反应表现；评估有无脏器受累表现；获取详细病史：包括既往过敏史、特殊病史、服用药物情况等。

• 过敏反应严重程度评估：轻度全身过敏反应：仅表现为皮肤症状；中度全身过敏反应：除皮肤症状外，有轻度呼吸系统或循环系统症状；重度全身过敏反应：出现低血压、气道梗阻和 / 或严重呼吸困难。

四、急救原则

多数患者仅需局部治疗，但需密切观察。如果曾经发生过蜂蜇伤后出现严重过敏反应，或已出现全身过敏反应表现，或为多处蜇伤，或局部出现感染症状，应尽快就诊或拨打急救电话，尽快给予抗过敏治疗以及严密观察。

五、现场急救

1. 局部治疗

• 尽快拔除肉眼可见的毒刺。

• 局部冲洗：蜜蜂、土蜂等蜇伤可选择弱碱性液体，如 3% 氨水、2%~3% 碳酸氢钠水、肥皂水、淡石灰水等；胡蜂科类蜇伤，包括黄蜂、大黄蜂、虎头蜂、竹蜂等，可选择弱酸性液体，如食醋、0.1% 稀盐酸等。也可直接用清水或生理盐水进行冲洗。

• 可酌情使用蛇药片碾碎调成糊状外敷于伤处。

• 肿胀明显者可以抬高患肢，24~48h 内给予局部冰敷。

• 疼痛明显者可考虑使用非甾体抗炎药局部外用或口服。

2. 抗过敏治疗 凡出现全身过敏反应表现或曾经对蜂毒发生过敏反应者，均应尽快给予抗过敏治疗。常用抗过敏药物：

• 肾上腺素：出现严重过敏反应者应立即给予肾上腺素。用法：肾上腺素 0.3~0.5mg（儿童 0.01mg/kg，不超过 0.3mg）皮下或肌内注射，严重者可每 5~10min 重复使用。如无效或已出现循环衰竭，应静脉给药。

• 抗组胺类药物：如氯雷他定、异丙嗪、赛庚啶等口服，苯海拉明 20mg 或非那根 25mg 肌内注射。

• 糖皮质激素：中度全身过敏反应者，可给予泼尼松口服，首日 20~30mg 顿服，逐日递减 5mg 至停药。重度全身过敏反应者常需要静脉用药，可给予氢化可的松 100~400mg，或地塞米松 5~20mg，或甲泼尼龙 40~160mg 等，每日分为 1~2 次静脉滴注，必要时可考虑激素冲击治疗。

• 其他：如葡萄糖酸钙注射液 10~20ml 静脉缓慢推注。

不同严重程度过敏反应的分级治疗：

• 轻度全身过敏反应：可给予口服抗组胺类药物，酌情使用糖皮质激素及其他抗过敏剂，短期留院观察。

• 中度全身过敏反应：吸氧，肾上腺素皮下注射或肌内注射，注射抗组胺类药物，可使用糖皮质激素及其他抗过敏剂，留院观察。

• 重度全身过敏反应：使患者平卧，适当抬高下肢；吸氧，保持气道通畅，必要时气管插管或气管切开；肾上腺素皮下或肌内注射；注射抗组胺类药物；注射糖皮质激素及其他抗过敏剂；建立静脉通道，充分补液；护送至监护室，严密监测生命体征及脏器功能状况。

3. 液体复苏治疗 发生过敏反应时，由于全身血管通透性增加，可在10min内导致约50%血管内液体流至血管外，导致有效循环血容量不足，故对于严重全身过敏反应者，应积极进行液体复苏治疗。可给予500~1 000ml等渗晶体液快速输入，后根据患者血压、中心静脉压、尿量、中心静脉或混合静脉血氧饱和度等指标调整补液量及补液速度。

4. 脏器功能支持 严密监测重要脏器功能，如出现脏器功能受损表现，给予相应脏器功能支持治疗。如保肝、营养心肌、制酸、机械通气、血液净化等治疗，这往往需要医院的支持，在救灾现场，需要及时识别蜂蜇伤的危重状态，及时转送至有条件进行相应治疗的单位。

(1)对症支持治疗

• 对疼痛明显的患者考虑给予镇痛处理，首选非甾体抗炎药，可局部外用或口服。

• 有支气管痉挛表现者，给予吸氧及支气管解痉剂，首选短效 β_2 受体激动剂吸入，或静脉使用解痉剂。

• 对于低血压或休克患者，在经过积极肾上腺素及液体复苏等治疗后血压仍低于正常水平者，可考虑给予血管活性药物，包括多巴胺或去甲肾上腺素。

• 维持水、电解质及酸碱平衡，尤其注意防治高钾血症。

• 不需常规使用抗生素。有确切继发感染征象者可使用抗生素，同时取局部分泌物涂片或血培养送检行细菌培养。

(2)血液净化治疗：血液净化治疗被认为是治疗蜂毒所致急性肾损害(AKI)或MODS的重要手段。对于蜂毒所致的AKI，可以做轻应用血液透析、血液滤过、血液灌流或者血浆置换等手段。

(3)蜂毒免疫治疗(VIT)：VIT对有蜂蜇伤过敏史的患者为有效治疗方法，其机制与刺激蜂毒特异性IgG抗体而减少IgE抗体有关。目前认为，曾发生过蜂毒严重过敏的患者，接受VIT可能有助于减少再次蜂蜇伤后过敏导致的病死率。

六、转运后送指征

重度全身过敏反应或者出现脏器功能不全者。

七、设备、器械、耗材和药品的准备

1. 设备 气管插管、简易呼吸器、转运呼吸机等

2. 药品

局部用药:3% 氨水、2%~3% 碳酸氢钠水、0.1% 稀盐酸等。

抗过敏药物:抗组胺、糖皮质激素、肾上腺素。

平喘药:β_2 受体激动剂吸入,或茶碱、特布他林等。

血管活性药:去甲肾上腺素、多巴胺。

其他:生理盐水、林格液等。

第五节　蛇　咬　伤

一、概述

蛇咬伤(snakebite)指被蛇牙咬入了肉,特别是指被通过蛇牙或在蛇牙附近分泌毒液的蛇咬入后所造成的一个伤口。被无毒的蛇咬了以后,就像治疗一个针眼大小的伤口一样。而被毒蛇咬伤,可能很严重,这要由受伤者形体的大小、咬伤的部位、蛇毒注入的量、蛇毒吸收到患者血液循环的速度以及被咬和应用特异的抗蛇毒血清间隔时间的长短而定。当地震、洪水等灾害发生后,蛇类的栖息环境改变,加上救援人员与受灾人员的迁移,与蛇类接触增加,导致蛇咬伤的增多,必须引起救援人员的注意。

蛇毒(venom)的毒性成分主要各种毒素,主要是:神经毒素,分别作用于神经突触和终板,可阻滞神经的正常传导引起神经肌肉弛缓性麻痹症状。血液毒素种类很多,可使血液凝血和微循环血栓形成,引起弥散性血管内凝血(DIC),损害毛细血管内皮细胞,抑制血小板聚集,可引起出血。细胞毒素可引起细胞膜的通透性改变,细胞破坏、组织坏死,轻者可引起局部肿胀、皮肤坏死,重者局部大片坏死,深达肌肉骨膜,患肢残废,还可直接引起心肌损害,甚至心肌细胞变性坏死。

二、诊断标准

已确认为某种蛇咬伤或已捕获到咬伤人的蛇,蛇咬伤的诊断并不困难。但是,大部分被蛇咬伤者无法看清蛇的外形,准确判断何种蛇咬伤比较困难。临床上主要根据牙痕、伤口情况、全身症状等来鉴别毒蛇和非毒蛇咬伤。另外了解当地毒蛇的俗名、分布情况、生活习性对诊断也有一定帮助。此外,毒蛇咬伤需与蜈蚣咬伤、蜂蜇伤等鉴别(表 4-7-1)。

普通的蛇咬伤只在人体伤处皮肤留下细小的齿痕,轻度刺痛,有的可起小水疱,无全身性反应。

毒蛇咬伤在伤处可留一对较深的齿痕。局部有两排深粗牙痕，有出血、疼痛、红肿，并向躯体近心端蔓延。附近淋巴结肿大，有压痛，起水疱。全身症状有发热、寒战、头晕、头痛、乏力、恶心、呕吐、嗜睡、腹痛、腹泻、视物不清、鼻出血，严重者惊厥、昏迷、心律失常、呼吸困难、麻痹、心肾衰竭（表 4–7–2）。

表 4–7–1 毒蛇咬伤和毒虫咬伤鉴别

毒虫名称	相似症状	鉴别要点
蜈蚣	局部疼痛，有红肿甚至组织坏死	两点牙痕横排，裂尖相对，两伤口无麻木，全身症状轻或无
蝎子	局部疼痛和麻木	可有流泪、流涎反应
毒蜘蛛	伤口剧痛、麻木，组织坏死，肌肉痉挛	无明显伤痕，无蛇毒症状
山蚂蝗	伤口流血不止	伤口痒，局部不痛、无麻木、无红肿，无全身反应

表 4–7–2 毒蛇咬伤和无毒蛇咬伤鉴别

	毒蛇咬伤	无毒蛇咬伤
牙痕	有一对或 3~4 个毒牙痕	牙痕数目多，且排列整齐或呈弧形
疼痛	血循毒蛇、混合毒蛇咬伤剧烈疼痛，且扩展快	无明显疼痛，不扩展
肿胀	红肿迅速扩展（神经毒蛇除外）	红肿不明显，不扩展
出血	除神经毒蛇伤例外，伤口流血多，周围有瘀斑或水、血疱	出血少，无瘀斑，无水、血疱
坏死	除神经毒蛇伤外，局部皮肤可出现瘀斑，肌肉坏死溃烂	除伴感染外，一般无瘀斑、无坏死
全身症状	表现为神经毒蛇伤症状或血循毒蛇伤症状，或两者均存	全身症状少且轻微、往往无症状

三、伤情评估

1. 急诊评估迅速评估气道、呼吸、循环及意识状况；评估有无脏器受累表现。
2. 着重观察有无低血压、气道梗阻和 / 或严重呼吸困难。

四、急救原则

被蛇咬伤，如不能确切排除毒蛇咬伤者，应按毒蛇咬伤观察和处理。被毒蛇咬伤后，现场急救很重要，应采取各种措施，迅速排出蛇毒并防止蛇毒的吸收与扩散。到达医院后，应继续采取综合措施，如伤口清创，静脉应用抗蛇毒血清、机械辅助呼吸、血液净化治疗等。

五、现场急救

（一）防止毒液扩散和吸收

被毒蛇咬伤后，不要惊慌失措，奔跑走动，这样会促使毒液快速向全身扩散。伤者应立即坐下或卧下，自行或呼唤别人来帮助，迅速用可以找到的鞋带、裤带之类的绳子绑扎伤口的近心端，如果手指被咬伤可绑扎指根；手掌或前臂被咬伤可绑扎肘关节上；脚趾被咬伤可绑扎趾根部；足部或小腿被咬伤可绑扎膝关节下；大腿被咬伤可绑扎大腿根部。绑扎的目的仅在于阻断毒液经静脉和淋巴回流入心，而不妨碍动脉血的供应，与止血的目的不同。故绑扎无需过紧，它的松紧度掌握在能够使被绑扎的下部肢体动脉搏动稍微减弱为宜。绑扎后每隔30min左右松解一次，每次1~2min，以免影响血液循环造成组织坏死。

（二）迅速排除毒液

对残留在伤口局部的蛇毒，应采取相应措施，促使其排出，方法主要有吸引法。伤口较深并有污染者，应彻底清创。常规消毒后，沿牙痕作1字形切开伤口，长约1cm，但切口不宜过深，皮下即可，使残存的蛇毒便于排出，有利于伤口的毒液外渗，又不导致流血不止。避免伤及神经、血管，而把蛇毒引进深部组织。如伤口有毒牙应取出，可选用1：1 000高锰酸钾溶液等冲洗伤口，具有消毒伤口、破坏表面蛇毒的作用。

（三）局部应用解毒药

α_1-胰蛋白酶是一种蛋白质抑制剂，蛇毒主要毒性成分是蛋白质，因此，胰蛋白酶具有广谱解蛇毒的作用，局部注射有一定作用，使伤口残留的蛇毒分解而失去毒性作用。用法：用胰蛋白酶2 000IU加入1%利多卡因20~40ml中局部浸润封闭疗法。用药前可先肌内注射异丙嗪25mg或静脉注射地塞米松5~10mg，以防止过敏反应。依地酸二钠是一种金属螯合剂，血液毒素多数属金属蛋白酶，依地酸二钠可与蛇毒酶的活性中心的金属离子螯合使毒素失去作用。用法：10%依地酸二钠注射液4ml（或2%依地酸二钠注射液25ml）加入1%利多卡因20~40ml中局部浸润注射和环状封闭。

（四）早期足量应用抗蛇毒血清

抗蛇毒血清是中和蛇毒的特效解毒药，应尽早静脉使用，最好在咬伤后6~8h内使用。对已确认何种毒蛇咬伤，应选用单价的抗蛇毒血清；不能确定毒蛇的种类，可选用多价的抗蛇毒血清；对无特异性抗蛇毒血清的毒蛇咬伤，可选用同科属的抗蛇毒血清。应用抗蛇毒血清之前应先做皮内试验，阴性者方可使用。皮内试验阳性者如必须使用时，应按常规脱敏，并同时使用糖皮质激素等加强抗过敏治疗。

（五）全身支持治疗

毒蛇咬伤的伤口被污染，应常规注射破伤风抗毒素（TAT）1 500IU 以预防破伤风的发生，并应用抗生素防治感染。对呼吸肌麻痹或呼吸困难，应及时行气管插管或气管切开，应用呼吸机辅助呼吸；心搏骤停时，应及时行心肺复苏术；注意防治高钾血症、心律失常、急性心力衰竭、肝功能衰竭、肾衰竭等并发症。

六、转运后送指征

出现呼吸困难、低血压或者脏器功能不全。

七、设备、器械、耗材和药品的准备

1. 设备 气管插管、简易呼吸器、呼吸机等

2. 药品

外用用药：1 ∶ 1000 高锰酸钾溶液等。

局部解毒药：α_1- 胰蛋白酶、依地酸二钠。

抗蛇毒血清：单价的抗蛇毒血清和多价的抗蛇毒血清。

糖皮质激素：地塞米松、甲泼尼龙等。

血管活性药：去甲肾上腺素、多巴胺。

其他：生理盐水、林格液等。

参考文献

1. GB 17014—1997 狂犬病诊断标准及处理原则．中国疾病预防控制中心．
2. 张永振．中国狂犬病的流行病学．中国计划免疫，2005，2（11）：140-142.
3. 荣良，张宁峰，刘晔．我国狂犬病预防和控制建议．中国人兽共患病学报，2012，28（5）：487-491.
4. 韦雪玲．狂犬病的流行现状和防控策略．医学动物防制，2013，29（7）：751-754
5. 王军．狂犬病暴露预防处置工作规范（2009 年版）[J]. 中国工作犬业，2010（2）：62-63.
6. Wilde H，Khawplod P，Hemachudha T，.Sitprija V：Postexposure treatment of rabies infection：can it be done without immunoglobulin? Clin Infect Dis，2002，34（4）：477-480.
7. European Medicines Agency：Guideline for Good Clinical Practice.In *ICH Harmonised Tripartite Guideline.* London，UK，EMEA；2002 ：1-59.
8. World Health Organization：WHO recommendations on rabies post-exposure treatment and the correct technique of intradermal immunization against rabies.
9. World Health Organization Expert Consultation on Rabies：First Report .*In WHO Technical Report Series 931.* Geneva，Switzerland，World Health Organization，2004 ：1-96.

10. *Mohammad Robed Amin*. National Guideline of Rabies Prophylaxis–2010. JOM, 2011, 12(2): 153–159

11. Human rables prevention–United States, 2008. Recommendations of the Advisory Committee on Immunization Practices (ACIP). MMWR Vol.57/No RR–3.

12. 四川省急诊医学专委会中毒与复苏学组. 四川省蜂蜇伤规范化诊治专家共识. 华西医学, 2013, 28(9): 1325–1328.

13. Bilo BM, Rueff F, Mosbech H, et al. Diagnosis of Hymenoptera venom allergy. Allergy, 2005, 60(11): 1339–1349.

14. Antonicelli L, Bilò MB, Bonifazi F. Epidemiology of Hymenoptera allergy. Curr Opin Allergy Clin Immunol, 2002, 2(4): 341–346.

15. Golden DB. Insect sting allergy and venom immunotherapy: a model and a mystery. J Allergy Clin Immunol, 2005, 115(3): 439–447.

16. Grigoreas C, Galatas ID, Kiamouris C, et al. Insect–venom allergy in Greek adults. Allergy, 1997, 52(1): 51–57.

17. Incorvaia C, Mauro M, Pastorello EA. Hymenoptera stings in conscripts. Allergy, 1997, 52(6): 680–681.

18. Novembre E, Cianferoni A, Bernardini R, et al. Epidemiology of insect venom sensitivity in children and its correlation to clinical and atopic features. Clin Exp Allergy, 1998, 28(7): 834–838.

19. Fernandez J, Blanca M, Soriano V, et al. Epidemiological study of the prevalence of allergic reactions to Hymenoptera in a rural population in the Mediterranean area. Clin Exp Allergy, 1999, 29(8): 1069–1074.

20. Navarro LA, Peláez A, de la Torre F, et al. Epidemiological factors on Hymenoptera venom allergy in a Spanish adult population. J Investig Allergol Clin Immunol, 2004, 14(2): 134–141.

21. Fernandez J, Soriano V, Mayorga L, et al. Natural history of Hymenoptera venom allergy in Eastern Spain. Clin Exp Allergy, 2005, 35(2): 179–185.

22. Kogias JS, Sideris SK, Anifadis SK. Kounis syndrome associated with hypersensitivity to Hymenoptera stings. Int J Cardiol, 2007, 114(2): 252–255.

23. Onbaşi K, Onbaşi O, Eminbeyli L, et al. Prevalence and alternative therapy methods for bee and wasp allergy in Van. Allergy, 2008, 63(2): 246–247.

24. Lieberman P, Nicklas RA, Oppenheimer J, et al. The diagnosis and management of anaphylaxis practice parameter: 2010 update. J Allergy Clin Immunol, 2010, 126(3): 477–480.

25. Golden DB, Moffitt J, Nicklas RA, et al. Stinging insect hypersensitivity: a practice parameter update 2011. J Allergy Clin Immunol, 2011, 127(4): 852–854.

26. Díaz–Sánchez CL, Lifshitz–Guinzberg A, Ignacio–Ibarra G, et al. Survival after massive (>2000) Africanized honeybee stings. Arch Intern Med, 1998, 158(8): 925–927.

27. Bell M, Liljestam E, Granath F, et al. Optimal follow–up time after continuous renal replacement therapy in actual renal failure patients stratified with the RIFLE criteria. Nephrol Dial Transplant, 2005, 20(2): 354–360.

28. Bilo BM, Bonifazi F. Advances in hymenoptera venom immunotherapy. Curr Opin Allergy Clin Immunol, 2007, 7 (6): 567–573.
29. Bonifazi F, Jutel M, Bilo BM, et al. Prevention and treatment of hymenoptera venom allergy: guidelines for clinical practice. Allergy, 2005, 60 (12): 1459–1470.
30. 陆再英,钟南山 . 内科学 .7 版 . 北京:人民卫生出版社,2008.
31. 李其斌 . 毒蛇咬伤 . 罗学宏 . 急诊医学 . 北京:高等教育出版社,2008 :344–354.
32. 李其斌 . 毒蛇咬伤救治的几点认识 . 蛇志,2009,21 (2):125–127.
33. Qi Bin Li, Huang GW, Kosugi T, et al. Cloning of Complementary DNA of Long-chain Neurotoxin from Guang xi KingCobra. Medicine and Biology, 2006, 150 (1): 20–27.
34. 李其斌,余奇松,黄光武,等 . 毒蛇咬伤患者的血小板聚集功能初探 . 蛇志,2005,17 (3): 145–148.
35. Qi BL, Huang GW, Kosugi T, et al. Hemostatic disturbance observed in patients with snakebite in south China .Toxicon, 2000, 38 (10): 1355–1366.
36. 吴孝慎 . 毒蛇咬伤和毒虫咬(蜇)伤的鉴别诊断 . 蛇志,2001,4 (13):33–34.
37. 中国中西医结合学会急救医学专业委员会蛇伤急救学组 . 毒蛇咬伤的临床分型及严重程度评分标准(修订稿). 中国中西医结合急救杂志,2002,9 (1):18.
38. 陈寿权,李章平 . 毒蛇咬伤中毒与救治 . 中国实用内科杂志,2007,27 (15):1169–1172.
39. 应雪红,王永安,王汉斌 . 毒蛇咬伤的诊断和治疗进展 . 中国医刊,2007, (42)7 :24–28.
40. Matsui T, Fujimura Y, Titani K. Snakevenom proteases affecting hemo stasis and thrombosis. Biochim Biophys Acta, 2000, 1477 (1–2): 146–156.

附件 1

应急医学救援组织管理工具包

01 灾情摘要表

应急响应工具表 01　灾情摘要表		目的：记录初始状况和行动
1. 事件名称	2. 发生日期 / 时间：	3. 摘要日期 / 时间
4. 经过和目前情况概述		

续表

5. 目前救援组织结构（已建立 / 投入的救援力量）	
6. 注意事项（包括安全要素，救援处置经验、教训和建议）	
7. 填表人（姓名和岗位职务）	8. 救援任务执行单位名称：

02 救援目标和任务登记表

<table>
<tr><td colspan="3">应急响应工具表02 救援目标和任务登记表 目的：定义现阶段采取的措施内容和目的</td></tr>
<tr><td>1. 事件名称</td><td>2. 发生日期/时间</td><td>3. 报告日期/时间</td></tr>
<tr><td colspan="3">4. 任务执行日期/时间：</td></tr>
<tr><td colspan="3">5. 采取的指挥和控制措施和目的（包括备选方案）</td></tr>
<tr><td colspan="3">6. 天气/外部环境对现阶段行动的影响（天气预报，风速、风向，昼夜等）</td></tr>
<tr><td colspan="3">7. 已采取的安全措施和获取的安全信息
（比如：个人防护装备（PPE），警戒，危险事件的定义等</td></tr>
<tr><td colspan="3">8. 附件（涉及到的请标记）</td></tr>
<tr><td>救援岗位人员登记表 03表
岗位任命表 04表
应急救援内部通讯簿 05表</td><td>救援人员医疗保障方案 06表
现场救援行动安全分析 08表
现场基础设施和设备状况报告表 11表</td><td>交通运输方案
事件地图
其他__________</td></tr>
<tr><td>9. 制定者（预案计划部门的负责人）：</td><td colspan="2">10. 获得认可（指挥官）：</td></tr>
<tr><td colspan="3">11. 救援任务执行单位名称：</td></tr>
</table>

03 救援岗位人员登记表

应急响应工具表 03 救援岗位人员登记表		目的：明确救援人事岗位
1. 事件名称	2. 发生日期 / 时间	3. 任务执行日期 / 时间：
4. 救援任务位置	5. 指挥部位置	
6. 救援队组成		
队长		
联络员		
安全员		
医疗 / 技术专家（类别）		
医疗 / 技术专家（类别）		
医疗 / 技术专家（类别）		
医疗 / 技术专家（类别）		
医疗 / 技术专家（类别）		
医疗 / 技术专家（类别）		
7. 医疗部门		
负责人		
检伤分类		
转运		
医疗		
护理		
药剂		
其他：		
8. 预案计划部门（在医院指挥中心设置）		
负责人		
资源运作		
局势分析		
文件编制		

续表

撤收	
其他：	
9. 后勤部门	
负责人	
通讯	
设备/耗材	
运输	
宿营	
食品和营养	
其他：	
10. 财务部门	
负责人	
筹资、募捐	
赔偿/索赔	
成本/消费	
其他：	
11. 安全防疫部门	
负责人	
卫生防疫	
安全保卫	
12. 救援任务执行单位名称：	

04 岗位任命表

<table>
<tr><td colspan="4">应急响应工具表04　岗位任命表</td><td colspan="2">目的：分队内部分工和岗位任命</td></tr>
<tr><td colspan="2">1. 事件名称</td><td>2. 分队</td><td>3. 小组</td><td colspan="2">4. 任务执行日期/时间：</td></tr>
<tr><td colspan="6">5. 人事任命</td></tr>
<tr><td>分队负责人：</td><td colspan="2"></td><td>小组负责人：</td><td colspan="2"></td></tr>
<tr><td colspan="6">6. 本阶段设置的岗位</td></tr>
<tr><td>名称</td><td>名称</td><td>名称</td><td>名称</td><td>名称</td><td>名称</td></tr>
<tr><td></td><td></td><td></td><td></td><td></td><td></td></tr>
<tr><td>负责人</td><td>负责人</td><td>负责人</td><td>负责人</td><td>负责人</td><td>负责人</td></tr>
<tr><td></td><td></td><td></td><td></td><td></td><td></td></tr>
<tr><td>位置</td><td>位置</td><td>位置</td><td>位置</td><td>位置</td><td>位置</td></tr>
<tr><td></td><td></td><td></td><td></td><td></td><td></td></tr>
<tr><td>成员</td><td>成员</td><td>成员</td><td>成员</td><td>成员</td><td>成员</td></tr>
<tr><td></td><td></td><td></td><td></td><td></td><td></td></tr>
<tr><td></td><td></td><td></td><td></td><td></td><td></td></tr>
<tr><td></td><td></td><td></td><td></td><td></td><td></td></tr>
<tr><td></td><td></td><td></td><td></td><td></td><td></td></tr>
<tr><td></td><td></td><td></td><td></td><td></td><td></td></tr>
<tr><td></td><td></td><td></td><td></td><td></td><td></td></tr>
<tr><td colspan="6">7. 主要任务</td></tr>
<tr><td colspan="6">8. 特别说明的信息</td></tr>
<tr><td>9. 分队长</td><td colspan="3">10. 获得队长认可（是　否）</td><td colspan="2">11. 日期
12. 时间</td></tr>
<tr><td colspan="6">13. 救援任务执行单位名称：</td></tr>
</table>

05 应急救援内部通讯簿

应急响应工具表 05 应急救援内部通讯簿						目的：供内部使用的通讯簿	
1. 事件名称			2. 发生日期 / 时间：		3. 任务执行日期 / 时间：		
4. 基本联系信息							
岗位 / 姓名	无线电 频道 / 频率	电话 首选 / 备用	传真	E–MAIL	紧急联系人电话	其他通讯设备	注释
5. 制定者（通讯组长）：			6. 获得认可（后勤分队长）：				
7. 救援任务执行单位名称：							

06 救援人员医疗保障方案

应急响应工具表 06 救援人员医疗保障方案		目的：明确为救援人员服务的医疗资源
1. 名称	2. 发生日期 / 时间：	3. 任务执行日期 / 时间：

4. 受伤 / 生患者员的医疗保障预案	
救援人员治疗位置	联系方式
医疗保障队负责人	联系方式

特殊情况说明

5. 可利用资源			
人员	医疗转运	药物	耗材
负责医师	担架		
协调人	可移动床		
注册护士	转运机械		
技师	轮椅		
辅助人员 / 其他			

6. 备用医疗机构和场所			
名称	地址	电话	专业特长

7. 救援任务执行单位名称：

07 救援队组结构表

应急响应工具表 07 救援队组结构表		目的：记录设置的分支和岗位
1. 事件名称	2. 发生日期 / 时间	3. 任务执行日期 / 时间
4. 组织结构表		
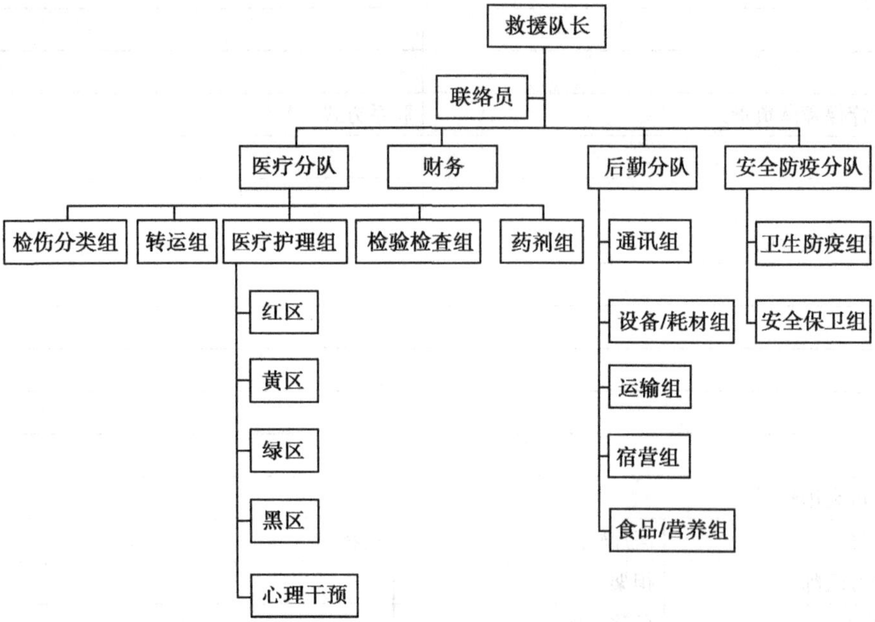		
5. 救援任务执行单位名称：		

08 现场救援行动安全分析

<table>
<tr><td colspan="4">应急响应工具表08　现场救援行动安全分析　　目的：记录潜在和现实危险及应对措施</td></tr>
<tr><td colspan="2">1. 事件名称</td><td>2. 发生日期 / 时间：</td><td>3. 分析日期 / 时间：</td></tr>
<tr><td colspan="4">4. 涉及安全因素及减灾措施</td></tr>
<tr><td>潜在的 / 现实的危险
(生物危害，建筑，基础设施，交通等)</td><td>所在部门 / 分支及位置</td><td>减灾手段
(e.g., 个人防护，双系统备份，逃生路线设定)</td><td>减灾措施任务完成情况</td></tr>
<tr><td></td><td></td><td></td><td></td></tr>
<tr><td></td><td></td><td></td><td></td></tr>
<tr><td></td><td></td><td></td><td></td></tr>
<tr><td></td><td></td><td></td><td></td></tr>
<tr><td></td><td></td><td></td><td></td></tr>
<tr><td></td><td></td><td></td><td></td></tr>
<tr><td></td><td></td><td></td><td></td></tr>
<tr><td></td><td></td><td></td><td></td></tr>
<tr><td></td><td></td><td></td><td></td></tr>
<tr><td></td><td></td><td></td><td></td></tr>
<tr><td></td><td></td><td></td><td></td></tr>
<tr><td></td><td></td><td></td><td></td></tr>
<tr><td></td><td></td><td></td><td></td></tr>
<tr><td></td><td></td><td></td><td></td></tr>
<tr><td></td><td></td><td></td><td></td></tr>
<tr><td></td><td></td><td></td><td></td></tr>
<tr><td></td><td></td><td></td><td></td></tr>
<tr><td></td><td></td><td></td><td></td></tr>
<tr><td></td><td></td><td></td><td></td></tr>
<tr><td></td><td></td><td></td><td></td></tr>
<tr><td></td><td></td><td></td><td></td></tr>
<tr><td></td><td></td><td></td><td></td></tr>
<tr><td colspan="2">5. 负责安全分队长：</td><td colspan="2">6. 救援任务执行单位名称：</td></tr>
</table>

09 通讯记录表

<table>
<tr><td colspan="3">应急响应工具表09 通讯记录表</td><td>目的：提供标准的通讯记录方法</td></tr>
<tr><td colspan="3">1. 来源：</td><td>2. 接收者：</td></tr>
<tr><td>3. 接收日期</td><td>4. 接收时间</td><td>5. 接收方式</td><td>6. 是否需要回复</td></tr>
<tr><td></td><td></td><td>☐电话
☐无线电</td><td>☐是 ☐否</td></tr>
<tr><td></td><td></td><td>☐其他</td><td>如果需要，回复给谁：</td></tr>
<tr><td colspan="4">7. 级别
☐ 紧急 高度 ☐ 非紧急－中度 ☐ 一般信息－低度</td></tr>
<tr><td colspan="4">8. 通讯记录（简洁，针对要点，特殊情况）：</td></tr>
<tr><td colspan="4"></td></tr>
<tr><td colspan="4"></td></tr>
<tr><td colspan="4"></td></tr>
<tr><td colspan="4"></td></tr>
<tr><td colspan="4">9. 采取相应措施：</td></tr>
<tr><td colspan="4"></td></tr>
<tr><td colspan="4"></td></tr>
<tr><td colspan="4"></td></tr>
<tr><td colspan="4"></td></tr>
<tr><td colspan="4">10. 救援任务执行单位名称：</td></tr>
</table>

10 任务执行记录表

<table>
<tr><td colspan="4">应急响应工具表 10　任务执行记录表　　　目的：记录遇到的事项，决策，和注意事项</td></tr>
<tr><td colspan="2">1. 灾害名称</td><td>2. 发生日期 / 时间：</td><td>3. 任务执行日期 / 时间：</td></tr>
<tr><td colspan="2">4. 分队 / 小组</td><td colspan="2">5. 位置</td></tr>
<tr><td colspan="4">6. 行动记录</td></tr>
<tr><td>时间</td><td colspan="3">主要事项，决定，以及注意事项</td></tr>
<tr><td></td><td colspan="3"></td></tr>
<tr><td></td><td colspan="3"></td></tr>
<tr><td></td><td colspan="3"></td></tr>
<tr><td></td><td colspan="3"></td></tr>
<tr><td></td><td colspan="3"></td></tr>
<tr><td></td><td colspan="3"></td></tr>
<tr><td></td><td colspan="3"></td></tr>
<tr><td></td><td colspan="3"></td></tr>
<tr><td></td><td colspan="3"></td></tr>
<tr><td></td><td colspan="3"></td></tr>
<tr><td></td><td colspan="3"></td></tr>
<tr><td></td><td colspan="3"></td></tr>
<tr><td></td><td colspan="3"></td></tr>
<tr><td></td><td colspan="3"></td></tr>
<tr><td></td><td colspan="3"></td></tr>
<tr><td></td><td colspan="3"></td></tr>
<tr><td></td><td colspan="3"></td></tr>
<tr><td></td><td colspan="3"></td></tr>
<tr><td colspan="4">7. 记录者（签名）</td></tr>
<tr><td colspan="4">8. 救援任务执行单位名称：</td></tr>
</table>

11　现场基础设施和设备状况报告表

应急响应工具表11　现场基础设施和设备状况报告表　目的：记录灾害救援过程中所涉及周围基础设施及其安全状况			
1. 任务执行日期/时间	2. 报告日期/时间	3. 宿营地点	4. 相关建筑/设施名称
5. 设施状况清单			

通讯系统	工作状况	情况说明（如果不能充分运转，提供位置、原因、预计修复时间和所需材料。注明报告者或检修者）
传真	□ 正常 □ 部分功能不全 □无功能	
信息系统（电子邮件/登记/患者记录/考勤系统/内部网络等）	□ 正常 □ 部分功能不全 □无功能	
护士呼叫系统	□ 正常 □ 部分功能不全 □无功能	
公共广播呼叫系统	□ 正常 □ 部分功能不全 □无功能	
无线电设备	□ 正常 □ 部分功能不全 □无功能	
卫星系统	□ 正常 □ 部分功能不全 □无功能	
电话系统，外部	□ 正常 □ 部分功能不全 □无功能	
电话系统，专线	□ 正常 □ 部分功能不全 □无功能	

续表

视频－电视－互联网－电缆	□ 正常 □ 部分功能不全 □无功能	
其他	□ 正常 □ 部分功能不全 □无功能	
基础设施系统	工作状况	情况说明（如果不能充分运转，提供位置、原因、预计修复时间和所需材料。注明报告者或检修者）
周围道路	□ 正常 □ 部分功能不全 □无功能	
火灾探测 / 扑救系统	□ 正常 □ 部分功能不全 □无功能	
食品制备设备	□ 正常 □ 部分功能不全 □ 无功能	
洗衣 / 清洁设备	□ 正常 □ 部分功能不全 □ 无功能	
建筑结构完整性	□ 正常 □ 部分功能不全 □ 无功能	
其他	□ 正常 □ 部分功能不全 □ 无功能	
患者救护系统	工作状况	情况说明（如果不能充分运转，提供位置、原因、预计修复时间和所需材料。注明报告者或检修者）
洗消系统（包括控制措施）	□ 正常 □ 部分功能不全 □ 无功能	

续表

放射科影响设备	□ 正常 □ 部分功能不全 □ 无功能	
消毒设备	□ 正常 □ 部分功能不全 □无功能	
隔离室	□ 正常 □ 部分功能不全 □无功能	
其他	□ 正常 □ 部分功能不全 □无功能	
安全系统	工作状况	情况说明（如果不能充分运转，提供位置、原因、预计修复时间和所需材料。注明报告者或检修者）
门禁系统	□ 正常 □ 部分功能不全 □无功能	
监控装置	□ 正常 □ 部分功能不全 □无功能	
其他	□ 正常 □ 部分功能不全 □无功能	
公共，外部基础设施	工作状况	情况说明（如果不能充分运转，提供位置、原因、预计修复时间和所需材料。注明报告者或检修者）
基本的电力供应	□ 正常 □ 部分功能不全 □无功能	
公卫系统（下水、垃圾、清洁）	□ 正常 □ 部分功能不全 □无功能	

续表

供水	□ 正常 □ 部分功能不全 □无功能	(Reserve supply status)
天然气	□ 正常 □ 部分功能不全 □无功能	
其他	□ 正常 □ 部分功能不全 □无功能	
公共,内部基础设施	工作状况	情况说明(如果不能充分运转,提供位置、原因、预计修复时间和所需材料。注明报告者或检修者)
空气压缩机	□ 正常 □ 部分功能不全 □无功能	
电源,备用发电机	□ 正常 □ 部分功能不全 □无功能	(燃料状况)
电梯 / 自动扶梯	□ 正常 □ 部分功能不全 □无功能	
有害废物处理系统	□ 正常 □ 部分功能不全 □无功能	
供热,通风和空调(HVAC)	□ 正常 □ 部分功能不全 □无功能	
医用气体,及其他	□ 正常 □ 部分功能不全 □无功能	
氧气	□ 正常 □ 部分功能不全 □无功能	(Reserve supply status)

续表

蒸汽锅(steam boiler)	□ 正常 □ 部分功能不全 □无功能	
水泵 / 井水	□ 正常 □ 部分功能不全 □无功能	
水加热设备	□ 正常 □ 部分功能不全 □无功能	
其他	□ 正常 □ 部分功能不全 □无功能	
6. 调查认证官签字		
7. 救援任务执行单位名称:		

12　可依托救援资源汇总表

应急响应工具表 12　可依托救援资源汇总表　　目的：登记救援过程中可能所需资源的联络方式和渠道

	联系人(公司/机构/姓名)	电话 1	电话 2	E-Mail	传真 Fax	无线通讯
救护车 / 急救系统						
救护车,依托医院						
救护车,私营						
救护车,公共安全						
红十字会						
ATM 机						
医疗废物(有害生物废物)处理公司						
公共汽车						

续表

	联系人(公司/机构/姓名)	电话 1	电话 2	E-Mail	传真 Fax	无线通讯
出租车						
CDC						
诊所						
法医/医学检验人员						
快递						
应急管理机构						
当地紧急处置中心						
工程技术人员						
供热,通风和空调						
机械						
建筑						
环境保护机构						
流行病学专家						
公安/国安部门						
消防局						
食品供应						
燃料						
殡仪馆/停尸房						
电力						
有害有毒物质专业机构						
当地卫生局						
重型装备(如,挖掘机等)						
直升飞机/航空服务						
房屋维修和建筑供应						

续表

	联系人(公司/机构/姓名)	电话1	电话2	E-Mail	传真Fax	无线通讯
1.						
2.						
医院						
1.						
2.						
3.						
4.						
宾馆旅店						
临时住房						
实验室检验						
洗衣服务						
执法						
长期护理机构(养老院,临终关怀)						
1.						
2.						
3.						
媒体/宣传						
报纸1:						
报纸2:						
广播1:						
广播2:						
TV1:						
TV2:						
TV3:						
TV4:						

续表

	联系人（公司/机构/姓名）	电话 1	电话 2	E-Mail	传真 Fax	无线通讯
医用气体						
医疗耗材						
1.						
2.						
3.						
4.						
药物						
1.						
2.						
3.						
4.						
移动通信公司						
药房，商业的						
1.						
2.						
3.						
毒物控制中心						
移动厕所						
公共卫生						
电台						
维修服务						
床						
生物医学设备						
电梯						
医疗设备						
氧气设备						

续表

	联系人（公司/机构/姓名）	电话 1	电话 2	E-Mail	传真 Fax	无线通讯
无线电						
康复服务						
宗教服务						
庇护所						
充气设备						
毒物学家						
交通管理						
卡车						
冷藏车						
拖车						
基础设施						
供气						
动力						
污水						
电话						
供水						
自动售货机						
通气						
自来水						
其他						

13 现场资源清点报告表

应急响应工具表 13 现场资源清点报告表				目的：跟踪救援设备工作状况和去向		
1. 日期 / 时间		2. 部门			3.任务执行日期/时间:	
4. 资源情况						
时间	货物 / 设备 ID 号	最初状况	来源	分发去向	归还（日期 / 时间）	目前状况
5. 负责人员签字			6. 提交日期 / 时间			
7. 救援任务执行单位名称:						

14 救援人员到岗－离岗签字表

应急响应工具表 14 救援人员到岗－离岗签字表						目的：记录各部门人员在岗情况		
1. 起始日期 / 时间		2. 截止日期 / 时间			3. 部门		4. 负责人	
5. 记录时间								
序号	专业救援队员 (R)/ 志愿者 (V) 姓名	R/V	编号	岗位 / 职务	到岗日期 / 时间	离岗日期 / 时间	签字	累计工作时间
1								
2								
3								
4								
5								
6								

续表

序号	专业救援队员(R)/志愿者(V)姓名	R/V	编号	岗位/职务	到岗日期/时间	离岗日期/时间	签字	累计工作时间
7								
8								
9								
10								
11								
12								
13								
14								
15								
16								
17								
18								
19								
20								
6. 确认官签字						7. 交付日期/时间		
8. 救援任务执行单位名称：								

15 志愿者登记表

应急响应工具表 15　志愿者登记表				目的：志愿者在救援行动期间登记跟踪			
1. 起始日期 / 时间	2. 截止日期 / 时间		3. 部门		4. 负责人		
5. 登记							
姓名（全名）	住址 / 单位	身份证	电话	认证 / 资格及号码	进入时间	撤离时间	签字
6. 确认官员签字					7. 提交日期 / 时间		
8. 救援任务执行单位名称：							

16 伤病员诊断检查记录表

应急响应工具表16 伤病员诊断检查记录表 目的：登记伤病员救治期间所做诊断检查，及外送检查的去向									
1. 事件名称：				2. 发生日期/时间：			3. 任务执行日期/时间：		
编号	姓名	性别	出生日期/年龄	伤员来源	时间	诊断检查的项目（x-线，超声，EKG，等）	检查结果	外送检查机构	该机构联系方式
4. 填写人：				5. 上交部门：		6. 交付的日期/时间：			
7. 救援任务执行单位名称：									

17 实验室检验记录表

应急响应工具表 17 实验室检验记录表 伤员救治期间所做实验室检查，及标本的最终去向									目的：登记
1. 事件名称：				2. 发生日期 / 时间：			3. 任务执行日期 / 时间：		
编号	姓名	性别	出生日期 / 年龄	伤员来源	时间	检查的项目和标本（生化，血气，尿常规，等）	结果	外送检查机构 / 标本最后去向	该机构联系方式
4. 填写人：				5. 上交部门：		6. 交付的日期 / 时间：			
7. 救援任务执行单位名称：									

18 伤病员转运记录表

应急响应工具表18　伤病员转运记录表　目的：记录转运后送伤病员的详细信息			
1. 日期		2. 病区	
3. 患者姓名	4. 年龄		5. 病案号
6. 诊断		7. 主管医师	
8. 通知家属 □是　□否　联系方式：			
9. 辅助医疗设备			
□病床	□注射泵	□温育箱	□导尿管
□轮床	□氧气	□牵引	□定位设备
□轮椅	□呼吸机	□监护仪	□颅螺栓/螺钉
□步行	□胸导管	□Swan导管	□起搏器
□其他	□其他	□其他	□其他
隔离　□是　□否NO		类型	
原因			
10. 出发地点		11. 到达地点	
房间号	时间	房间号	时间
腕带ID确认 □是　□否	确认者：	腕带ID确认 □是　□否	确认者：
医疗记录送出　□是　□否		医疗记录送达　□是　□否	
物品　□随患者　□留在病房　□无		财物接收　□是　□否	
贵重物品　□随患者　□留在保险柜　□无		贵重物品接收□是　□否	
药品　□带药　□不带　□退回药房		药品接收　□是　□否	
12. 转运至其他单位			
装备准备完成的时间		出发的时间	
目的地：			
方式　□救护车　□直升机　□其他			
腕带ID确认　□是　□否　确认者签名：			
出发时间			
13. 救援任务执行单位名称：			

19 伤病员跟踪记录表

应急响应工具表 19　伤病员跟踪记录表					目的：明确伤员经诊治后的情况和去向				
1. 灾害名称：				2. 发生日期 / 时间：			3. 任务执行日期 / 时间：		
4. 检伤分类后转送区域									
编号	姓名	性别	出生日期 / 年龄	检伤分类后转送	诊断检查的地点 / 时间 (x– 线，CT, EKG 等)	手术时间	最后去向 (回家，住院，死亡，转走)	最后安置的时间	联系方式
5. 填写人：				6. 上交部门：		7. 交付的日期 / 时间：			
8. 救援任务执行单位名称：									

20 伤病员跟踪记录汇总表

应急响应工具表 20　伤病员跟踪记录汇总表			目的：追踪救治伤病员去向情况			
1. 事件名称			2. 日期 / 时间		3. 患者跟踪管理人员签字	
4. 伤病员情况						
患者姓名	病案号 #	安置目的 ☐ ☐ 回家 or 转运	检伤分类 立即 等待 轻微 死亡或放弃 ☐ ☐ ☐ ☐		接收医院 1	交接时间和报告时间
转运信息（时间 / 转运实施者）	医疗记录送达 ☐是 ☐否	药物送达 ☐是 ☐否	通知家属 ☐是 ☐否	确认到达目的地 ☐是 ☐否	收治地点 ☐楼道 ☐ICU ☐急诊	转运完成时间
患者姓名	病案号 #	安置目的 ☐ ☐ 回家 or 转运	检伤分类 立即 等待 轻微 死亡或放弃 ☐ ☐ ☐ ☐		接收医院	交接时间和报告时间
转运信息（时间 / 转运实施者）	医疗记录送达 ☐是 ☐否	药物送达 ☐是 ☐否	通知家属 ☐是 ☐否	确认到达目的地 ☐是 ☐否	收治地点 楼道 ICU 急诊	转运完成时间
患者姓名	病案号 #	安置目的 ☐ ☐ 回家 or 转运	检伤分类 立即 等待 轻微 死亡或放弃 ☐ ☐ ☐ ☐		接收医院	交接时间和报告时间
转运信息（时间 / 转运实施者）	医疗记录送达 ☐是 ☐否	药物送达 ☐是 ☐否	通知家属 ☐是 ☐否	确认到达目的地 ☐是 ☐否	收治地点 ☐楼道 ☐ICU ☐急诊	转运完成时间

续表

患者姓名	病案号 #	安置目的 ☐ ☐ 回家 or 转运	检伤分类 立即 等待 轻微 死亡或放弃 ☐ ☐ ☐ ☐		接收医院	交接时间和报告时间
转运信息（时间 / 转运实施者）	医疗记录送达 ☐是 ☐否	药物送达 ☐是 ☐否	通知家属 ☐是 ☐否	确认到达目的地 ☐是 ☐否	收治地点 ☐楼道 ☐ICU ☐急诊	转运完成时间
患者姓名	病案号 #	安置目的 ☐ ☐ 回家 or 转运	检伤分类 立即 等待 轻微 死亡或放弃 ☐ ☐ ☐ ☐		接收医院	交接时间和报告时间
转运信息（时间 / 转运实施者）	医疗记录送达 ☐是 ☐否	药物送达 ☐是 ☐否	通知家属 ☐是 ☐否	确认到达目的地 ☐是 ☐否	收治地点 ☐楼道 ☐ICU ☐急诊	转运完成时间
患者姓名	病案号 #	安置目的 ☐ ☐ 回家 or 转运	检伤分类 立即 等待 轻微 死亡或放弃 ☐ ☐ ☐ ☐		接收医院	交接时间和报告时间
转运信息（时间 / 转运实施者）	医疗记录送达 ☐是 ☐否	药物送达 ☐是 ☐否	通知家属 ☐是 ☐否	确认到达目的地 ☐是 ☐否	收治地点 ☐楼道 ☐ICU ☐急诊	转运完成时间
5. 提交者			6. 安置目的区域		7. 日期 / 时间	
8. 救援任务执行单位名称：						

21 伤亡报告表

<table>
<tr><td colspan="3">应急响应工具表 21　伤亡报告表</td><td colspan="2">目的：记录收治伤病员和死亡数量</td></tr>
<tr><td colspan="2">1. 事件名称</td><td>2. 发生日期 / 时间</td><td colspan="2">3. 处置执行阶段的日期 / 时间</td></tr>
<tr><td colspan="5">4. 受伤 / 死亡人数</td></tr>
<tr><td></td><td>成人</td><td>未成年人（< 18 岁）</td><td>总数</td><td>备注</td></tr>
<tr><td>送达时已经死亡</td><td></td><td></td><td></td><td></td></tr>
<tr><td>救治期间死亡患者</td><td></td><td></td><td></td><td></td></tr>
<tr><td>等待诊治的患者</td><td></td><td></td><td></td><td></td></tr>
<tr><td>住院患者</td><td></td><td></td><td></td><td></td></tr>
<tr><td>内科</td><td></td><td></td><td></td><td></td></tr>
<tr><td>外科</td><td></td><td></td><td></td><td></td></tr>
<tr><td>儿科</td><td></td><td></td><td></td><td></td></tr>
<tr><td>妇产科</td><td></td><td></td><td></td><td></td></tr>
<tr><td>出院患者</td><td></td><td></td><td></td><td></td></tr>
<tr><td>转运患者</td><td></td><td></td><td></td><td></td></tr>
<tr><td colspan="3">5. 填写人签字（医疗分队长）:</td><td colspan="2">6. 救援任务执行单位名称：</td></tr>
</table>

22 采购情况报告表

应急响应工具表22 采购情况报告表					目的：摘要和登记救援行动中的采购活动			
1. 购买								
序号	订单号#	日期/时间	商品/服务	供货方	总金额	申请采购者姓名/部门	批准者	收到日期/时间
1								
	说明							
2								
	说明							
3								
	说明							
4								
	说明							
5								
	说明							
6								
	说明							
7								
	说明							
8								
	说明							
9								
	说明							
10								
	说明							
11								
	说明							
12								
	说明							
13								
	说明							
2. 认证官员签字				3. 提交日期/时间	4. 救援任务执行单位名称：			

附件 2

应急医学救援岗位任务执行工具包

01 医学救援队队长

任务：指挥整个医疗救援行动，评估现场形势，向上级汇报和提供专业建议，必要时撤离全部人员

事件名称：________ 时间：______ 救援地点：________		
任务起始时间：________ 任务终止时间：______ 执行者签字：______		
直属上级：________ 位置：________ 联系方式：__________		
一、短期 (0~4h 内)	时间	签字
接受任命并获取情况简报、07 救援队组结构表和 10 任务执行记录表 使用本指南作为现场医学救援工作的工作清单，确认所有岗位的任命 确认通讯渠道的畅通 启动紧急应变预案 听取各任务单元负责人现场工作报告，评估和修改工作预案和计划 确认救援人员依照安全条例和规范操作 向指挥中心报告目前救援队所在位置，现场情况和采取的措施（包括各分支计划、时间安排） 在 10 任务执行记录表连续记录所有关键行动，决定 与当地应急指挥和卫生机构建立联系，获得信息和帮助		
二、中期 (4~12h)	时间	签字
掌控全局状况 确保救援现场人员的健康和安全 评估现场救援情况，和相关负责人指定和修改工作计划 听取各任务单元负责人工作现场报告，向指挥中心报告目前救援情况 继续同当地应急指挥和卫生机构沟通，获得信息和帮助		

续表

三、长期（> 12h）	时间	签字
继续掌控全局状况 确保救援现场人员身心健康		
四、撤收/系统复原	**时间**	**签字**
确定直到整个事件得到彻底解决，救援队/站可以撤收 评估撤收计划，撰写、提交工作报告 进行人员、物资、装备清点、装箱 确定归还所有物资设备 确认档案文件收集、归档 参加要求的会议和绩效评估 为救援计划/预案修改提供建议和意见		
所需文件/工具		
□ 行动指南 □ 01 灾情摘要表 □ 02 救援目标和任务登记表 □ 04 岗位任命表 □ 05 应急救援内部通讯簿 □ 07 救援队组结构表 □ 08 现场救援行动安全分析 □ 09 通讯记录表 □ 10 任务执行记录表 □ 11 现场基础设施和设备状况报告表 □ 12 可依托救援资源汇总表 □ 13 现场资源清点报告表 □ 14 救援人员到岗－离岗签到表 □ 当地资源报告 □ 无线电/卫星电话 □ 当地市政组织结构图和联系方式 □ 当地卫生机构组织结构图和联系方式 □ 此次救援行动指挥组织结构图和联系方式		

02 联 络 员

任务：负责队内和对外沟通联络，整理跟踪救援信息数据报表

事件名称：______ 时间：______ 救援地点：______		
任务起始时间：______ 任务终止时间：______ 执行者签字：______		
直属上级：______ 位置：______ 联系方式：______		
一、短期(0~4h 内)	时间	签字
从队长处获取任命和简报，获取工作执行表。 阅读这份工作执行表，和 07 救援队组结构表，佩戴身份标识 确认通讯渠道的畅通 报告当前医院的和设施的状况 和队内各区域负责人沟通 与当地应急组织机构建立联系，查明当前形势，可靠的联络方式和信息获取途径 获取基本情况和信息包括： • 受灾人口数量，伤亡情况，当地医疗机构即刻患者接诊能力 • 报告救援队整体运行状况——结构，安全和有效性 • 任何目前或预期会短缺的关键资源包括：人力，设备，药品等 • 需要转运的患者数量，转运的方式以及所需的交通工具 • 任何其他机构所能提供的所需要的资源（包括：人员，仪器设备，耗材，药品等） 向队长摘要救援队所面临的形势，轻重缓急次序 同每个相应机构(如当地应急处置中心，红会，医院，公共卫生机构，政府部门，警察，军队等)的联络官建立联系，保持有效的沟通 在 10 任务执行记录表连续记录所有关键行动，决定 在 09 通讯记录表记录所有通讯		
二、中期(4~12h)	时间	签字
参加所有指挥部简报和处置方案会议，收集相关信息，以利于医院间和社区应急反应行动信息交换，并向突发事件处置预案提供联络目标 通过医疗分队长获取 21 伤亡报告表，和 19 灾害伤员患者跟踪表，并向队长和规定的机构报告至少以下信息： • 伤亡数字和经治的伤情 • 目前患者数量 • 住院人数，出院回家人数，或转诊至其他医疗机构数量； • 死亡人数 • 伤员个人资料：姓名或外观描述，性别，年龄，地址，伤病严重度 继续汇总、填报 09 通讯记录表和 10 任务执行记录表		

续表

三、长期（> 12h）	时间	签字
保证自己及组员的健康状况，摄入适当的营养、水，休息 同后勤部门负责人沟通接收外来物资，以及可以支援到其他机构资源的供应情况 继续同每个相应机构保持有效的沟通和联系 在工作周期转换的节点，简报摘要你所替换的正在进行的操作，关键内容，相关事件的信息 继续汇总、填报 09 通讯记录表、10 任务执行记录表、20 伤病员跟踪记录汇总表和 21 伤亡报告表 向相关部门准备和收集报告		
四、撤收 / 系统复原	时间	签字
确定归还所有物资设备 完成和队外机构合作的工作 收集、归档各个分队档案文件，协助队长撰写工作报告 参加要求的会议和绩效评估		
所需文件 / 工具		
□ 行动指南 □ 05 应急救援内部通讯簿 □ 07 救援队组结构表 □ 09 通讯记录表 □ 10 任务执行记录表 □ 19 伤病员跟踪记录表 □ 20 伤病员跟踪记录汇总表 □ 21 伤亡报告表 □ 医学救援队电话簿 □ 无线电 / 卫星电话 □ 当地市政组织结构图和联系方式 □ 当地卫生机构组织结构图和联系方式 □ 此次救援行动指挥组织结构图和联系方式		

03 医疗分队队长

任务：组织和指导医学救援范围内所有医疗业务

事件名称：______ 时间：______ 救援地点：______		
任务起始时间：______ 任务终止时间：______ 执行者签字：______		
直属上级：______ 位置：______ 联系方式：______		
一、短期(0~4h内)	时间	签字
从队长处获取任命和简报，获取工作执行表。 阅读这份工作执行表，和07 救援队组结构表，佩戴身份标识 确认通讯渠道的畅通 启动紧急应变预案 任命各医疗小组组长，并提供工作执行表 协助医疗小组组长充实各医疗岗位，完成04 岗位任命表 听取各医疗小组情况简报和最初行动进展，建立今后情况沟通机制 评价本部门的问题和需求；和物资管理者协调解决 在10 任务执行记录表连续记录所有关键行动，决定 确认本队救援人员依照安全条例和规范操作 向队长报告目前各医疗小组所在位置，现场情况和采取的措施 在09 通讯记录表记录所有通讯 确保各医疗组正确填报19 伤病员跟踪记录表 填报21 伤亡报告表，并向联络书记官提交		
二、中期(4~12h)	时间	签字
继续协调患者的救治，安置和临床辅助工作 确保救援现场人员的健康和安全 确保患者安全和健康保障措施执行到位 确认患者的跟踪和转运确实在转运组长的协调下依照要求完成 听取医疗组长报告救援工作情况，并向队长简报 同队长和各医疗组沟通并评估当前救援形势，规划下一步行动计划 向后勤负责人报告物资需求。 及时向队长报告任何无法解决或纠正的执行问题 及时向所属分队成员通报灾情和当前救援形势 确保各医疗组正确填19 伤病员跟踪记录表 填报21 伤亡报告表，并向联络员提交		

续表

三、长期(> 12h)	时间	签字
保证自己及组员的健康状况,摄入适当的营养、水,休息 协助所属组长组织安排轮替值班 继续监管本分队救援计划执行情况,相关文件的填报是否及时准确 在工作周期转换的节点,简报摘要你所替换的正在进行的操作,关键内容,相关事件的信息 继续填报 09 通讯记录表和 10 任务执行记录表 填报 19 伤病员跟踪记录表,并向联络员提交 确保各医疗组正确填报 19 伤病员跟踪记录表		
四、撤收 / 系统复原	**时间**	**签字**
听取救援人员的经验教训和关于程序,设备的改进需求。 撰写、提交所属分队工作报告,向队长提供改进建议 进行所属人员、物资、装备清点、装箱 确定归还所有物资设备 确认档案文件收集、归档,并向联络员复制传送 参加要求的会议和绩效评估 为救援计划 / 预案修改提供建议和意见		
所需文件 / 工具		
□ 行动指南 □ 04 岗位任命表 □ 05 应急救援内部通讯簿 □ 06 救援人员医疗保障方案 □ 07 救援队组结构表 □ 09 通讯记录表 □ 10 任务执行记录表 □ 19 伤病员跟踪记录表 □ 21 伤亡报告表 □ 无线电 / 卫星电话 □ 当地资源		

04 检伤分类组组长

任务：组织管理检伤分类

<table>
<tr><td colspan="3">事件名称：__________ 时间：________ 救援地点：__________</td></tr>
<tr><td colspan="3">任务起始时间：__________ 任务终止时间：________ 执行者签字：________</td></tr>
<tr><td colspan="3">直属上级：__________ 位置：__________ 联系方式：______________</td></tr>
<tr><td>一、短期 (0~4h 内)</td><td>时间</td><td>签字</td></tr>
<tr><td>从医疗分队长处获取任命和简报，获取工作执行表。
阅读这份工作执行表，和 07 救援队组结构表，佩戴身份标识
确认通讯渠道的畅通
启动紧急应变预案
确认检伤分类区域具备合适的设备，人员和物资
确认所有组员接受了对设备和程序所需的及时训练
向医疗分队长简报现场组员和现场情况，并确定下一次简报时间
与转运、治疗组长合作确保所有患者正确地登记，排序，并输送至指定的治疗区，确保记录包括 19 伤病员跟踪记录表在内的所有文件
向后勤分队提交并协调耗材和设备补给
在 10 任务执行记录表连续记录所有关键行动，决定
在 09 通讯记录表记录所有通讯</td><td></td><td></td></tr>
<tr><td>二、中期 (4~12h)</td><td>时间</td><td>签字</td></tr>
<tr><td>确认患者文件妥善制备和收集
确认检伤分类有效地排序，分类
向医疗分队长报告任何无法解决或纠正的执行问题
确保救援人员个人防护，健康和安全措施得到执行；需要的话，和医疗分队长协调解决
继续填报 19 伤病员跟踪记录表
继续填报 09 通讯记录表、10 任务执行记录表</td><td></td><td></td></tr>
</table>

续表

三、长期（> 12h）	时间	签字
保证自己及组员的健康状况，摄入适当的营养、水，休息 组织安排检伤分类人员轮替值班 在工作周期转换的节点，简报摘要你所替换的正在进行的操作，关键内容，相关事件的信息 继续向医疗分队长更新情况报告 继续填报 19 伤病员跟踪记录表 继续填报 09 通讯记录表、10 任务执行记录表 填报 13 现场资源清点报告表		
四、撤收 / 系统复原	时间	签字
确定归还所有物资设备 撰写、提交工作报告，向队长提供改进建议 确认档案文件收集、归档，并向联络员复制传送 参加要求的会议和绩效评估		
所需文件 / 工具		
☐ 行动指南 ☐ 05 应急救援内部通讯簿 ☐ 07 救援队组结构表 ☐ 09 通讯记录表 ☐ 10 任务执行记录表 ☐ 19 伤病员跟踪记录表 ☐ 13 现场资源清点报告表 ☐ 医学救援队组织结构图 ☐ 无线电 / 卫星电话 ☐ 当地资源		

05 转运组组长

任务:组织和协调所有伤病员的转运工作

<table>
<tr><td colspan="3">事件名称:__________ 时间:________ 救援地点:__________</td></tr>
<tr><td colspan="3">任务起始时间:__________ 任务终止时间:________ 执行者签字:______</td></tr>
<tr><td colspan="3">直属上级:__________ 位置:__________ 联系方式:______________</td></tr>
<tr><td>一、短期 (0~4h 内)</td><td>时间</td><td>签字</td></tr>
<tr><td>从医疗分队长处获取任命和简报,获取工作执行表
阅读这份工作执行表,和 07 救援队组结构表,佩戴身份标识
确认通讯渠道的畅通
启动紧急应变预案
确认所有组员接受了对设备和程序所需的及时训练
评估患者转运需求;要求转运人员收集整理转运患者所需的仪器设备
清点、收集担架、轮椅、搬运车、楼梯椅等搬运设备到卸载和检伤分类区
同安全保卫、检伤分类、治疗 / 护理组长协调,建立救护车装卸区,并向医疗分队长和队长报告方位
和转运组长合作,通过当地“应急指挥中心”或直接联系救护车服务机构(如“120”,“999”),来满足救护车辆的需要
评估其他可能使用的运输资源(公共汽车,校车,班车等)
向医疗分队长简报现场组员和现场情况,并确定下一次简报时间
与检伤分类、治疗 / 护理组长合作确保所有患者正确地登记,排序,并输送至指定的治疗区,确保记录包括 19 伤病员跟踪记录表在内的所有文件
向后勤分队提交并协调耗材和设备补给
在 10 任务执行记录表连续记录所有关键行动,决定
在 09 通讯记录表记录所有通讯</td><td></td><td></td></tr>
<tr><td>二、中期 (4~12h)</td><td>时间</td><td>签字</td></tr>
<tr><td>继续协调各种患者转运设备和人员
继续同以下单位合作进行伤病员的转运:
• 当地卫生急救系统(“120”,“999”)
• 当地“应急指挥中心”
• 其他医院
• 政府
• 消防
• 警察
• 军队</td><td></td><td></td></tr>
</table>

续表

向医疗分队长报告任何无法解决或纠正的执行问题 确保转运人员个人防护,健康和安全措施得到执行;需要的话,和医疗分队长协调解决 在医学救援队需要疏散或转移的情况下,预计和准备所需的转运人员、车辆和设备 继续填报 19 伤病员跟踪记录表 继续填报 09 通讯记录表、10 任务执行记录表		
三、长期(> 12h)	时间	签字
保证自己及组员的健康状况,摄入适当的营养、水,休息 组织转运人员轮替值班 继续与后勤部门合作,同外部机构保持沟通 在工作周期转换的节点,简报摘要你所替换的正在进行的操作,关键内容,相关事件的信息 继续填报 19 伤病员跟踪记录表 继续填报 09 通讯记录表、10 任务执行记录表 填报 13 现场资源清点报告表		
四、撤收 / 系统复原	时间	签字
确定归还所有物资设备 撰写、提交工作报告,向队长提供改进建议 确认档案文件收集、归档,并向联络员复制传送 参加要求的会议和绩效评估		
所需文件 / 工具		
□ 行动指南 □ 05 应急救援内部通讯簿 □ 07 救援队组结构表 □ 09 通讯记录表 □ 10 任务执行记录表 □ 19 伤病员跟踪记录表 □ 13 现场资源清点报告表 □ 医学救援队组织结构图 □ 无线电 / 卫星电话 □ 当地资源		

06 治疗护理组组长

任务：负责组织和管理伤病员的医疗和护理工作

<table>
<tr><td colspan="3">事件名称:__________ 时间:__________ 救援地点:__________</td></tr>
<tr><td colspan="3">任务起始时间:__________ 任务终止时间:__________ 执行者签字:__________</td></tr>
<tr><td colspan="3">直属上级:__________ 位置:__________ 联系方式:__________</td></tr>
<tr><td>一、短期 (0~4h 内)</td><td>时间</td><td>签字</td></tr>
<tr><td>从医疗分队长处获取任命和简报,获取工作执行表
阅读这份工作执行表,和 07 救援队组结构表,佩戴身份标识
确认通讯渠道的畅通
启动紧急应变预案
确认所有组员接受了对设备和程序所需的及时训练
确认治疗区域具备有效的医疗人员,设备和资源
与队长,医疗分队长,安全分队长配合,确保医疗秩序和医患安全
评估有关治疗区域的困难和医疗需求;和该区域的医疗组合作克服困难,满足医疗需要
向医疗分队长简报现场组员和现场情况,并确定下一次简报时间
与检伤分类、转运组长合作确保所有患者正确地登记,排序,并输送至指定的治疗区,确保记录包括 19 伤病员跟踪记录表在内的所有文件
向后勤分队提交并协调耗材和设备补给
在 10 任务执行记录表连续记录所有关键行动,决定
在 09 通讯记录表记录所有通讯</td><td></td><td></td></tr>
<tr><td>二、中期 (4~12h)</td><td>时间</td><td>签字</td></tr>
<tr><td>确认患者记录准确记录并收集
在严峻的形势下,确保患者优化顺序,有效救治
确保救援人员和患者的安全环境
向医疗分队长报告任何无法解决或纠正的执行问题
向后勤部门负责人报告医疗资源需求
确保转运人员个人防护,健康和安全措施得到执行;需要的话,和医疗分队长协调解决
继续填报 19 伤病员跟踪记录表
继续填报 09 通讯记录表、10 任务执行记录表</td><td></td><td></td></tr>
</table>

续表

三、长期(> 12h)	时间	签字
保证自己及组员的健康状况,摄入适当的营养、水,休息 组织医疗护理人员轮替值班 在工作周期转换的节点,简报摘要你所替换的正在进行的操作,关键内容,相关事件的信息 继续填报 19 伤病员跟踪记录表 继续填报 09 通讯记录表、10 任务执行记录表 填报 13 现场资源清点报告表		
四、撤收 / 系统复原	时间	签字
确定归还所有物资设备 撰写、提交工作报告,向队长提供改进建议 确认档案文件收集、归档,并向联络员复制传送 参加要求的会议和绩效评估		
所需文件 / 工具		
□ 行动指南 □ 05 应急救援内部通讯簿 □ 07 救援队组结构表 □ 09 通讯记录表 □ 10 任务执行记录表 □ 19 伤病员跟踪记录表 □ 13 现场资源清点报告表 □ 医学救援队组织结构图 □ 无线电 / 卫星电话 □ 当地资源		

07 医疗护理队队员

任务：为伤病员提供医疗服务

事件名称：__________ 时间：________ 救援地点：__________		
任务起始时间：__________ 任务终止时间：________ 执行者签字：______		
直属上级：__________ 位置：__________ 联系方式：__________		
一、短期（0~4h 内）	时间	签字
从治疗护理组长处获取任命和简报，获取工作执行表 阅读这份工作执行表，和 07 救援队组结构表，佩戴身份标识 确认通讯渠道的畅通 依据临床知情同意书，程序和专家建议，向患者提供治疗和帮助 在“伤病员诊疗记录”记录所有患者的诊疗措施，诊断和专家意见 在 10 任务执行记录表连续记录所有关键行动，决定 向治疗护理组长汇报所在位置，现场情况和无法解决的问题 在 09 通讯记录表记录所有通讯		
二、中期（4~12h）	时间	签字
动态评估患者健康状况 填写包括“伤病员诊疗记录”在内的临床文件 患者出现紧急情况立即向组长报告 确定哪些患者应当留观，或转运至救治中心 / 专科医院治疗 继续基本的预防和感染控制 和组长经常就医疗服务的质量进行沟通，共同监督医疗质量		
三、长期（> 12h）	时间	签字
保证自己的健康状况，摄入适当的营养、水，休息 参加交接班 继续确保与临床人员相关行动内容有效的执行 继续填写“伤病员诊疗记录” 按要求，向组长报告重要事件 继续填报 09 通讯记录表、10 任务执行记录表		
四、撤收 / 系统复原	时间	签字
确定归还所使用的物资设备 确认临床资料、档案文件收集、归档，并组长复制传送 参加要求的会议和绩效评估，为救援计划 / 预案修改提供建议和意见		

续表

所需文件 / 工具
☐ 行动指南 ☐ 05 应急救援内部通讯簿 ☐ 07 救援队组结构表 ☐ 09 通讯记录表 ☐ 10 任务执行记录表 ☐ 伤病员诊疗记录 ☐ 无线电 / 卫星电话

08 检验检查组组长

任务：组织管理为伤病员提供实验室和辅助检查

事件名称：________ 时间：______ 救援地点：________		
任务起始时间：________ 任务终止时间：______ 执行者签字：______		
直属上级：________ 位置：________ 联系方式：________		
一、短期（0~4h 内）	时间	签字
从医疗分队长处获取任命和简报，获取工作执行表 阅读这份工作执行表，和 07 救援队组结构表，佩戴身份标识 确认通讯渠道的畅通 启动紧急应变预案 确认所有组员接受了对设备和程序所需的及时训练 确认治疗区域具备有效的技术人员，设备和资源 与队长，医疗分队长，安全分队长配合，确保检验、检查秩序和安全 评估本组的困难和物资需求；协调后勤物资供给，并和其他医疗组合作克服困难，满足医疗需要 向医疗分队长简报现场组员和现场情况，并确定下一次简报时间 在 10 任务执行记录表连续记录所有关键行动，决定 在 09 通讯记录表记录所有通讯 在 16 伤病员诊断检查记录表和 17 实验室检验记录表记录所有检验、检查信息 同医疗分队长合作，通过协调安全防疫分队长、及其卫生防疫组长，与当地医院、医学检验机构和公共卫生机构实验室建立联系和合作机制 和卫生防疫组长合作妥善处理临床废弃标本和污物，避免污染环境		

续表

二、中期 (4~12h)	时间	签字
确保检验、检查秩序和安全 在严峻的形势下，确保患者检查、检验优化顺序 确保救援人员和患者的安全环境 确保检查、检验技术人员的个人防护，健康和安全措施得到执行；需要的话，和医疗分队长协调解决 继续填报 09 通讯记录表、10 任务执行记录表 继续填报 16 伤病员诊断检查记录表、17 实验室检验记录表 继续就传染病实验室检验同公共卫生机构保持沟通和合作 确保妥善处理临床废弃标本和污物，避免污染环境		
三、长期（> 12h）	时间	签字
保证自己及组员的健康状况，摄入适当的营养、水，休息 组织本组人员轮替值班 在工作周期转换的节点，简报摘要你所替换的正在进行的操作，关键内容，相关事件的信息 继续填报 16 伤病员诊断检查记录表、17 实验室检验记录表 继续填报 09 通讯记录表、10 任务执行记录表 填报 13 现场资源清点报告表		
四、撤收 / 系统复原	时间	签字
确定归还所有物资设备 撰写、提交工作报告，向队长提供改进建议 确认档案文件收集、归档，并向联络员复制传送 参加要求的会议和绩效评估		
所需文件 / 工具		
□ 行动指南 □ 05 应急救援内部通讯簿 □ 07 救援队组结构表 □ 09 通讯记录表 □ 10 任务执行记录表 □ 13 现场资源清点报告表 □ 16 伤病员诊断检查记录表 □ 17 实验室检验记录表 □ 无线电 / 卫星电话 □ 当地资源		

09 药剂组组长

任务：组织和管理急救和应急救援药品的供应

事件名称：________ 时间：________ 救援地点：________		
任务起始时间：________ 任务终止时间：________ 执行者签字：________		
直属上级：________ 位置：________ 联系方式：________		
一、短期(0~4h 内)	时间	签字
从医疗分队长处获取任命和简报，获取工作执行表 阅读这份工作执行表，和 07 救援队组结构表，佩戴身份标识 确认通讯渠道的畅通 启动紧急应变预案 确认药剂组具有药剂师，设备和资源 建立药品资源目录，并不断更新救援行动中最常用药品名录 与安全保卫组长合作，确保药剂存放和发放区域的安全 评估救援现场药品供给的困难和医疗需求，与后勤分队长合作确保临床救治药品的供应 向医疗分队长简报现场组员和现场情况，并确定下一次简报时间 在 10 任务执行记录表连续记录所有关键行动，决定 在 09 通讯记录表记录所有通讯		
二、中期(4~12h)	时间	签字
与临床部门负责人合作，获得临时医院药品供需信息，及时调整药品储备和采购计划 同后勤部门负责人合作确保临床救治药品的供应 确认正确和完整记录药品进出库和处方情况，以供日后查对 向医疗分队长报告任何无法解决或纠正的执行问题 继续填报 09 通讯记录表、10 任务执行记录表		
三、长期(＞12h)	时间	签字
保证自己及组员的健康状况，摄入适当的营养、水，休息 组织医疗护理人员轮替值班 继续保证临床药剂的正常供给 在工作周期转换的节点，简报摘要你所替换的正在进行的操作，关键内容，相关事件的信息 继续填报 09 通讯记录表、10 任务执行记录表 填报 13 现场资源清点报告表		

续表

四、撤收 / 系统复原	时间	签字
确定归还所有物资设备 撰写、提交工作报告，提供改进建议 确认档案文件收集、归档，并向联络员 / 书记员复制传送 参加要求的会议和绩效评估		
所需文件 / 工具		
□ 行动指南 □ 05 应急救援内部通讯簿 □ 07 救援队组结构表 □ 09 通讯记录表 □ 10 任务执行记录表 □ 13 现场资源清点报告表 □ 无线电 / 卫星电话 □ 当地资源		

10　后勤分队队长

任务：组织和管理与救援相关的，安全饮食，宿营(帐篷)，耗材，设备等后勤供给

事件名称：______ 时间：______ 救援地点：______		
任务起始时间：______ 任务终止时间：______ 执行者签字：______		
直属上级：______ 位置：______ 联系方式：______		
一、短期 (0~4h 内)	时间	签字
从队长处获取任命和简报，获取工作执行表 阅读这份工作执行表，和 07 救援队组结构表，佩戴身份标识 确认通讯渠道的畅通 启动紧急应变预案 完成所属分队岗位任命，并提供工作执行表 完成 04 岗位任命表 向本分队人员简报目前的情况和形势，概述本部门的行动计划和下一次简报的时间，建立今后情况沟通机制 和队长及其他分队队长沟通评估关键工作和物资需求 确保物资供给优化有序，有效，及时 确认后勤人员遵守安全条例和程序 在 10 任务执行记录表连续记录所有关键行动，决定 在 09 通讯记录表记录所有通讯 和当地应急救援和公共卫生部门建立联系，获得情报，帮助和物资供应		

续表

二、中期 (4~12h)	时间	签字
定期从各单元负责人处获取信息；获取所有区域的运行状况；向队长传递信息。 确定下列问题得到解决： ■ 通讯 ■ 信息技术 / 情报服务 ■ 水，食品和人力资源的提供 ■ 救援人员的健康和福利 ■ 家属服务 ■ 耗材供给 ■ 设施的维护 ■ 交通运输服务 ■ 文件整理和执行 开始填报 11 现场基础设施和设备状况报告表，并跟踪整个救援期间 开始填报 13 现场资源清点报告表，跟踪救援期间设备资源的使用情况 通过各种渠道协调和获得所需的资源		
三、长期（> 12h）	时间	签字
保证自己及组员的健康状况，摄入适当的营养、水，休息 协助所属组长组织安排轮替值班 继续通过各种渠道协调和获得所需的资源 继续保证后勤供应的及时、有序、高效 继续填报 11 现场基础设施和设备状况报告表 继续填报 13 现场资源清点报告表，跟踪救援期间设备资源的使用情况 继续填报 09 通讯记录表和 10 任务执行记录表 在工作周期转换的节点，简报摘要你所替换的正在进行的操作，关键内容，相关事件的信息 继续监管本分队救援计划执行情况，相关文件的填报是否及时准确		
四、撤收 / 系统复原	时间	签字
协调归还 / 回收所有设备和器材到指定位置，并补足临时医院战备储备 维修 / 替换破损设备 确定归还所有物资设备 在工作周期转换的节点，向队长简报目前的问题和今后的需求 撰写、提交所属分队工作报告，向队长提供改进建议 确认档案文件收集、归档，并向联络员复制传送 参加要求的会议和绩效评估 为救援计划 / 预案修改提供建议和意见		

续表

所需文件 / 工具
□ 行动指南 □ 04 岗位任命表 □ 05 应急救援内部通讯簿 □ 06 救援人员医疗保障方案 □ 07 救援队组结构表 □ 09 通讯记录表 □ 10 任务执行记录表 □ 11 现场基础设施和设备状况报告表 □ 13 现场资源清点报告表 □ 无线电 / 卫星电话 □ 当地资源

11 通讯组组长

任务：组织和协调内部 / 外部通讯，管理所有文件要求的通讯设备和行动

事件名称:______________ 时间:__________ 救援地点：______________		
任务起始时间：______________ 任务终止时间：__________ 执行者签字:__________		
直属上级:______________ 位置:______________ 联系方式:______________		
一、短期 (0~4h 内)	时间	签字
从后勤分队长处获取任命和简报，获取工作执行表 阅读这份工作执行表，和 07 救援队组结构表，佩戴身份标识 建立通讯系统 / 中心，确保建立 2 条以上多通道联系 确定无线点通讯通道，分派频率 向预设岗位发放包括无线电在内的通讯器材，确保通讯畅通 启动 05 应急救援内部通讯簿，建立救援队通讯簿，向所有岗位下发 确认和保障通讯设备工作正常，及队内外通讯渠道畅通 确认所有成员熟练应用通讯设备，提供必要的及时培训 向后勤分队长简报通讯设备工作情况，并确定下一次简报时间 在 10 任务执行记录表连续记录所有关键行动，决定 在 09 通讯记录表记录所有通讯		
二、中期 (4~12h)	时间	签字

续表

根据行动需要扩展通讯网络覆盖层面 修订和更新 05 应急救援内部通讯簿，向所有岗位下发 确保通讯设备正常工作，通讯渠道畅通 如果通讯系统失效，立刻向救援队指挥、医疗等关键岗位发出警报 接收和收集所有和队内外通讯系统 / 设施有关的文件 向后勤分队长报告任何你无法纠正或解决的情况和事件 继续填报 09 通讯记录表、10 任务执行记录表		
三、长期（> 12h）	时间	签字
保证自己及组员的健康状况，摄入适当的营养、水，休息 组织本组人员轮替值班 确保通讯设备正常工作，通讯渠道畅通 修订和更新 05 应急救援内部通讯簿，向所有岗位下发 在工作周期转换的节点，简报摘要你所替换的正在进行的操作，关键内容，相关事件的信息 继续填报 09 通讯记录表、10 任务执行记录表 填报 13 现场资源清点报告表		
四、撤收 / 系统复原	时间	签字
确定归还所有物资设备 撰写、提交工作报告，提供改进建议 确认档案文件收集、归档，并向联络员复制传送 参加要求的会议和绩效评估		
所需文件 / 工具		
□ 行动指南 □ 05 应急救援内部通讯簿 □ 07 救援队组结构表 □ 09 通讯记录表 □ 10 任务执行记录表 □ 13 现场资源清点报告表 □ 无线电 / 卫星电话 □ 当地资源 □ 无线电 / 卫星电话 □ 当地主要通讯资源和联系方式 □ 无线电 / 卫星电话号码，及频率分配		

12 设备耗材组组长

任务：管理和维护救援设备，以及耗材

事件名称：________ 时间：______ 救援地点：______		
任务起始时间：______ 任务终止时间：______ 执行者签字：______		
直属上级：______ 位置：______ 联系方式：______		
一、短期 (0~4h 内)	时间	签字
从后勤分队长处获取任命和简报，获取工作执行表 阅读这份工作执行表，和 07 救援队组结构表，佩戴身份标识 确认通讯渠道畅通 分发储备的耗材和设备到医疗区；必要时向运输组组长要求转运协助 向后勤分队长和财务负责人报告设备耗材供给情况 确定手头设备，耗材的清单(依据类别)： • 通气设备(空气净化器，空调，换气扇等) • 辅料和绷带 • 胸导管 • 烧伤处置包 • 缝合材料 • 静脉输液设备和耗材 • 无菌刷，生理盐水，皮肤消毒剂 • 无水手消剂和手套 • 骨折固定，夹板和模型材料 • 脊柱板，硬担架 • 非坚硬转运装置（软担架） • 氧气，口罩，呼吸机和吸引器 • 个人防护服 / 设备 / 面罩 / 呼吸器 向后勤分队长依据急迫程度报告所需耗材，设备清单 做好接收补充的设备，耗材准备。同后勤分队长一道追踪物资到位情况 在 10 任务执行记录表连续记录所有关键行动，决定 在 09 通讯记录表记录所有通讯		

续表

二、中期 (4~12h)	时间	签字
通过后勤部门负责人请求外部资源帮助 密切监控设备,耗材和药品的使用情况,定期指导和维护设备 根据需要,通知安全防疫分队长确认对药品,设备和耗材的监管 收到请求或常规为治疗区及时补充耗材储备,一般至少 8h 一次 如果设备耗材短缺,立刻向救援队指挥、医疗、后勤、财务等关键岗位发出警报 向后勤分队长报告任何你无法纠正或解决的情况和事件 继续填报 09 通讯记录表、10 任务执行记录表		
三、长期(> 12h)	时间	签字
保证自己及组员的健康状况,摄入适当的营养、水,休息 组织本组人员轮替值班 和医疗执行部门协商,预计设备,耗材和药品下一阶段的需求。协同后勤和财务部门订货 继续保证设备、耗材的正常供给和维护 继续填报 09 通讯记录表、10 任务执行记录表 填报 22 采购情况报告表 收集填报 13 现场资源清点报告表		
四、撤收 / 系统复原	时间	签字
协调归还 / 回收所有设备和器材到指定位置,并补足战备储备 维修 / 替换破损设备 撰写、提交工作报告,提供改进建议确认档案文件收集、归档,并向联络员复制传送 参加要求的会议和绩效评估		
所需文件 / 工具		
□ 行动指南 □ 05 应急救援内部通讯簿 □ 07 救援队组结构表 □ 09 通讯记录表 □ 10 任务执行记录表 □ 13 现场资源清点报告表 □ 22 采购情况报告表 □ 当地资源 □ 无线电 / 卫星电话		

13 运输组组长

任务：组织管理人员和物资的转运和运输

事件名称：________ 时间：________ 救援地点：________		
任务起始时间：________ 任务终止时间：________ 执行者签字：________		
直属上级：________ 位置：________ 联系方式：________		
一、短期（0~4h 内）	时间	签字
从后勤分队长处获取任命和简报，获取工作执行表 阅读这份工作执行表，和 07 救援队组结构表，佩戴身份标识 确认通讯渠道畅通 评估患者、工作人员，物资的运输需求 协调医疗、设备等相关单位，建立救护车、货车和其他救援车辆停靠区，并向后勤分队长和队长报告方位 与转运组长合作，通过当地“应急指挥中心”或直接联系救护车服务机构（如“120”，“999”），来满足救护车辆的需要 评估其他可能使用的运输资源（公共汽车，校车，班车等） 在 10 任务执行记录表连续记录所有关键行动，决定 在 09 通讯记录表记录所有通讯		
二、中期（4~12h）	时间	签字
通过后勤部门负责人请求外部资源帮助 继续管理和协调运输设备的调拨和保养 向后勤分队长报告任何你无法纠正或解决的情况和事件 在撤离或转移的情况下，计划和准备所需的运输车辆 继续填报 09 通讯记录表、10 任务执行记录表		
三、长期（> 12h）	时间	签字
保证自己及组员的健康状况，摄入适当的营养、水，休息 组织本组人员轮替值班 和安全负责人登记相关车辆的容积，装备，方位等有关安全和救援相关的信息 继续管理和协调运输设备的调拨和保养 继续填报 09 通讯记录表、10 任务执行记录表 收集填报 13 现场资源清点报告表		

续表

四、撤收 / 系统复原	时间	签字
协调削减运输车辆 通过后勤分队长报告“应急指挥中心”不再需要额外的运输帮助 协调归还 / 回收所有设备和器材到指定位置，并补足战备储备 维修 / 替换破损运输设备 撰写、提交工作报告，提供改进建议确认档案文件收集、归档，并向联络员复制传送 参加要求的会议和绩效评估		
所需文件 / 工具		
□ 行动指南 □ 05 应急救援内部通讯簿 □ 07 救援队组结构表 □ 09 通讯记录表 □ 10 任务执行记录表 □ 13 现场资源清点报告表 □ 当地资源 □ 无线电 / 卫星电话		

14 宿营组组长

任务：组织安全宿营；管理和维护宿营装备

事件名称：______________ 时间：__________ 救援地点：______________		
任务起始时间：______________ 任务终止时间：__________ 执行者签字：__________		
直属上级：______________ 位置：______________ 联系方式：______________________		
一、短期 (0~4h 内)	时间	签字
从后勤分队长处获取任命和简报，获取工作执行表 阅读这份工作执行表，和 07 救援队组结构表，佩戴身份标识 确认通讯渠道畅通 根据预案和灾情报告，协调统筹宿营设备和器材 到达现场后同安全防疫分队合作选择安全的宿营地点 分发宿营设备和装备到各分队 / 组；必要时向运输组组长要求转运协助 向后勤分队长和安全防疫分队长报告宿营情况 向后勤分队长依据急迫程度报告所需宿营耗材，设备清单 做好接收补充的设备，耗材准备。同后勤分队长一道追踪物资到位情况 在 10 任务执行记录表连续记录所有关键行动，决定 在 09 通讯记录表记录所有通讯		

续表

二、中期 (4~12h)	时间	签字
通过后勤部门负责人请求外部资源帮助 确保营地设备安全和运转正常 确保所有队员和伤员获得充足的宿营装备,并满足安全、健康需求 向后勤分队长报告任何你无法纠正或解决的情况和事件 继续填报 09 通讯记录表、10 任务执行记录表		
三、长期(> 12h)	时间	签字
保证自己及组员的健康状况,摄入适当的营养、水,休息 组织本组人员轮替值班 和医疗执行部门协商,预计设备,耗材和药品下一阶段的需求。协同后勤和财务部门订货 继续营地设备安全和运转正常 继续确保所有队员和伤员获得充足的宿营装备,并满足安全、健康需求 继续填报继续填报 09 通讯记录表、10 任务执行记录表 填报 13 现场资源清点报告表		
四、撤收 / 系统复原	时间	签字
协调归还 / 回收所有设备和器材到指定位置,并补足战备储备 维修 / 替换破损设备 撰写、提交工作报告,提供改进建议确认档案文件收集、归档,并向联络员复制传送 参加要求的会议和绩效评估		
所需文件 / 工具		
□ 行动指南 □ 05 应急救援内部通讯簿 □ 07 救援队组结构表 □ 09 通讯记录表 □ 10 任务执行记录表 □ 13 现场资源清点报告表 □ 当地资源 □ 无线电 / 卫星电话		

15 食品营养组组长

任务：管理和储备救援人员和伤病员的安全饮水、食物供给；在极端情况下负责水、食物的定量分配

事件名称：______ 时间：______ 救援地点：______		
任务起始时间：______ 任务终止时间：______ 执行者签字：______		
直属上级：______ 位置：______ 联系方式：______		
一、短期 (0~4h 内)	时间	签字
从后勤分队长处获取任命和简报，获取工作执行表 阅读这份工作执行表，和 07 救援队组结构表，佩戴身份标识 确认通讯渠道畅通 判断现有储备所能满足的人员数量和时间，如果供给短缺施行定量配给制 积极寻找和获得安全的外部餐饮供应渠道 确保食品供应点具有洗手装置 向后勤部门负责人报告应急水、食品的储备情况 在 10 任务执行记录表连续记录所有关键行动，决定 在 09 通讯记录表记录所有通讯		
二、中期 (4~12h)	时间	签字
在安全负责人的协助下清点水、食品储备和保存情况 通过后勤部门负责人请求外部资源帮助，向可能的外部供应渠道：如商场、超市、应急指挥中心等发出需求建议和警报 做好接收捐献的食品和水的准备 向后勤分队长报告任何你无法纠正或解决的情况和事件 向后勤部门负责人提交水、食品需求报告。该报告基于目前的灾后形势，救援人员数量、伤员及其家属，周边需要饮食的灾民数量 继续填报 09 通讯记录表、10 任务执行记录表		
三、长期（> 12h）	时间	签字
保证自己及组员的健康状况，摄入适当的营养、水，休息 继续协调外部食品、水的供应，积极同各种供货渠道联系 和安全官登记相关车辆的容积，装备，方位等有关安全和救援相关的信息 继续管理和协调运输设备的调拨和保养 继续填报继续填报 09 通讯记录表、10 任务执行记录表 填报 13 现场资源清点报告表		

续表

四、撤收 / 系统复原	时间	签字
协调订货 / 更新水、食品，并补足战备储备 确保归还所有应急救援设备 维修 / 替换破损设备 撰写、提交工作报告，提供改进建议确认档案文件收集、归档，并向联络员复制传送 参加要求的会议和绩效评估		
所需文件 / 工具		
□ 行动指南 □ 05 应急救援内部通讯簿 □ 07 救援队组结构表 □ 09 通讯记录表 □ 10 任务执行记录表 □ 13 现场资源清点报告表 □ 当地资源 □ 无线电 / 卫星电话		

16 安全防疫分队队长

任务：确保救援人员，伤病员和访客的安全，最大限度降低灾害的危险性；组织灾后防疫工作，拥有终止任何可能引起人身伤害的操作的权利

事件名称:______________ 时间:__________ 救援地点：______________		
任务起始时间：______________ 任务终止时间：__________ 执行者签字:__________		
直属上级:______________ 位置:______________ 联系方式:______________________		
一、短期 (0~4h 内)	时间	签字
从队长处获取任命和简报，获取工作执行表 阅读这份工作执行表，和 07 救援队组结构表，佩戴身份标识 确认通讯渠道的畅通 启动紧急应变预案 完成所属分队岗位任命，并提供工作执行表 完成 04 岗位任命表 向队长简报目前的安全情况，概述本部门的行动计划和下一次简报的时间，建立今后情况沟通机制 确定此次事件对医院的人员、设施和环境的安全威胁。向救援队和所有不		

续表

安全区域的部门负责人提出警告和处置建议 协调后勤分队长获取所需物资 确定下列措施得到落实： • 评估灾害现场及周边环境安全性，并明确易损性和危险因素 • 根据灾害情况，明确指定工作人员应采用的个人防护设备（personal protective equipment，PPE）的类型和级别，确保其防护的有效性 • 监控洗消操作过程中的安全性 • 确认安全人员检查并向相关负责人报告了所有的危险和不安全情况 • 检查药品储存和操作的安全区域 评估救援队员操作行为的安全性，及时终止不安全操作，报告并给予指导，直到确认安全 填报 08 现场救援行动安全分析表 在 10 任务执行记录表连续记录所有关键行动，决定 在 09 通讯记录表记录所有通讯 根据灾害 / 事件情况，启动环境监测和疫情监测 和当地执法部门和公共卫生部门建立联系，获得情报，帮助		
二、中期 (4~12h)	时间	签字
参加所有指挥简报和处置方案会议，收集和分享安全状况和需求 继续评估灾害对救援的人员、设施和环境的安全威胁，监测传染病疫情，随时向救援队和所有不安全区域的负责人提出警告和处置建议 确认所需安保和防护设备、设施得到满足，并在各个区域和任务执行阶段发挥作用 继续填报 08 现场救援行动安全分析表、09 通讯记录表和 10 任务执行记录表 继续和当地执法部门和公共卫生部门沟通，分享情报，获取帮助		
三、长期（> 12h）	时间	签字
保证自己及组员的健康状况，摄入适当的营养、水，休息 协助所属组长组织安排轮替值班 再次评价事态进展对医院的人员、设施和环境的安全威胁，并提出相应的报告，向救援队和所有不安全区域的部门负责人提出警告和处置建议 继续更新 08 现场救援行动安全分析表 继续填报 09 通讯记录表和 10 任务执行记录表 继续评估临时医院工作人员操作行为的安全性，及时终止不安全操作，报告并给予指导，直到确认安全 观察所有救援人员和志愿者由于压力等造成的不正常表现和举动。向队长提出关切		

续表

四、撤收 / 系统复原	时间	签字
确定归还所有物资设备 在工作周期转换的节点，向队长简报目前的问题和今后的需求 参加行动后简报、文件审阅和建议工作，提供改进建议，议题包括： • 成绩和内容 • 回顾岗位工作描述和执行清单 • 提供程序修改的建议		
所需文件 / 工具		
□ 行动指南 □ 04 岗位任命表 □ 05 应急救援内部通讯簿 □ 06 救援人员医疗保障方案 □ 07 救援队组结构表 □ 09 通讯记录表 □ 10 任务执行记录表 □ 08 现场救援行动安全分析 □ 无线电 / 卫星电话 □ 当地资源		

17 卫生防疫组组长

任务：就救援现场清洁和环保状况，生物 / 感染性疾病应急反应相关内容，向安全防疫分队长提出建议

事件名称：________ 时间：________ 救援地点：________		
任务起始时间：________ 任务终止时间：________ 执行者签字：________		
直属上级：________ 位置：________ 联系方式：________		
一、短期（0~4h 内）	时间	签字
从安全防疫分队长处获取任命和简报，获取工作执行表 阅读这份工作执行表，和 07 救援队组结构表，佩戴身份标识 确认通讯渠道的畅通 启动紧急应变预案 向安全防疫分队长摘要本组当前形势并列出行动计划和下次简报时间 向安全防疫分队长，和队长报告下列信息： • 感染患者的情况和数量，包括无症状者		

续表

• 涉及生物 / 感染性疾病种类 • 除了疾病本身外，医疗面临的问题 • 采取的措施（如：培养鉴定，支持疗法等） • 除了生物 / 感染性疾病外，谁否有工业、化学或放射物质泄漏存在，及其影响范围 确保反复使用器械、设备的消毒按要求进行 就疾病情况和工作人员防护问题同各分队队长和组长进行沟通，确保救援队员个人防护措施完全到位 评估救援人员操作行为的安全性，及时终止不安全操作，报告并给予指导，直到确认安全 确认所有区域都已采取了严格的隔离措施。根据隔离要求的级别，及时组织培训 在 10 任务执行记录表连续记录所有关键行动和决定 在 09 通讯记录表记录所有通讯 同安全防疫分队长合作，联系公共卫生部门请求给予信息分享、处置和调查协助 在公共卫生部门的指导下，协助医疗分队组织药品发放或预防用药，以及疫苗接种		
二、中期 (4~12h)	时间	签字
确保足够数量的洗手点设置在患者食品制备区域、治疗区域、救援人员食品区，以及与卫生间临近的区域 向安全防疫分队长和后勤负责人通报特殊药品的需求 联合医疗分队及其他相关负责人共同监控事件的进展，并保持信息渠道的畅通 指导标本或证据的采集 监控并确保所有样本正确地包装，运送到鉴定检验实验室 根据事件的需要，继续建议并保持隔离和防护措施 继续监督防护设备、措施到位，并在各个区域和任务执行阶段发挥作用 向安全防疫分队长报告任何无法解决或纠正的执行问题 继续填报 09 通讯记录表和 10 任务执行记录表		
三、长期（> 12h）	时间	签字
保证自己及组员的健康状况，摄入适当的营养、水，休息 组织安排环境卫生防疫人员轮替值班 定期和医疗分队和安全负责人更新事态最新进展 向安全负责人定期简报当前所有卫生设施运行情况；提前沟通需求 继续填报 09 通讯记录表和 10 任务执行记录表 填报 13 现场资源清点报告表		

续表

继续评估临时医院工作人员操作行为的安全性,及时终止不安全操作,报告并给予指导,直到确认安全 在工作周期转换的节点,简报摘要你所替换的正在进行的操作,关键内容,相关事件的信息		
四、撤收 / 系统复原	时间	签字
确定归还所有物资设备 在工作周期转换的节点,向队长简报目前的问题和今后的需求 彻底清洁,恢复医学救援区域环境卫生 撰写、提交工作报告,向队长提供改进建议 确认档案文件收集、归档,并向联络员复制传送 参加要求的会议和绩效评估		
所需文件 / 工具		
□ 行动指南 □ 05 应急救援内部通讯簿 □ 06 救援人员医疗保障方案 □ 07 救援队组结构表 □ 09 通讯记录表 □ 10 任务执行记录表 □ 无线电 / 卫星电话 □ 当地资源 □ 公共卫生事件报告表		

18 安全保卫组组长

任务：负责所有的涉及人员，财产、物资和设备安全的管理，比如现场入口的控制，人流和交通的控制，以及和执法机构的接触和沟通

<table>
<tr><td colspan="3">事件名称:__________ 时间:__________ 救援地点：__________</td></tr>
<tr><td colspan="3">任务起始时间：__________ 任务终止时间：__________ 执行者签字:__________</td></tr>
<tr><td colspan="3">直属上级:__________ 位置:__________ 联系方式:__________</td></tr>
<tr><td>一、短期 (0~4h 内)</td><td>时间</td><td>签字</td></tr>
<tr><td>从安全防疫分队长处获取任命和简报，获取工作执行表
阅读这份工作执行表，和 07 救援队组结构表，佩戴身份标识
确认通讯渠道的畅通
启动紧急应变预案
识别并对所有行人设施、交通节点和入口进行保护
考虑下列需要，并向安全防疫分队长和队长报告：
• 实行紧急一级防范
• 对特定区域进行安全 / 排爆扫描
• 向所有人员提供紧急安全相关的信息
• 安保人员使用个人防护设备的需要
• 从限制区域清退无授权人员
• 对救护区域、检伤分类、太平间和其他敏感或要害区域实行安保警戒，避免无授权人员进入
• 对救护车进出路线重新设定
• 对任何操作和洗消区域进行保卫
• 巡逻停车场和码头
• 交通管制
向安全防疫分队长摘要本组当前形势并列出行动计划和下次简报时间
同所有可供使用的安保力量进行合作，包括目前的安保人员，周围的警察，治安员，或其他安保力量，通过与安全防疫分队长沟通，获得外部安保资源
在 10 任务执行记录表连续记录所有关键行动，决定
在 09 通讯记录表记录所有通讯</td><td></td><td></td></tr>
<tr><td>二、中期 (4~12h)</td><td>时间</td><td>签字</td></tr>
<tr><td>参加所有指挥简报和处置方案会议，收集和分享安全状况和需求
定期和同执行部门负责人和安全负责人更新事态最新进展，并向本单元人员通报
继续识别并报告所有危害和不安全情况，并采取防范措施</td><td></td><td></td></tr>
</table>

续表

根据灾害和事件严重程度，考虑对下列设施采取安全保护： • 食品 • 水 • 医疗物资 • 血库 • 药品库 • 救援人员和伤病 继续填报 09 通讯记录表和 10 任务执行记录表 继续和当地执法部门和保卫力量沟通，分享情报，获取帮助		
三、长期（> 12h）	时间	签字
保证自己及组员的健康状况，摄入适当的营养、水，休息 组织安排安全保卫人员轮替值班 继续同执法人员合作 在工作周期转换的节点，简报摘要你所替换的正在进行的操作，关键内容，相关事件的信息 继续填报 09 通讯记录表和 10 任务执行记录表 填报 13 现场资源清点报告表		
四、撤收 / 系统复原	时间	签字
确定归还所有物资设备 完成和执法机构的合作的工作 确认使用过的个人防护设备得到清洗，维修或更换 撰写、提交工作报告，向队长提供改进建议 确认档案文件收集、归档，并向联络员复制传送 参加要求的会议和绩效评估		
所需文件 / 工具		
□ 行动指南 □ 05 应急救援内部通讯簿 □ 06 救援人员医疗保障方案 □ 07 救援队组结构表 □ 09 通讯记录表 □ 10 任务执行记录表 □ 13 现场资源清点报告表 □ 无线电 / 卫星电话 □ 当地公安、执法部门联系方式 □ 当地资源		

19 财务负责人

任务：监督金融资产的使用;监督并确保采购行为是完成医学救援任务所必需的;监管相关的财务开支文件

<table>
<tr><td colspan="3">事件名称:______________ 时间:__________ 救援地点：______________</td></tr>
<tr><td colspan="3">任务起始时间：______________ 任务终止时间：__________ 执行者签字:__________</td></tr>
<tr><td colspan="3">直属上级:______________ 位置:______________ 联系方式:______________________</td></tr>
<tr><td>一、短期(0~4h 内)</td><td>时间</td><td>签字</td></tr>
<tr><td>从队长处获取任命和简报,获取工作执行表
阅读这份工作执行表,和 07 救援队组结构表,佩戴身份标识
确认通讯渠道的畅通
启动紧急应变预案
完成所属分队岗位任命,并提供工作执行表
完成 04 岗位任命表
参与灾害救援计划的制定
• 提供成本估算
• 确认该计划在财务支撑范围内
• 判断是否需要特殊的合同或契约
和队长和后勤分队长沟通、评估关键工作和财务需求
在 10 任务执行记录表连续记录所有关键行动,决定
在 09 通讯记录表记录所有通讯</td><td></td><td></td></tr>
<tr><td>二、中期(4~12h)</td><td>时间</td><td>签字</td></tr>
<tr><td>向队长报告财务状况,摘要和人力,耗材和其他花费相关的财务数据
把财务状况向队长和相关负责人报告</td><td></td><td></td></tr>
<tr><td>三、长期(＞ 12h)</td><td>时间</td><td>签字</td></tr>
<tr><td>保证自己及组员的健康状况,摄入适当的营养、水,休息
确认所需的财务和管理文件妥善贮备。校对和处理接收的财务单据
按照时间表要求向队长和相关负责人更新财务情况报告
继续填报 09 通讯记录表和 10 任务执行记录表
在工作周期转换的节点,简报摘要你所替换的正在进行的操作,关键内容,相关事件的信息
继续监管各分队 / 组,财务文件的填报是否及时准确</td><td></td><td></td></tr>
</table>

续表

四、撤收 / 系统复原	时间	签字
收集和分析所有财务相关的数据		
确认支付和处理了所有的票据		
确定归还所有物资设备		
在工作周期转换的节点，向队长简报目前的问题和今后的需求		
撰写、提交所属分队工作报告，向队长提供改进建议		
确认档案文件收集、归档，并向联络员 / 书记员复制传送		
参加要求的会议和绩效评估		
所需文件 / 工具		
□ 行动指南		
□ 04 岗位任命表		
□ 05 应急救援内部通讯簿		
□ 07 救援队组结构表		
□ 09 通讯记录表		
□ 10 任务执行记录表		
□ 无线电 / 卫星电话		
□ 当地资源		